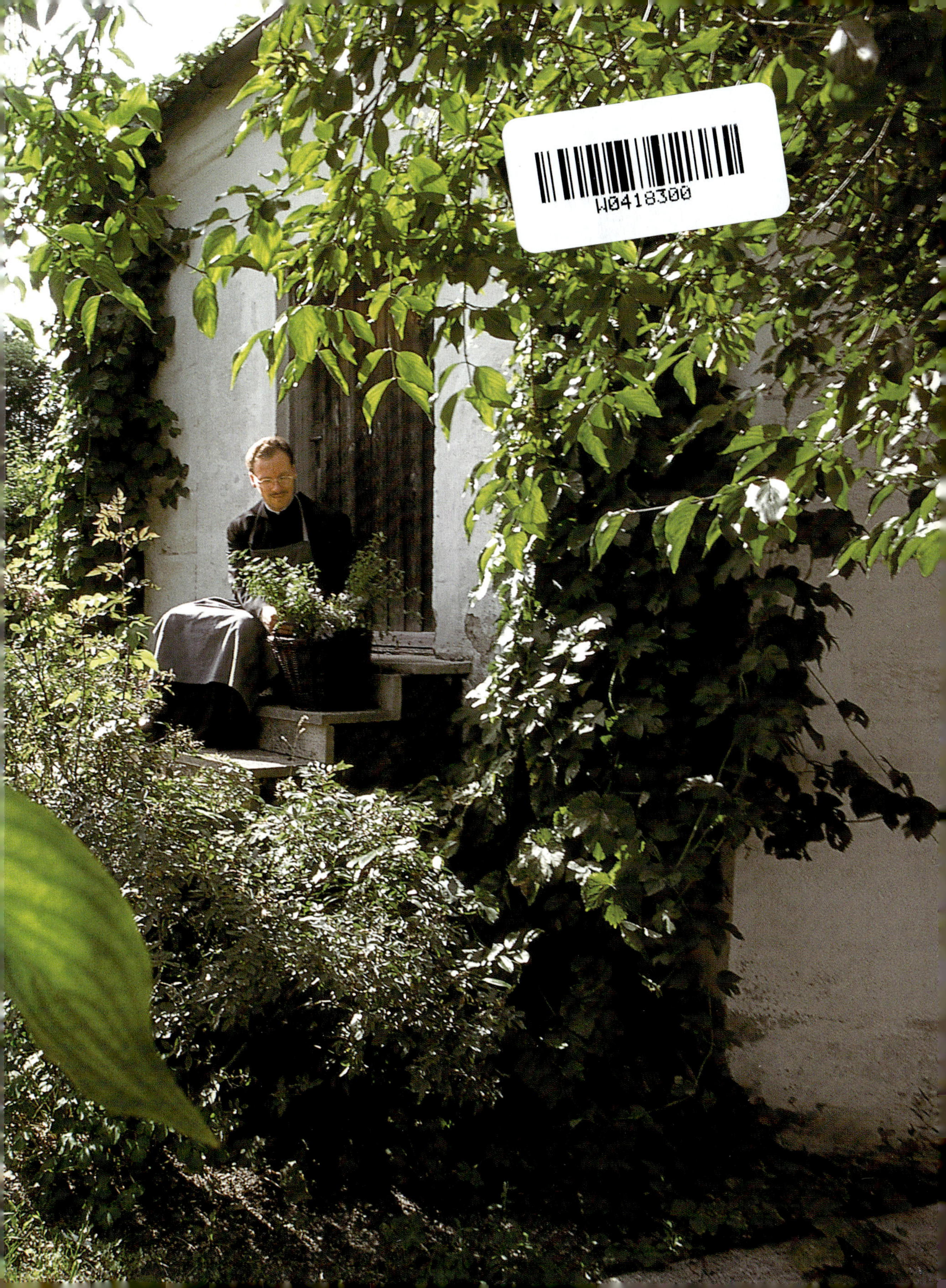

©	Verlag Zabert Sandmann GmbH München 1. Auflage 2004
Redaktion	Karen Kühl Kathrin Ullerich Ulrike Kretschmer
Redaktionelle Mitarbeit	Martin Rasper Annette Sabersky Gabriele Herpell Dr. med. Siegfried Schlett
Grafische Gestaltung	Georg Feigl Werner Kopp
Heilpflanzen-Illustrationen	Susanne Bräunig Harald Vorbrugg
Umschlag	Stockfood/Maximilian Stock (Pflanzen) Dr. Kai-Uwe Nielsen (Porträt)
Umschlaggestaltung	Georg Feigl
Herstellung	Karin Mayer Peter Karg-Cordes
Lithografie	inteca Media Service GmbH Rosenheim
Druck und Bindung	Mohn Media · Mohndruck GmbH Gütersloh
ISBN	3-89883-087-X

Besuchen Sie uns auch im Internet unter www.zsverlag.de

FASTEN
NACH DER
KLOSTER-HEILKUNDE

Pater Kilian Saum OSB
Dr. Johannes G. Mayer · Dr. med. Bernhard Uehleke

ZABERT SANDMANN

Inhalt

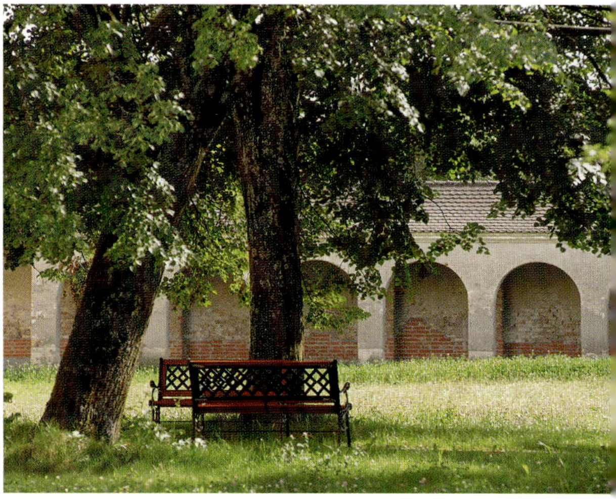

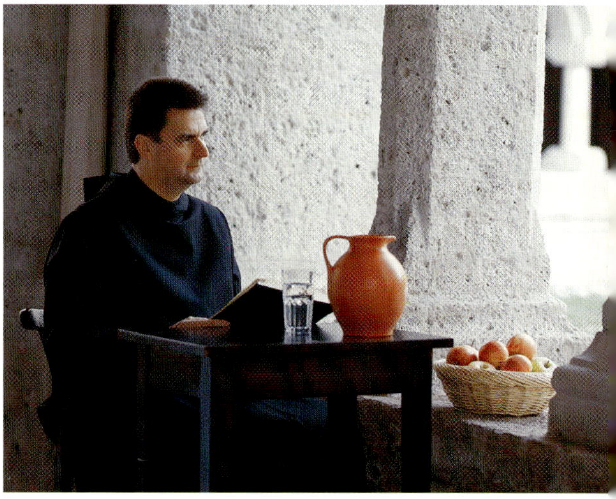

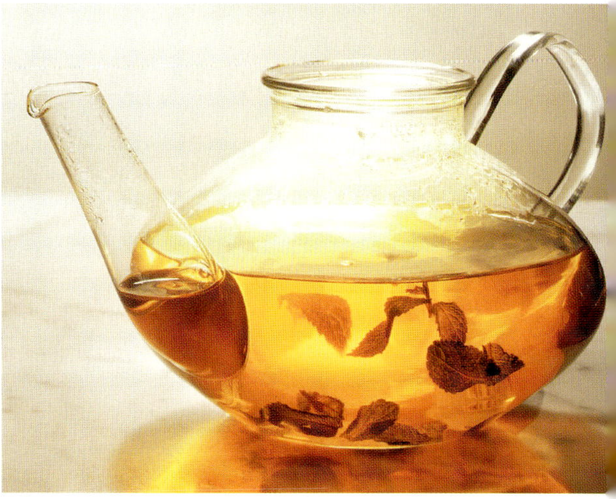

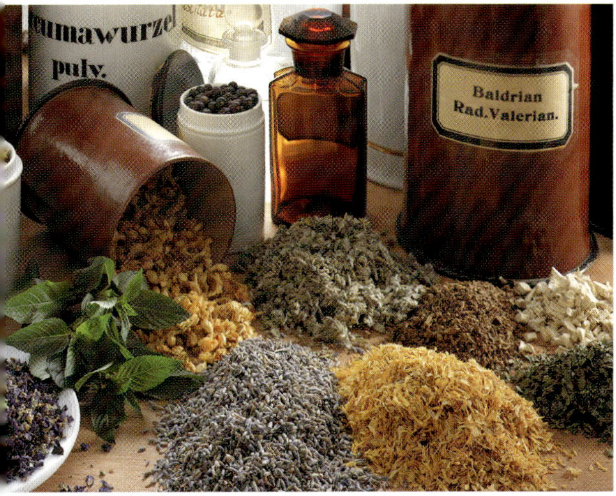

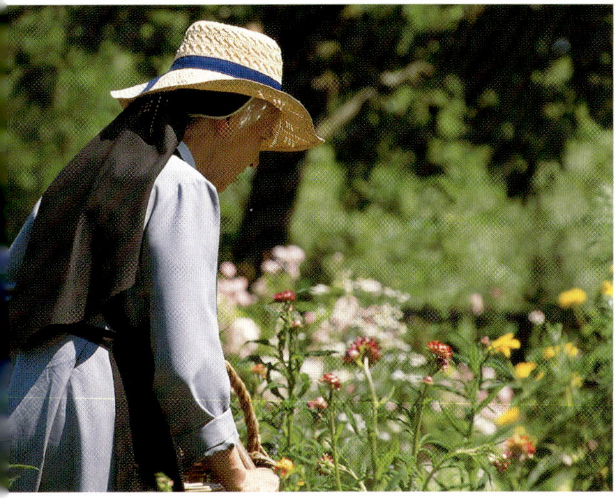

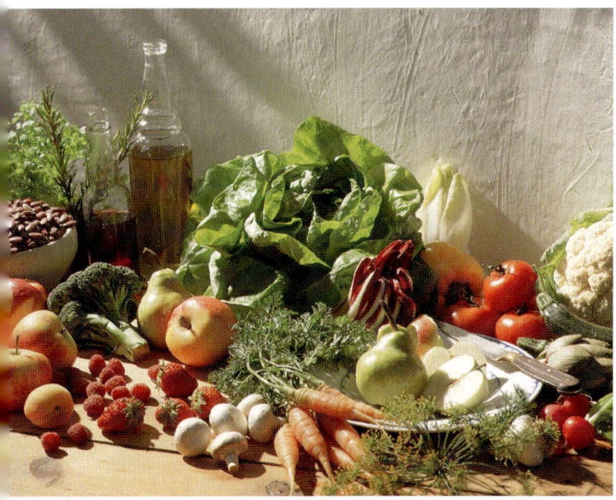

Die Themenkästen

Vorwort

Von Dr. Johannes G. Mayer und Dr. med. Bernhard Uehleke

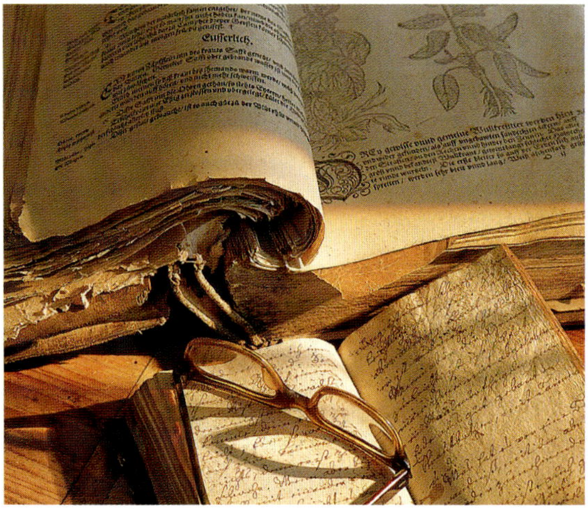

Alte Schätze der Klosterheilkunde neu entdeckt: Etwa die Hälfte aller Schriften der mittelalterlichen Klosterheilkunde behandelt die Erhaltung der Gesundheit, für die auch das Fasten eine große Rolle spielt. Die Kombination von altem Wissen und modernen naturwissenschaftlichen Kenntnissen ist der Schlüssel zu einer gesunden Lebensweise.

Dieses Buch verbindet die Erfahrung, die Mönche und Nonnen in den letzten 1500 Jahren zum Fasten gesammelt haben, mit dem heutigen Wissen über die Prozesse, die während einer Fastenkur im Körper ablaufen. Damit die Synthese von altem Wissen und neuen Erkenntnissen gelingt, ist das genaue Studium der historischen Schriften der Klosterheilkunde ebenso wichtig wie medizinisch-naturwissenschaftliche Kenntnisse und praktische Erfahrung. Pater Kilian Saum brachte seine vielfältigen Erfahrungen als langjähriger Leiter von Fastenkursen ein; Dr. med. Bernhard Uehleke übernahm als ausgewiesener Forscher der Naturheilverfahren die medizinische Beratung; Dr. Johnnes G. Mayer, als der zur Zeit beste Kenner der Klosterheilkunde, steuerte das historische Wissen bei.

Fasten in der Klosterheilkunde

Die Klosterheilkunde stellt eines der ganz wenigen Gesundheitskonzepte dar, das sich ganzheitlich nennen darf. Denn von alters her – von ihren Anfängen im 6. Jahrhundert bis zu ihren modernen Anwendern – beschränkt sie sich nicht nur auf die direkte Behandlung von Krankheiten mithilfe von Heilkräutern und bewährten Therapien, sondern bezieht alle Aspekte des Lebens mit ein. Dabei geht es ihr vor allem um die Frage: Wie sieht ein gutes Leben aus? »Wer hat Lust am Leben und möchte gern gute Tage schauen?«, schreibt Benedikt von Nursia, der Vater des abendländischen Mönchstums, in der Einleitung zu seiner Klosterregel. Eine der wichtigsten Voraussetzungen für »gute Tage«, für ein gutes

Leben, ist die Gesundheit. Tatsächlich behandelt etwa die Hälfte aller Schriften aus der mittelalterlichen Klosterheilkunde die Erhaltung der Gesundheit. Man muss kein Prophet sein, um zu begreifen, dass gerade diese Fragen in unserer heutigen Zeit ständig an Bedeutung gewinnen werden. Zum einen wird die medizinische Versorgung immer teurer. Zum anderen kann man mit einer gesunden Lebensführung ein hohes Alter mit hoher Lebensqualität erreichen. Die Kombination von altem Wissen und modernen Erkenntnissen ist ohne Zweifel der Schlüssel dazu.

Die Klosterheilkunde ist ein Lebenskonzept, in dem der Tag, die Woche, die Jahreszeit, das Jahr, das gesamte Leben von der Geburt bis zum Tod betrachtet wird. Deshalb ist hier auch vom richtigen Maß der Ruhe und der Arbeit, von der Körperpflege, von der geistigen Beschäftigung, sogar von Musik und nicht zuletzt von Essen und Trinken die Rede. Und daher ist das Fasten eine der zentralen Säulen der Klosterheilkunde.

Dabei war das Fasten keineswegs die Idee »weltfremder« Mönche und Nonnen. Zeiten des Fastens kennen nicht nur die Christen und andere Religionen, Zeiten des Fastens finden sich überall in der Natur. So durchläuft jeder Baum, der im Herbst seine Blätter abwirft, und jedes Tier eine Phase, in der keine oder nur ganz wenig Nahrung aufgenommen wird.

Zum Klosterleben gehört das Fasten wie das Stundengebet: »Das Leben des Mönches sollte immer eine Übung des Fastens sein«, heißt es in der Regel des heiligen Benedikt. Und das gilt nicht nur für die Vergangenheit. Gerade heute sind es die Klöster, die das Fasten in unseren Alltag hineingetragen haben. Nun kann oder will sich nicht jeder ein bis zwei Wochen hinter Klostermauern zurückziehen. Und das ist auch nicht notwendig. Dieses Buch ist für all diejenigen gedacht, die zu Hause allein oder im privaten Kreis fasten möchten.

Vor allem berücksichtigt dieses Fastenbuch die Lehre von den Temperamenten aus der Vier-Säfte-Lehre, welche die Grundlage der mittelalterlichen Klosterheilkunde darstellte und in der Medizin bis ins 19. Jahrhundert allgemein gültig war. Sie geht davon aus, dass die einzelnen Körpertypen unterschiedlich auf Belastungen und Heilkräfte des Fastens reagieren. Um den verschiedenen Bedürfnissen gerecht zu werden, wurden für dieses Buch vier verschiedene Varianten des Fastenprogramms zusammengestellt.

Danksagung

Einen großen Anteil an der Realisierung dieses Buches hat die Apothekerin Katharina Englert, Mitglied der »Forschergruppe Klostermedizin«. Sie übernahm die Aufgabe, aus den historischen Hinweisen und dem heutigen pharmazeutischen Wissen Tees für die Fastenkur zu entwickeln. Spezieller Dank gilt auch der Klösterl-Apotheke in München, insbesondere Dr. med. Siegfried Schlett, für zahlreiche Ratschläge aus der Praxis. Hinter diesem Buch steht nicht zuletzt die wissenschaftliche Kompetenz der »Forschergruppe Klostermedizin«, eine Kooperation des Instituts für Geschichte der Medizin der Universität Würzburg und der Firma Abtei.

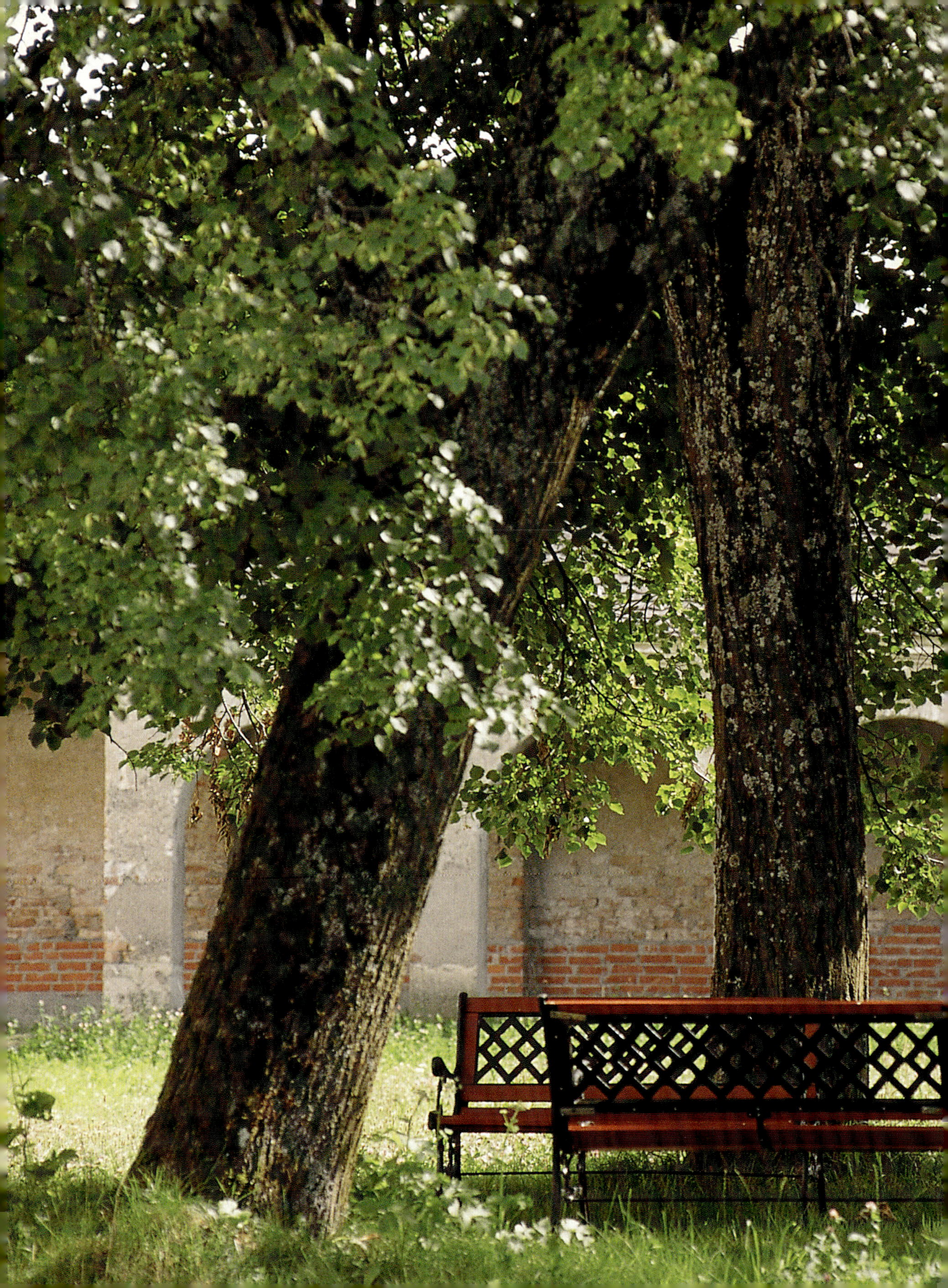

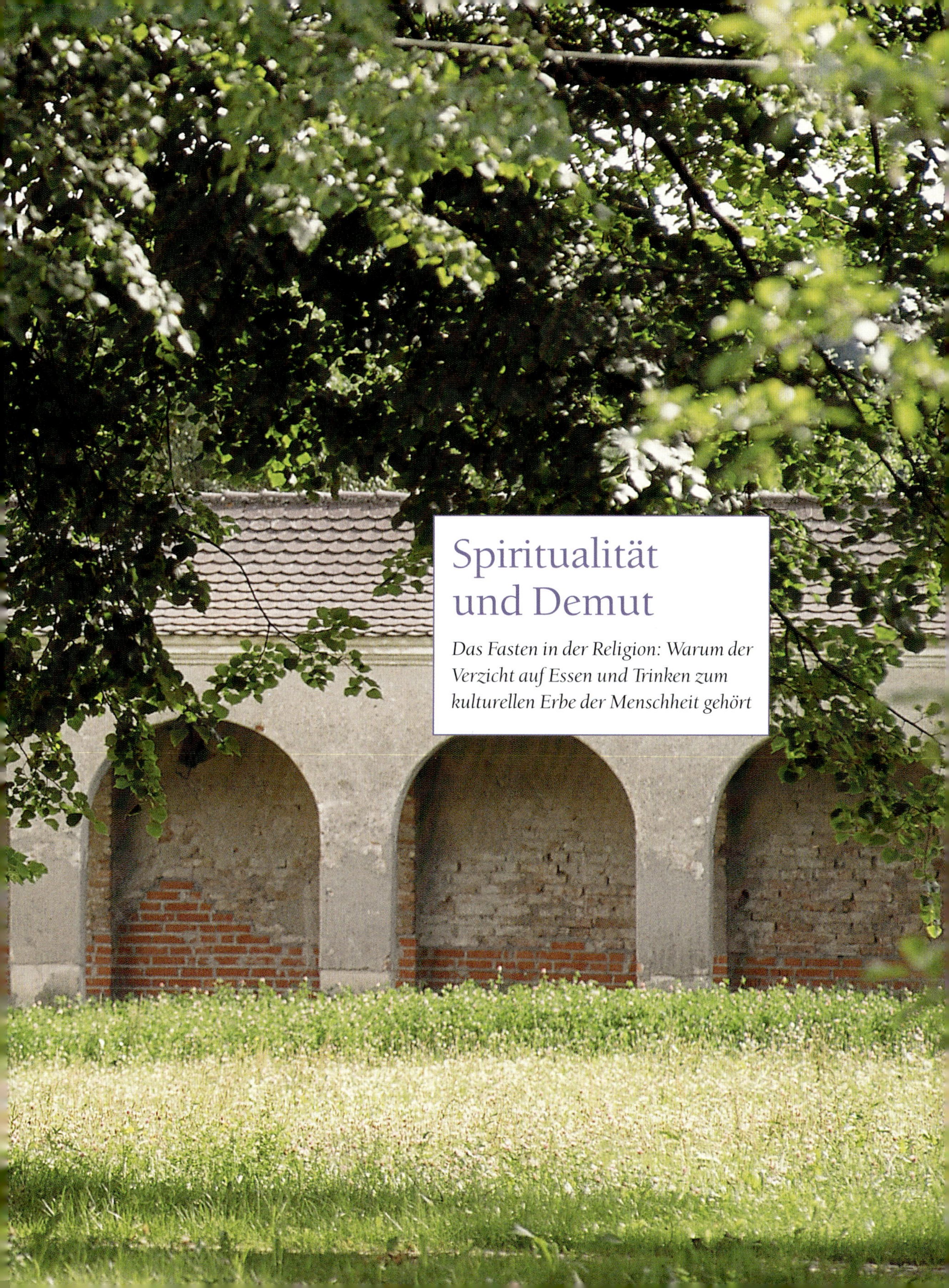

Spiritualität und Demut

Das Fasten in der Religion: Warum der Verzicht auf Essen und Trinken zum kulturellen Erbe der Menschheit gehört

Spiritualität und Verzicht: das Fasten in der Religion

Sich beim Essen und Trinken zu mäßigen hat eine lange kulturelle Tradition

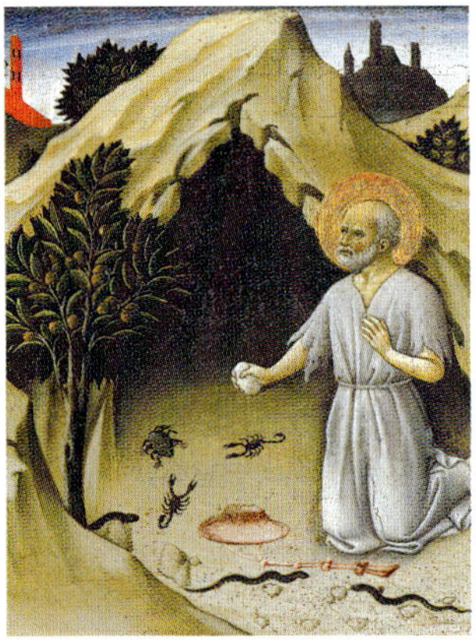

Die christlichen Wüstenväter, die Vorläufer des Mönchstums, zogen sich zur Meditation und zum Fasten in die Wüste zurück – wie der heilige Hieronymus, der solchermaßen gestärkt die lateinische Version der Bibel schuf.

Uralte Erfahrung

Das Fasten gehört zu den alten Geheimnissen der Menschheit. Schon vor Tausenden von Jahren wussten die Menschen um die positiven Wirkungen des Nahrungsverzichts. Ob es die Jäger in den Naturvölkern waren, die vor der Jagdzeit fasteten, die Medizinmänner und Schamanen, die Fastenriten zelebrierten, oder die Mönche in den Klöstern, die tage- oder wochenweise der Nahrung entsagten: Sie alle erlebten etwas, das eigentlich paradox ist – Gewinn durch Verzicht. Der Jäger verfügte nach dem Fasten über mehr Energie und Ausdauer; der Medizinmann hoffte magische Kräfte zu erlangen, und der Mönch Konzentration, um sich auf die großen Festtage zu Weihnachten und Ostern vorzubereiten.

Bis heute ist die Faszination des Fastens ungebrochen – immer mehr Menschen suchen und erfahren seine heilsamen Wirkungen. Fasten schenkt Zeit, die nicht mit Einkaufen, Kochen und Essen zugebracht wird; es spendet Stille, da sich die Organe nur mit halber Kraft der Verwertung der Nahrung widmen und der Körper zur Ruhe kommt; und es bietet die Gelegenheit, den Blick nach innen zu richten, Gewohntes zu überdenken und Bewährtes in Frage zu stellen. Fasten reinigt und belebt den Körper und hilft, Essen und Trinken wieder bewusster wahrzunehmen.

Fasten als Demutsübung

In den Weltreligionen spielt das Fasten eine große Rolle. So gut wie alle Religionsstifter mussten der Überlieferung nach eine Phase der Entsagung durchmachen, bevor sie ihren »großen Auftritt« hatten. Mohammed fastete, bevor ihm der Koran offenbart wurde; Buddha tat es unter dem Bodhi-Baum, um zur Erkenntnis zu gelangen; und Moses musste 40 Tage und Nächte ohne zu essen auf dem Berg Sinai ausharren, bevor er Gottes Wort in Empfang nehmen durfte.

Auffällig ist, dass in diesen kultstiftenden Legenden oft von einer Fastenzeit von einem Monat oder 40 Tagen die Rede ist. Interessanterweise ist das ungefähr der Zeitraum, den ein gesunder Mensch ohne

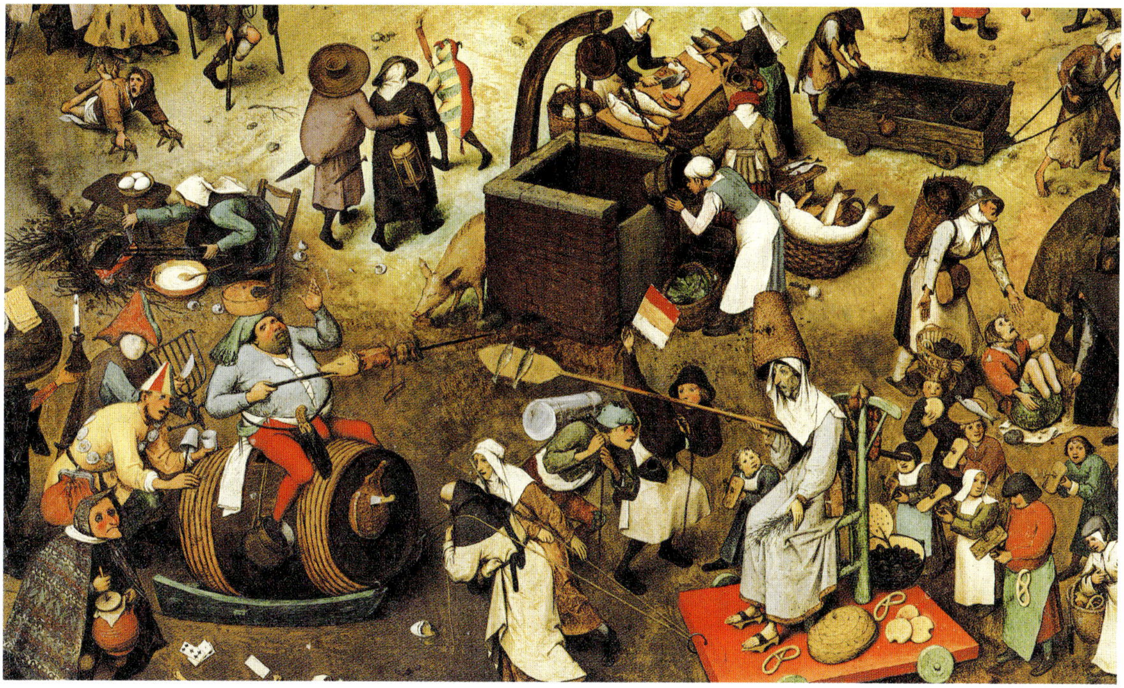

»Der Kampf zwischen Karneval und Fasten«, Pieter Brueghel d. Ä. hat ihn 1559 drastisch in Szene gesetzt. Während der Mann auf dem Weinfass noch der Völlerei frönt, bedroht ihn von rechts schon der Vertreter der Fastenfraktion, wie ein Ritter bei einem Turnier. Das Bild verdeutlicht auch die Herkunft des Wortes Karneval: »Carne, vale!« bedeutet »Fleisch, geh!«. Und dann begann die Fastenzeit.

feste Nahrung und ohne bleibende Schäden am Organismus überleben kann. Die 40 Tage lassen sich also als Anspielung auf die existenzielle Erfahrung verstehen, über einen langen Zeitraum ohne Nahrung auszukommen, ohne daran zugrunde zu gehen. Das Gefühl der Demut, dass das eigene Schicksal quasi am seidenen Faden hängt, und die Freude, die Prüfung überlebt zu haben, münden in eine größere Empfänglichkeit für das spirituelle Erlebnis. Erst im Bewusstsein seiner Kleinheit und Schwäche ist der Mensch würdig, den Funken der göttlichen Weisheit entgegenzunehmen.

Die Katharsis am Berg Sinai

Geradezu beispielhaft ist dieses Muster in der Geschichte vom Berg Sinai verwirklicht. Seine erste große Tat hat Moses bereits vollbracht, hat das Volk Israel aus der Unterdrückung durch die Ägypter herausgeführt; und wie der Held eines antiken Dramas braucht er jetzt noch die Zeit der Katharsis, der Demut, der Läuterung, bevor sich sein Lebenswerk durch die göttliche Einwirkung, nämlich die Überreichung der Gesetzestafeln, endgültig ins Übermenschlich-Mystische erhöht. Diese Geschichte erschien den Menschen seinerzeit offenbar so eindrucksvoll und schlüssig, dass sie sofort eine zentrale Rolle in der jüdischen und später in der christlichen Überlieferung einnahm. »Von Moses wissen wir, dass er unter Fasten auf den Berg ging«, berichtet

Islam und Fasten

In der Religion des Islam ist das Fasten auf einen einzigen Monat beschränkt. Es findet im Ramadan, dem neunten Monat des islamischen Mondjahres, statt. In dieser Zeit, vermutlich in der Nacht zum 27., begann der Prophet Mohammed den Koran zu empfangen. Seitdem würdigen die Moslems diesen Monat durch Fasten. Im neunten Monat also ist es für alle gläubigen Moslems Vorschrift, zwischen Sonnenaufgang und -untergang vollständig auf das Essen und Trinken zu verzichten, nicht einmal ein Tropfen Wasser ist gestattet. Auch das Rauchen und jegliche Annäherung zwischen Mann und Frau sind strikt untersagt. Doch trotz der strengen Regeln scheint die Fastenzeit für die Moslems ein freudiges Ereignis zu sein: »Wenn der Ramadan beginnt, öffnen sich die Tore des Himmels, schließen sich die Tore der Hölle, und die Dämonen sind gefesselt«, heißt es im Hadith, einer Sammlung von Worten und Taten des Propheten Mohammed. Psychologen sprechen sogar von durchweg positiven Auswirkungen der Fastenzeit. So werden während des Ramadan auffällig weniger Selbstmorde begangen als sonst. Dies wird unter anderem damit begründet, dass die Familien in dieser Zeit enger zusammenrücken.

der Kirchenvater Basilius in seiner berühmten Rede »Über das Fasten«; und er macht deutlich, dass Moses' Fastenzeit die geistig-seelische Vorbereitung für den Empfang der zehn Gebote war: »Denn er hätte es nicht gewagt, den rauchenden Berg zu besteigen, und nicht den Mut gehabt, in die Wolke hineinzugehen, hätte er sich nicht durch Fasten gewappnet. Unter Fasten erhielt er das durch den Finger Gottes auf die Tafeln geschriebene Gesetz.«

Von Jesus zu Jom Kippur

Da überrascht es nicht, dass auch in in Bezug auf die Propheten Jonas und Elias von einer 40-tägigen Fastenzeit die Rede ist – und natürlich auch bei Jesus. Der galt zwar nicht gerade als Kostverächter, er und seine Jünger wurden sogar von den Pharisäern als »Fresser und Weinsäufer« gescholten. Doch der Mann aus Nazareth stand bereits in einer langen Fastentradition: Bei den frommen Israeliten hatte das Fasten neben dem Beten und dem Almosengeben einen besonderen Stellenwert. Da Gott im Alten Testament das Fasten zur Sühne und Reinigung gefordert hatte, fasteten die Juden zweimal in der Woche, und zwar am Montag und am Donnerstag. Man fastete aber auch, um eigene Sünden zu sühnen oder wenn ein geliebter Mensch im Sterben lag – genauso wie David im Alten Testament. Jom Kippur, der wichtigste Fastentermin der Juden, geht auf das Alte Testament zurück. Es ist der Tag, an dem der Hohe Priester dem Volk, den Priestern und sich selbst alle Sünden vergab. An Jom Kippur essen und trinken die Gläubigen 24 Stunden lang nichts, nicht einmal Wasser ist erlaubt.

Schutz gegen Dämonen

Warum ist das Fasten eigentlich so allgegenwärtig, wenn es um Religion und Spiritualität geht? Darauf gibt es – neben der körperlichen Grenzerfahrung – mehr als eine Antwort. Wie das Gebet auch, sollte das Fasten früher unter anderem ein Mittel gegen feindliche Dämonen sein, vor denen viele Menschen eine ungeheure Angst hatten. Das Wissen, dass das Fasten Körper und Geist stärken kann, wurde von den meisten frühchristlichen Kirchenlehrern in ihre Predigten aufgenommen. Basilius etwa rühmte den vielfältigen Nutzen des Nahrungsverzichts in geradezu wuchtigen Sätzen: »Fasten erzeugt Propheten und kräftigt die Starken. Fasten macht weise Gesetzgeber, ist ein guter Schutz der Seele, ein sicherer Gefährte für den Leib, eine Rüstung für die tapferen Streiter.«

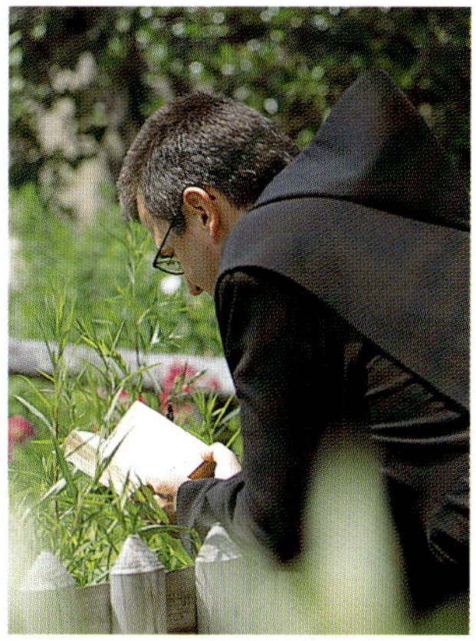

»Bete, arbeite und lese« lautet das Hauptmotto Benedikts von Nursia. Jeder Mönch sollte in der Fastenzeit wenigstens ein Buch lesen.

Feste Fastenzeiten

Der Kirchenlehrer Athanasius berichtet in der ersten Hälfte des 4. Jahrhunderts von einer Fastenzeit von 40 Tagen vor Ostern. Später entwickelte sich als Vorbereitung auf das Weihnachtsfest eine weitere Fastenzeit: der Advent. Er begann sieben Wochen vor Weihnachten. Das Adventsfasten wurde nicht ganz so streng genommen wie die Fastentage vor Ostern; allerdings mussten Kinder – heute unvorstellbar – ausgerechnet auf Süßes verzichten. Vom Fleisch ließ man am Heiligen Abend; erst nach der Christmette durfte herzhaft geschlemmt werden, und es gab deftige Mettwürste.

Nach der Regel des heiligen Benedikt, dem Vater des abendländischen Mönchstums, sind abgesehen von der Festzeit zwischen Ostern und Pfingsten das ganze Jahr über regelmäßige Fastentage vorgesehen. Von Pfingsten bis zum 14. September, dem Fest der Kreuzerhöhung, sollte jede Woche am Mittwoch und Freitag gefastet werden. Vom 14. September bis Ostern gab es dann nur mittags eine Mahlzeit am Tag. In der eigentlichen Fastenzeit, den 40 Tagen vor Ostern, wurde diese Mahlzeit vom Mittag auf den frühen Abend verlegt. Darüber hinaus konnte sich jeder Mönch eigene Beschränkungen auferlegen, die er aber zuvor mit dem Abt besprechen musste. Denn Übertreibungen waren ebenso wenig erwünscht wie Völlerei.

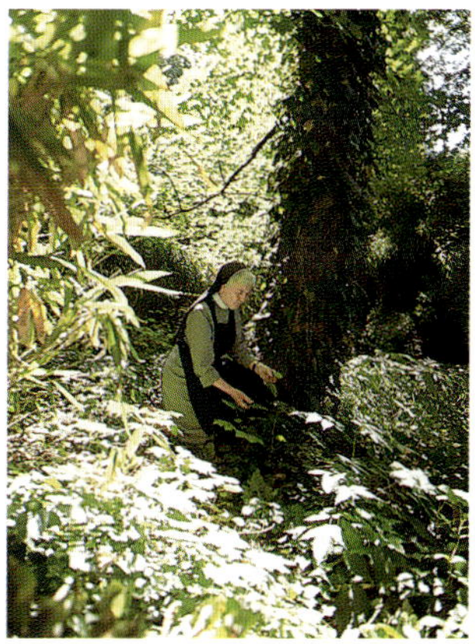

Fasten öffnet die Sinne. Die Erfahrung, dass der Körper längere Zeit fast ohne Nahrung auskommen kann, rückt zugleich dessen Stärke und Schwäche ins Bewusstsein – und macht uns empfänglicher auch für spirituelles Erleben.

Die Askese der frühen Christen

Über die frühen Mönche wurde berichtet, dass sie enorme Fastenleistungen erbrachten und versuchten, sich im Nahrungsverzicht und der Zurückgezogenheit gegenseitig zu übertreffen. Viele nahmen nur jeden zweiten Tag etwas zu sich, andere aßen während einer Fastenperiode nur am Samstag und Sonntag. Die ersten Mönche verzichteten völlig auf Fleisch, Eier, Milch und Milchprodukte sowie Wein. Manche verzehrten sogar nur Kräuter und rohes Gemüse, andere kochten zumindest ihre vegetarische Kost.

Einige Geistliche praktizierten recht radikale Formen der Askese. Der »Wüstenvater« Antonius (gest. 365), der sich in die Einsamkeit der Wüste zurückzog, um sich Gott hinzugeben und die eigenen Dämonen zu bekämpfen, soll nur einmal am Tag nach Sonnenuntergang gegessen haben – und auch dann nur Brot, Salz und Wasser.

Fasten beim heiligen Benedikt

Um das Jahr 530 gründete Benedikt von Nursia auf dem Monte Cassino in Süditalien ein eigenes Kloster – das Mutterkloster des Benediktinerordens. Mit seinem Wissen über die verschiedenen Klosterregelungen und seinen eigenen Erfahrungen – der Vater des abendländischen Mönchstums hatte bereits in einem Dutzend Klöster über die Ordnung, Gestaltung und Erhaltung des gemeinschaftlichen Lebens gewacht – schuf Benedikt von Nursia eine Ordensregel, die so überzeugend und umfassend war, dass Papst Gregor der Große (540–604) sie dann auch als verbindlich für alle Klöster und sogar für die gesamte römische Kirche erklärte. Dem Ideal einer Synthese zwischen der *vita contemplativa* und der *vita activa* folgend, berücksichtigte Benedikts Regel (›Regula Benedicti‹) alle Bereiche des klösterlichen Lebens – auf eine einfache Formel gebracht heißt das: *ora et labora et lege*, »bete, arbeite und lese«.

Benedikts »Fastenlehre«

Die Sorge für die Seele (*cura animae*) und den Körper (*cura corporis*) wurde zentrales Anliegen des klösterlichen Denkens und Lebens. Unter diesen Vorzeichen können auch Benedikts Äußerungen zum Fasten gesehen werden.
In Kapitel 49 der ›Regula Benedicti‹ heißt es über die Fastenzeit:

- Der Mönch soll zwar immer ein Leben führen wie in der Fastenzeit.
- Dazu aber haben nur wenige die Kraft. Deshalb raten wir, dass wir wenigstens in diesen Tagen der Fastenzeit in aller Lauterkeit auf unser Leben achten und gemeinsam in diesen heiligen Tagen die früheren Nachlässigkeiten tilgen.
- Das geschieht dann in rechter Weise, wenn wir uns vor allen Fehlern hüten und uns um das Gebet unter Tränen, um die Lesung, die Reue des Herzens und um Verzicht mühen.
- Gehen wir also in diesen Tagen über die gewohnte Pflicht unseres Dienstes hinaus durch besonderes Gebet und durch Verzicht beim Essen und Trinken.
- So möge jeder über das ihm zugewiesene Maß hinaus aus eigenem Willen in der Freude des Heiligen Geistes Gott etwas darbringen;
- er entziehe seinem Leib etwas an Speise, Trank und Schlaf und verzichte auf Geschwätz und Albernheiten. Mit geistlicher Sehnsucht und Freude erwarte er das heilige Osterfest.
- Was aber der Einzelne als Opfer bringen will, unterbreite er seinem Abt. Es geschehe mit seinem Gebet und seiner Einwilligung;
- denn was ohne Erlaubnis des geistlichen Vaters geschieht, das wird einmal als Anmaßung und eitle Ehrsucht gelten und nicht belohnt.
- Also werde alles mit Einwilligung des Abtes getan.

Für Benedikt war das Fasten eine Grundhaltung des klösterlichen Lebens. Er wusste aber auch, dass der Mensch nicht ständig fasten kann. Deshalb ist für ihn die Fastenzeit die Gelegenheit, sich auf die wichtigen Dinge des Lebens zu konzentrieren und Fehler zu korrigieren. In der Regel steht also zunächst nicht der Verzicht auf Essen im Vordergrund, sondern die Selbstbeobachtung. Eine Einschränkung bei der Nahrung und beim Trinken – hier ist in erster Linie an Wein zu denken – wird zusätzlich empfohlen, auch ein Verzicht auf Schlaf. Dabei bleibt es dem Einzelnen überlassen, wie stark er sich einschränken will. Damit es nicht zu schädlichen Übertreibungen kommt, müssen die »Opfer« mit dem Abt abgesprochen werden. Zugleich ordnet Benedikt an, dass jeder Mönch in der Fastenzeit ein Buch lesen sollte. Es geht also darum, Zeit zu gewinnen, um sich auf die inneren Vorgänge konzentrieren zu können.

Darüber hinaus sieht Benedikt genaue Mahlzeitenregelungen vor (siehe Seite 164). Üblicherweise sollen die Mönche zur sechsten Stunde (nach Sonnenaufgang) und am Abend essen. In den Zeiten, in denen nicht auf dem Feld gearbeitet wird, soll zweimal in der Woche (mittwochs und freitags) bis zur neunten Stunde gefastet werden. Für die eigentliche Fastenzeit ist nur von einem Essen am Abend die Rede. Da Benedikt bestimmt hatte, dass alle wichtigen Tätigkeiten noch vor Einbruch der Dunkelheit abgeschlossen sein sollen, war diese Mahlzeit etwa um 16 Uhr. Das normale Fasten war aus heutiger Sicht eine Reduktionskost, man aß sich einmal am Tag satt. Das Vollfasten, der völlige Verzicht auf feste Nahrung, war zu keiner Zeit für die gesamte Gemeinschaft vorgesehen. Dies unternahmen nur Einzelne, etwa um sich auf ein besonderes Ereignis vorzubereiten (z. B. den endgültigen Eintritt in den Orden oder die Priesterweihe). Die Regel sah allerdings strenges Fasten auch als Strafe bei »Mangel an Einsicht« vor.

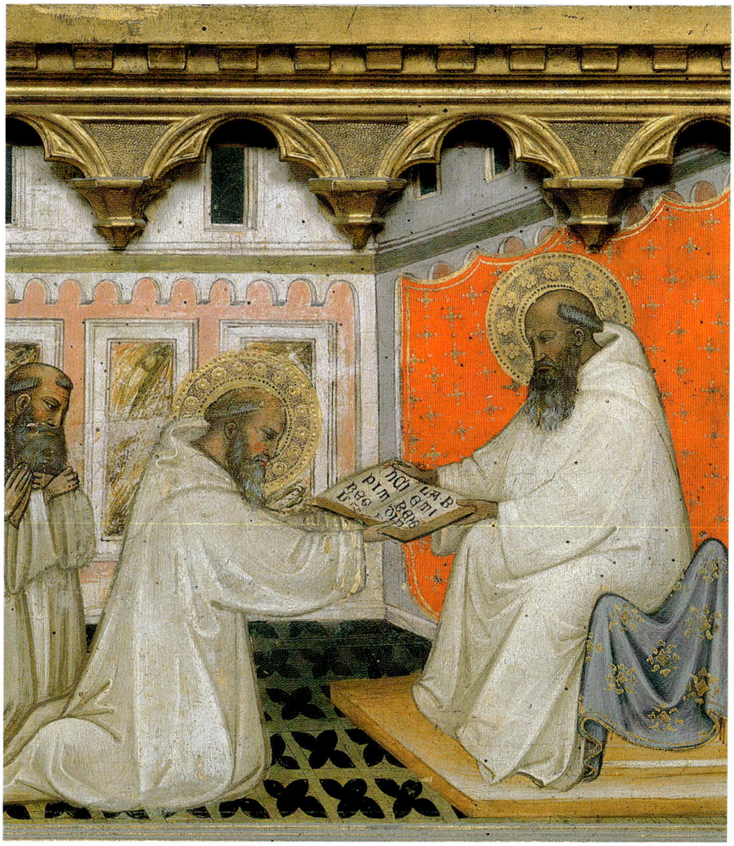

Benedikt von Nursia, der Vater des abendländischen Mönchstums, beschreibt in seiner ›Regula‹ das Fasten als eine Grundhaltung der Mönche. Nur wer freiwilligen Verzicht übe, könne Christus mit ganzem Herzen folgen. Gesundheitsschädliche Übertreibungen versuchte Benedikt aber zu verhindern.

Extreme Einstellungen finden sich auch in Europa, besonders im irischen Mönchstum. In einer alten Vorschrift aus Irland heißt es, dass das Essen der Mönche sehr dürftig sein müsse und erst am Abend eingenommen werden solle. Idealerweise sollte der Mönch immer hungrig sein und ebenso, wie er jeden Tag betet, arbeitet und schläft, auch täglich fasten.

Wie lief das Fasten ab?

Worin in dieser Epoche die eigentlichen Fastenrituale bestanden, ist meist nicht genau überliefert, und sicher gab es auch regionale Unterschiede. Im Gebiet der römischen Kirche setzten sich – neben der Einschränkung beim Essen – drei Elemente durch: die Enthaltsamkeit von alkoholischen Getränken, besonders Wein, Verzicht auf Geschlechtsverkehr und der möglichst tägliche Besuch der heiligen Messe. Die großen Kirchen standen einem übertriebenen Fasten eher kritisch gegenüber. Der völlige Verzicht auf Nahrung, und sei es auch nur für einen Tag oder bestimmte Stunden, wurde vom einfachen Volk nicht gefordert. Der griechische Kirchenvater Johannes Chrysostomus beispielsweise sah das Fasten vor allem als Korrektiv einer allzu üppigen Lebensweise: »Nicht das Essen ist etwas Schädliches, das sei ferne. Aber die Genusssucht ist schädlich, wenn man sich über den Appetit hinaus anfüllt und den Bauch vor Fülle fast zerspringen

Kräuter und Gemüse zogen die Klöster für ihren Bedarf in den eigenen Gärten, wie hier im Kloster Seligenstadt am Main. Zusammen mit Getreide und Brot war dies die Hauptnahrung der Mönche – nicht nur während der Fastenzeit.

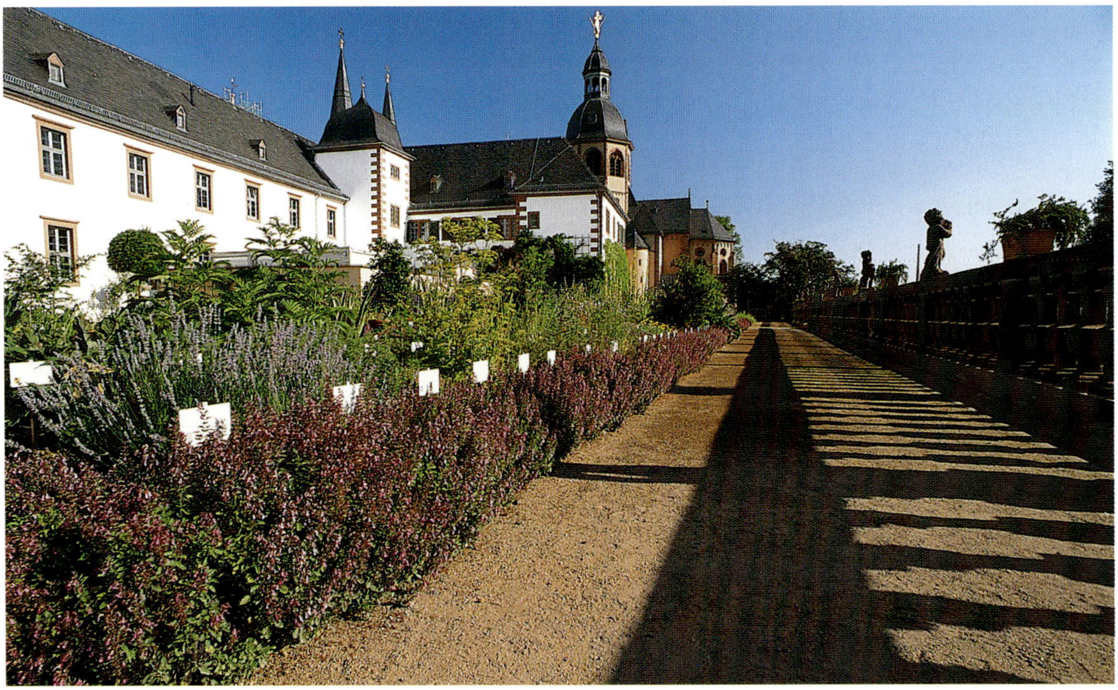

macht. (...) Und ebenso ist es an sich nicht etwas Schlechtes, Wein mit Maß zu genießen; aber schlecht ist es, sich der Trunkenheit zu ergeben.« Die Ermahnung des Chrysostomus spielt auch auf eine Unart an, die seinerzeit teilweise als Motiv zum Fasten galt: Manche Menschen verzichteten nur deshalb tagsüber auf das Essen, um ihm am Abend um so mehr zu frönen. Dabei wurden erlesene Fische und Gemüse für delikate »Fastenspeisen« zubereitet, die erheblich teurer und aufwändiger waren als die gewöhnlichen Mahlzeiten. Es hieß, dass mit solchen Fastenspeisen in kurzer Zeit das Erbe verprasst werden würde, wenn man sie das ganze Jahr über auf den Tisch brächte.

Der Weg zum Heil

Im Mittelalter gelten weiterhin die Fastenzeiten und -tage der frühen Kirche. Jedoch wird nun dem Fasten immer weniger eine heilende und befreiende Wirkung zugeschrieben, sondern es gilt vor allem als notwendiges Werk, um Heil zu erlangen. Für das Mittelalter und die gesamte weitere Entwicklung des Fastens innerhalb der christlichen Kirchen war der Theologe Burchard von Worms (965–1025) von entscheidender Bedeutung. Er stellte zu Beginn des 11. Jahrhunderts aus den Schriften der Kirchenväter und aus Konzilsbeschlüssen verschiedene Fastenregeln zusammen. Darin spricht er erstmals von Abstinenz: Sie wurde als Enthaltsamkeit von fleischlicher Nahrung verstanden, nicht aber von Eiern, Milchprodukten und tierischen Fetten als Zutat zu anderen Speisen.

Die Fastenzeit der Hindu

Im Hinduismus spielt das Fasten im täglichen Leben wie im Verlauf des gesamten Daseins eine große Rolle. Da ist zunächst der feste Fastentermin einer jeden Woche. Innerhalb von sieben Tagen verzichten die Hindu einmal von Sonnenaufgang bis -untergang auf jegliche Nahrung. Sie ehren damit einen Gott oder Propheten und beten zu ihm. Jeder Tag der Woche steht für einen anderen Namen: Mittwochs wird z. B. Buddha geehrt, sonntags der Sonnengott Suriya. Doch nicht nur am »Göttertag« fasten die Hindu. Der Verzicht auf bestimmte Speisen wie Fleisch, Gewürze und Salz gehört zu den vier Stadien, die das Leben eines Gläubigen umfassen. Die erste Phase dauert bis zum 25. Geburtstag; sie dient dazu, Wissen zu erwerben und die Umwelt zu entdecken. Mit der Heirat beginnt die zweite Phase, jetzt widmet sich der Hindu seiner Familie und dem Beruf. Nach der Geburt des ersten Enkelsohns beginnt die dritte Phase, die der Meditation und Suche nach sich selbst gewidmet ist. In der letzten Phase schließlich wird er von allen irdischen Pflichten befreit. Er entledigt sich aller materiellen Dinge, führt ein Leben wie ein Mönch und wartet auf die Erlösung, die »Moksha«. Durch diese Einteilung in Phasen, die gläubige Hindu auch heute noch beachten, wird jeder Lebensabschnitt sehr bewusst wahrgenommen. Das Fasten ist eine lebenslange Begleitung und Energiequelle.

Die Tricks der Mönche

Eines der kuriosesten Kapitel in der Geschichte des Fastens bilden die unzähligen Versuche, die strengen Vorschriften zu umgehen. Während das Volk »seine« Fastenregeln oft weitgehend befolgte, suchten paradoxerweise gerade die Mönche ab dem 14. Jahrhundert immer intensiver nach Wegen, das Fasten heimlich zu durchbrechen: Es hatte sich zu einem als Formalismus empfundenen Gebot entwickelt, dessen Sinn von vielen nicht mehr eingesehen wurde. Und

es ist ja vielleicht auch allzu menschlich, dass die Mönche nach Möglichkeiten suchten, sich die harten, langwierigen Fastenzeiten ein wenig zu erleichtern.
Die Phantasie, die man hinter den Klostermauern entwickelte, war erstaunlich: So verfielen manche Mönche darauf, Fleisch in Brotteig oder in Maultaschen zu »verstecken«. Ferkel wurden kurzerhand auf den Namen »Karpfen« getauft und anschließend als »Fisch« verspeist. Überhaupt wurde alles, was schwamm oder mit dem Wasser in Verbindung kam – Schwäne, Fischotter, Biber, Pfauen – als fleischlos bezeichnet, sodass es auch in der Zeit des Fastens gegessen werden durfte. Wildschweine wurden in Teiche getrieben und dort eingefangen, sodass sie unter dem Motto »es schwimmt« kurzerhand zu Wassertieren erklärt wurden. Auch anderes Wild und Geflügel wurde zum Fisch umgewidmet: Man garte, entbeinte und zerkleinerte das Fleisch, dann verarbeitete man es mit Fett und Gewürzen zu einer formbaren Masse und formte aus der Fleischmasse Fische und Krustentiere. Und die waren ja erlaubt.

Schokolade bricht das Fasten nicht

Und noch eine Gesetzeslücke gab es: Von Süßspeisen war in den Fastenvorschriften keine Rede. Da aber in fast jedem Kloster Bienen gezüchtet wurden – das Wachs benötigte man für die Altarkerzen –, gab es als Nebenprodukt jede Menge Honig. Damit wurden fast alle Speisen gesüßt, und es entstanden die leckersten Süßigkeiten mit Honig und Mandeln. Nicht ohne Folgen: Der heilige Thomas von Aquin soll dermaßen dick gewesen sein, dass an seinem Platz ein Halbkreis in den Tisch gesägt werden musste. Als Nonnen später in Südamerika die heutige Schokolade entwickelten, hatte sich das Naschen bereits etabliert, und die Mönche konnten davon nicht mehr lassen. Das mussten sie auch nicht. »Wer Schokolade isst, bricht keinerlei Fastengebot«, befand Papst Pius V. Das hatte zur Folge, dass in manchen Klöstern während der Fastenzeit regelrechte Schokoladenorgien gefeiert wurden. Während die Mönche einerseits noch den Anspruch pflegten, wie der »Wüstenvater« Antonius der Nahrung weitgehend zu entsagen, aßen und tranken sie oft mehr als ihnen gut tat. Wie kam es zu diesem Widerspruch? Vermutlich waren es

Der heilige Basilius über das Fasten

»Aber es ist auch eine Zeit der Ruhe und des Friedens: Kein Tier beklagt seinen Tod, es wird kein Blut vergossen, kein Todesurteil gegen die Tiere gesprochen von dem unerbittlichen Bauche. Es ruht das Messer der Metzger, der Tisch begnügt sich mit dem, was die Natur spendet. (...) Gönne Ruhe deinem Koch, gib Erholung deinem Tafeldecker, stelle still die Hand des Mundschenks, es ruhe auch einmal der Kuchen- und Pastetenbäcker. Auch das Haus ruhe einmal von dem ewigen Getümmel, von Rauch und Dampf. (...) Es geben doch wohl auch die Steuereintreiber ihren Untergebenen einige freie Zeit; so möge dann auch der Bauch dem Munde einige Ruhe gönnen und mit uns auf fünf Tage Waffenstillstand schließen, er, der da immer fordert und nie zufrieden ist, der heute empfängt und es morgen nicht mehr weiß.«

ganz existenzielle Gründe. Was wir uns hier und heute kaum noch vorstellen können: Brach ein Krieg aus oder wurde die Ernte durch schlechtes Wetter vernichtet, waren die Menschen ganz real vom Hunger und gar vom Tod bedroht. Die Angst vor dem Verhungern war stärker als der Wille zur Enthaltsamkeit.

Bier – das flüssige Brot

Auch die Erfindung des so genannten Doppelbocks ist den Mönchen zu verdanken. Der 2. April, der Geburtstag des Ordensgründers der Paulaner, Franz von Paula, fällt nämlich in den meisten Jahren in die Fastenzeit. Um das Fest angemessen zu begehen, stellten die Mönche ein außergewöhnliches Festtagsbier her, das noch kräftiger war als das im Münchner Hofbräuhaus gebraute Starkbier »Einböckischer Art« (nach der Stadt Einbeck). Der »Doppelbock« war geboren und wurde »des heiligen Franz Öl« oder auch »Sankt-Vaters-Bier« genannt. Die Münchner Brauereien Paulaner, Franziskaner und Augustiner sind noch heute nach den Orden benannt, in denen das Bier einst gebraut wurde. Von dem doppelten Trank war übrigens auch der Dichterfürst Goethe angetan: »Das erste Mal schaudert man, und hat man's eine Woche getrunken, so kann man's nicht mehr lassen«.
Doch Klöster, in denen das Fasten allzu sehr ausgehöhlt wurde, in denen die Völlerei überhand nahm und schließlich kaum noch gebetet

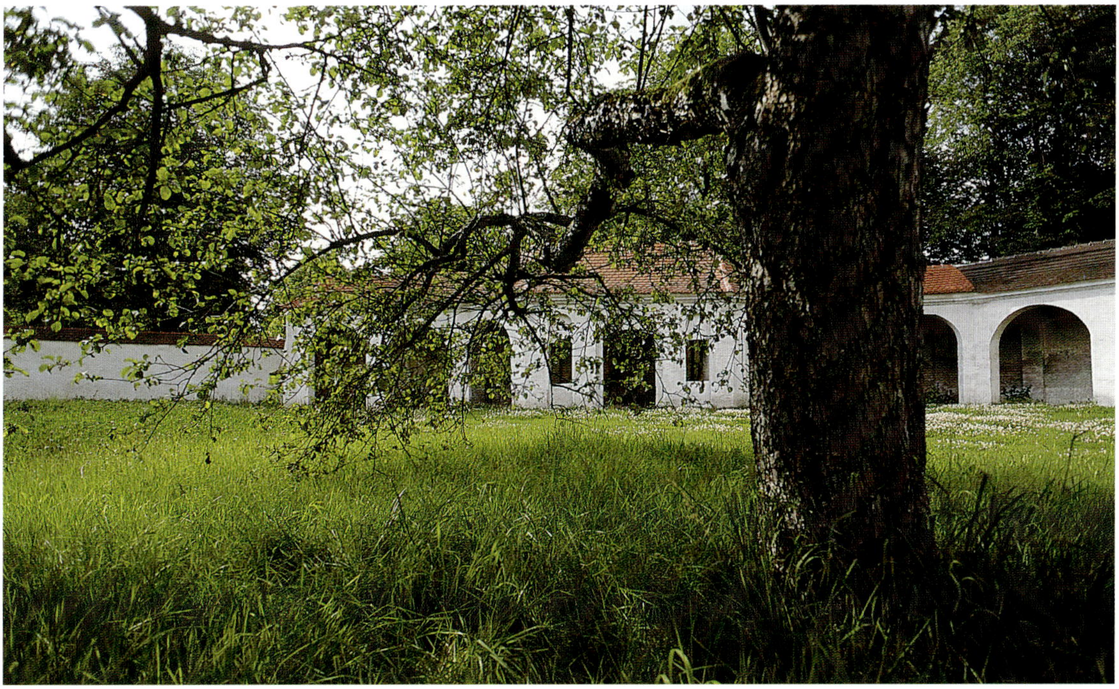

Mäßige Bewegung an frischer Luft unterstützt den Körper bei der Reinigung: Das wussten auch schon die frühen Fastenlehrer.

und gefastet wurde, mit denen ging es bergab. Mit ihnen kam auch das Fasten selbst zeitweise in Verruf; die Reformatoren wie Martin Luther lehnten eine solche Praxis als »Werkerey« ab.

Aschermittwoch und Karfreitag

Im weiteren Verlauf des Mittelalters und der Neuzeit gab es keine festen kirchlichen Fastenregeln mehr, die allgemeine Gültigkeit besaßen. Eine kirchenrechtliche Festlegung gab es erst 1917. Seit 1966 sind Aschermittwoch und Karfreitag als Fasten- und Abstinenztage in der katholischen Kirche festgeschrieben. Die Deutsche Bischofskonferenz legte in ihrer Bußordnung von 1986 fest, dass an diesen Fastentagen eine einmalige Sättigung am Tage und zwei kleine Stärkungen zusätzlich erlaubt sind. Verpflichtet zum Fasten sind alle Katholiken ab dem 21. Lebensjahr bis zum begonnenen 60. Lebensjahr; ausgenommen sind schwache und alte Menschen, schwangere und stillende Frauen, arme Menschen sowie diejenigen, die körperlich oder geistig schwer arbeiten müssen.

Darüber hinaus werden alle Katholiken ab dem 14. Lebensjahr an allen Freitagen zur Abstinenz angehalten, also zum Verzicht auf Fleisch und Genussmittel sowie zu Aktionen der Nächstenliebe und der Frömmigkeit. Bei den Protestanten gibt es keine Vorgaben zum Fasten oder zur Abstinenz, jedoch unterziehen sich viele Menschen freiwil-

Während des Fastens muss nicht nur Ruhe herrschen. Leichte Gartenarbeit, wie sie für Nonnen und Mönche zum Alltag gehörte, ist eine ideale Abwechslung während der Fastentage.

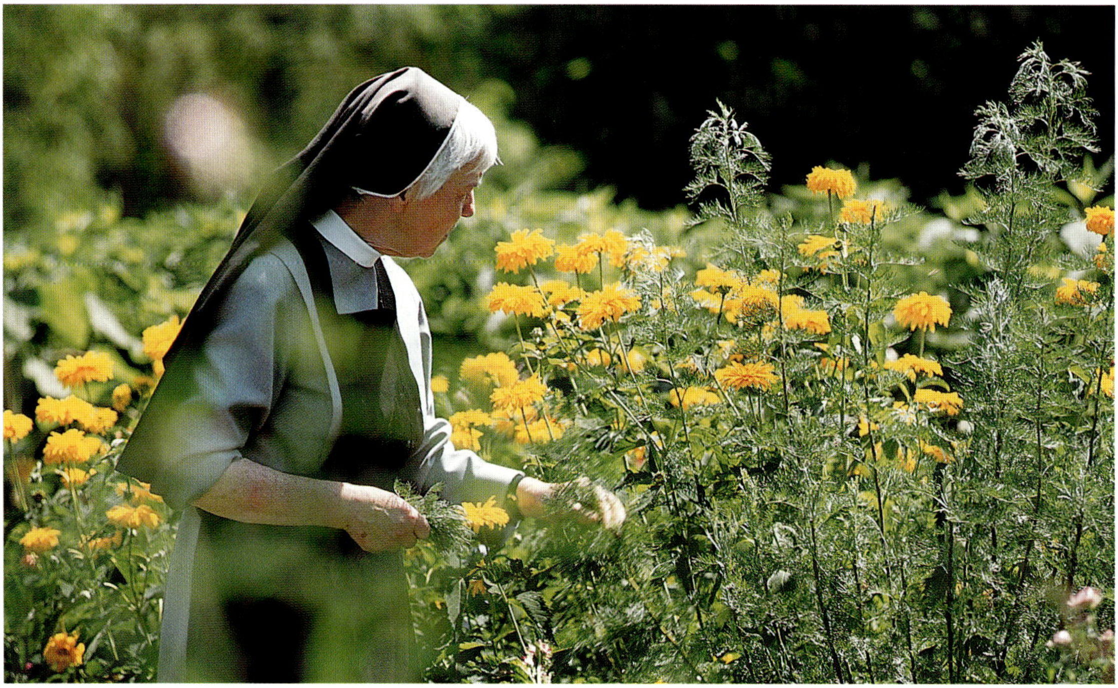

lig einer Zeit der Enthaltsamkeit. Fastenaktionen der Kirchen, wie beispielsweise »6 Wochen ohne ...«, haben nicht die völlige Abstinenz zum Ziel, sondern man verzichtet zwischen Aschermittwoch und Ostersamstag auf Genussmittel wie Süßigkeiten und Alkohol.

Das Fasten in den Klöstern heute

Heute wird immer noch in vielen Klöstern gefastet, auch wenn die Vorgaben nicht mehr so streng sind wie in der Vergangenheit. Die Fastentage orientieren sich unter anderem an den Regeln des heiligen Benedikt. So gelten meist der Mittwoch und der Freitag einer jeden Woche als Fastentage, es sei denn, einer dieser Tage ist ein Feiertag. Allerdings enthalten sich die Mönche und Nonnen an diesen Tagen nicht komplett der Nahrung, sondern verzichten vor allem auf Fleisch. Auch die Bußzeit vor Ostern gilt nach wie vor als Fastenperiode. Dann gibt es in der Regel nur am Mittag eine Hauptmahlzeit; morgens und abends wird ein kleiner fleischloser Snack gereicht.
Außerdem werden in manchen Klöstern alte Bräuche praktiziert: Die Bewohner des Klosters sprechen während des Abendessens nicht, sondern lesen sich aus einem Buch vor. In einigen Klöstern wird von den Mönchen auch der alte Brauch umgesetzt, am Aschermittwoch dem Abt einen Zettel mit Vorsätzen für die Fastenzeit zu überreichen. Darauf können die Mönche bestimmte Nahrungs- und Genussmittel sowie weitere Dinge notieren, auf die sie verzichten möchten. Der Mönch kann sich auch weitere Gebete auferlegen und das Studium bestimmter geistiger Lektüre festlegen. Gerade der in den Klöstern gelebte Wechsel zwischen Abstinenz- und Festtag (wie zum Beispiel den Sonntagen, Ostern und Weihnachten) hat seinen Reiz. Jeder Tag wird mit besonders großer Intensität wahrgenommen.
Das ist auch einer der Gründe, warum immer mehr Menschen für einige Tage oder Wochen ins Kloster gehen. In unserer Gesellschaft gleicht oftmals ein Tag dem anderen: Die Speisen werden immer eintöniger, die Geschäfte sind teilweise sieben Tage die Woche geöffnet, und auch das Fernsehprogramm wird immer gleichförmiger. Immer mehr Menschen verspüren aber den Wunsch, wieder einen Rhythmus zu leben und die Dinge bewusster wahrzunehmen. In den Klöstern, die sich für Gäste öffnen, können sie dies erfahren. Durch Fastenwochen, wie sie in einigen Klöstern angeboten werden, werden die Menschen nicht nur in den klösterlichen Rhythmus eingebunden. Sie lernen durch das Fasten und das Fastenbrechen auch, die Nahrung wieder bewusster wahrzunehmen – und einen neuen Zugang zu bekommen zu dem, was uns in körperlicher Hinsicht am Leben hält: das Essen und Trinken.

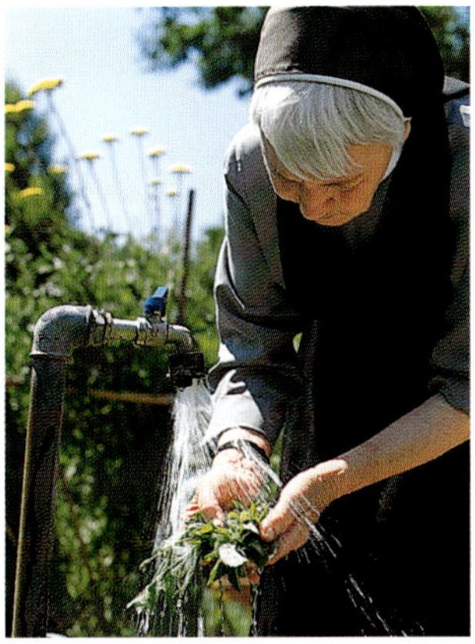

Einfach und wirkungsvoll: Wasser und Kräuter, sei es für Tees oder Suppen, sind die wichtigsten Bestandteile der Fastenkur.

Die Geschichte des Fastens in der Heilkunde

Die Entwicklung des Fastens von der antiken griechischen Medizin bis heute

Fasten als Mittel der inneren Läuterung und Konzentration auf geistige Dinge ist nicht nur untrennbar mit den großen Weltreligionen verknüpft. Schon die antike griechische Medizin entdeckte die positiven Effekte des Fastens und begann, Fasten zu therapeutischen Zwecken einzusetzen. Aus Fasten wurde Heilfasten, und es gehört somit zu den ältesten Naturheilverfahren überhaupt. Die Ärzte des Altertums erkannten die richtige Anwendung von Speise und Trank und somit auch den Verzicht auf Nahrung in ihrem Gesundheitskanon, den »Sechs notwendigen Dingen« (*sex res naturales*), als eine Voraussetzung für ein gesundes Leben an.

Heilfasten in der Antike und im Mittelalter

Von Hippokrates, dem berühmten griechischen Arzt und einem der Begründer der abendländischen Medizin (460–375 v. Chr.), stammt der weise Satz: »Die Natur ist der Arzt der Krankheit.« Er warnte aber – im Unterschied zur heutigen Auffassung des Heilfastens – bei chronischen Krankheiten vor der ständigen Einschränkung des Essens: Der Kranke müsse genügend Kraft haben, um Widerstand gegen die Erkrankung aufbringen zu können.

Nur bei einer akuten und ernsthaften Erkrankung empfahl Hippokrates eine knappere Nahrungszufuhr. So ist in seinen »Aphorismen« nachzulesen, dass etwa bei schnell steigendem Fieber gefastet werden sollte: Je stärker das Fieber ansteigt, desto magerer solle die Kost ausfallen. Auf dem Höhepunkt der Krankheit solle die Nahrungszufuhr am geringsten ausfallen. Der Patient solle dann entweder gar nichts essen oder nur etwas Gerstenschleim und Honigwasser zu sich nehmen.

Der chronisch Kranke hingegen solle zwar bei voraussehbaren Krankheitsverläufen schon vor der Krise mit ausreichend Nahrung versorgt werden, auf dem Höhepunkt der »Schubphase« die Nahrungszufuhr jedoch ebenfalls einschränken. Auch Hippokrates war demnach der Ansicht,

Über das Fasten

Johannes Chrysostomos (345–407), Prediger und Patriarch von Konstantinopel, schrieb über das Fasten: »Das Fasten ist die Nahrung der Seele, es zügelt die Unmäßigkeit der Sprache und schließt die Lippen, es zähmt die Wollust und besänftigt das cholerische Temperament, es weckt das Urteil, macht den Körper geschmeidig, verjagt nächtliche Träumereien, heilt Kopfschmerz und heilt die Augen.«

dass der Körper bei einer akuten Erkrankung keine Energie in die Verdauung stecken sollte, sondern vielmehr in die Heilung der Krankheit – und das funktioniert nur, wenn der Verdauungsapparat durch Fasten entlastet wird. Nach einer überstandenen Krise konnte der Kranke laut Hippokrates wieder bedenkenlos essen.

Junge Menschen und Kinder sollten nach Ansicht der Ärzte des Altertums gar nicht fasten. Älteren Menschen wurde es hingegen ausdrücklich empfohlen: »Wer stark, gesund und jung bleiben will, sei mäßig, übe den Körper, atme reine Luft und heile sein Weh eher durch Fasten als durch Medikamente«, so Hippokrates.

Sehr detaillierte Fastenkuren sind auch aus der griechischen Ärzteschule der Methodiker bekannt, die auf Asklepiades (124–60 v. Chr.) zurückgeht. Nach Asklepiades mussten bei Fieber alle Kranken mindestens drei Tage lang fasten. Bei vielen chronischen Leiden und bei Geschwüren wurde hingegen periodisch gefastet. Das bedeutet: Nach einem strengen Fastentag folgten drei weitere Tage mit Verabreichung etwa eines Drittels der normalen Nahrung, zu der auch Fleisch zählte. Nach einem weiteren strengen Fastentag folgten drei Tage mit zwei Dritteln der normalen Nahrung, und nach einem erneuten Fastentag konnte man schließlich wieder wie gewohnt essen.

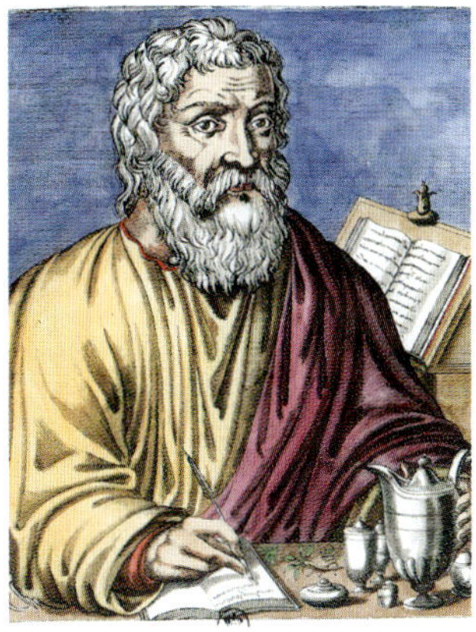

Der griechische Arzt Hippokrates gilt als einer der Väter der abendländischen Medizin. Auf ihn geht auch die Theorie zurück, eine fehlerhafte Mischung der Körpersäfte als Ursache für Krankheiten zu sehen.

Fasten und Körpersäfte

In der von Hippokrates gegründeten, sehr bedeutenden Medizinschule von Kos wurde das Heilfasten vor dem Hintergrund der Theorie der verdorbenen Körpersäfte (siehe Seite 58) weiterentwickelt: Man stellte sich den Körper als überfüllt mit Säften vor, die teilweise verdorben sind, und begriff diese »schlechten« Säfte als Ursache zahlreicher Krankheiten. Durch Fasten sollten die überflüssigen, verdorbenen Körpersäfte beseitigt werden. Diese Sicht ist mit der modernen insofern vergleichbar, als dass man auch heute davon ausgeht, dass durch Fasten im Körper abgelagerte Schad- und Giftstoffe ausgeschwemmt werden können.

Auch die Medizin des berühmten griechischen Arztes Claudius Galenus von Pergamon, auch Galen genannt (129–199 n. Chr.), Leibarzt von Marc Aurel und wichtigster Theoretiker der Antike, basiert auf der Lehre von den vier Körpersäften; er beschrieb die Vier-Säfte-Lehre als Erster wissenschaftlich. Im Zusammenhang damit maß er einer geeigneten Diät sehr große Bedeutung bei: Er ging beispielsweise davon aus, dass »schlechte« Körpersäfte Geschwülste hervorrufen und die Entstehung dieser Säfte wiederum von der Ernährung abhängt. Das Fasten, also den völligen Nahrungsverzicht, sah Galen allerdings ganz allgemein als Reinigungsmittel für den Körper an.

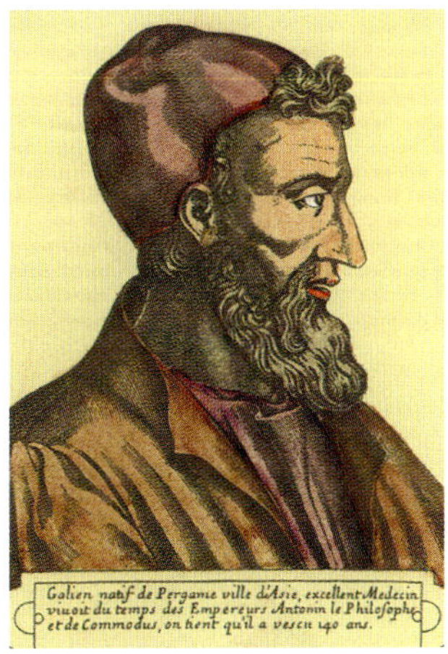
Galien natif de Pergame ville d'Asie, excellent Medecin
viuoit du temps des Empereurs Antonin le Philosophe
et de Commodus, on tient qu'il a vescu 140 ans.

Galen von Pergamon war neben Hippokrates der bedeutendste Arzt der Antike. Sein Wissen behielt das ganze Mittelalter über bis in die Neuzeit Gültigkeit.

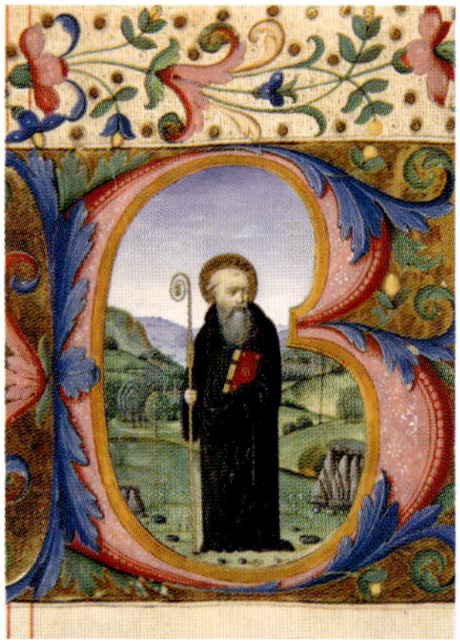

Der Vater des abendländischen Mönchstums: Benedikt von Nursia. Er kam um das Jahr 480 im umbrischen Norcia zur Welt und gründete um 530 auf dem zwischen Rom und Neapel gelegenen Monte Cassino sein Kloster.

Fasten in der Klosterheilkunde

Nicht lange nach Galen tauchte das Fasten im Abendland beinahe ausschließlich in religiösen Zusammenhängen auf. Der heilige Antonius (252–356) zog als erster Mönch ohne Hab und Gut in die Wüste, um in vollkommener Enthaltsamkeit Gott nahe zu sein. Tausende machten es ihm nach, und so wurde das Fasten als absolute Askese zu einem Beweis der Liebe zu Gott.

Als der heilige Pachominus im 4. Jahrhundert die einsiedelnden Mönche in Gemeinschaften zusammenschloss und Benedikt von Nursia um 530 das Kloster Monte Cassino gründete, löste sich das Fasten allmählich wieder aus dem Zusammenhang von Einsamkeit und Askese. Benedikt stellte für sich und seine Mitbrüder ein Regelwerk auf, das sehr detaillierte Speise- und damit zusammenhängende Fastengesetze enthielt (siehe Seiten 164 und 165). Fasten hieß nicht unbedingt, ganz ohne Nahrung zu leben, sondern es bedeutete vor allem, Maß zu halten, auf Fleisch und Wein zu verzichten und bestimmte Fastenzeiten und Fastentage einzuhalten.

Die Mönche, die im Mittelalter sowohl Seelsorger als auch Ärzte waren, wussten von Anfang an, dass das Fasten auch einen medizinischen Nutzen hatte – schließlich kannten sie die Schriften der antiken Ärzte. Das Fasten war also zur Zeit der Klosterheilkunde (8. bis 11. Jahrhundert) selbstverständlich. Medizinisch galt es als vorbeugende Maßnahme, man sah es aber auch als Heilmethode an.

Heilfasten in der Neuzeit

Im 17. Jahrhundert wurde das Fasten im Zuge eines »Neohippokratismus« in ganz Europa verstärkt als therapeutisches Regime bei akuten und chronischen Krankheiten eingesetzt. Viele Ärzte verbanden das Fasten mit Kaltwasserkuren: insbesondere der englische Begründer der Kaltwasserheilkunde John Floyer (1649–1734) und sein deutscher Kollege Friedrich Hoffmann (1660–1742). Hoffmann stellte fest, dass seine Patienten beim Fasten oft einen frischeren und muntereren Eindruck machten, und begründete dies damit, dass überflüssige Körpersäfte verbraucht würden, die »guten« Säfte sich freier bewegen könnten und die Ausscheidungen durch die neu geöffneten Wege besser funktionierten.

Die Anfänge der Ernährungstherapie

Explizit im Vordergrund der Therapie stand die Ernährung – und damit auch das Fasten – erstmals bei dem österreichisch-schlesischen Heilkundler Johann Schroth (1798–1856): Er verband das Schwitzen

in feuchten Packungen mit Fasten und auch tageweise wechselndem Dürsten. Schroths Heilanstalt, in der er Kurgäste aufnahm, wurde 1840 offiziell von der österreichischen Regierung zugelassen. Die Schrothkur und Schrothpackungen, die vor allem in der zweiten Hälfte des 19. Jahrhunderts große Bedeutung erlangten, sind noch heute feste Bestandteile der Naturheilkunde. Die trockenen Semmeln, aus denen die Diät besteht, sollen – zusätzlich zum Schwitzen in den Packungen und zum Dürsten – die Körpersäfte aufsaugen. Statt viel Wasser erlaubte Schroth jeden zweiten Tag Wein. Den Niederschlag im Urin bezeichnete er als »Schlacke«. Aufgrund seiner Beobachtungen und Erkenntnisse wird Johann Schroth als Begründer der Ernährungstherapie in der Naturheilkunde angesehen, wenn auch heftig über die Vor- und Nachteile des Nicht-Trinkens an den »Trockentagen« diskutiert wird.
Eine ähnliche Bedeutung erlangte der Münchner Arzt Dr. Lorenz Gleich: Er sah die Faktoren »Wasser, zweckmäßige Diät, Bewegung, Luft, Licht und Wärme mit Ausschluss aller so genannten Medikamente« als Säulen der Naturheilkunde an, die sich zu diesem Zeitpunkt etablierte, und bezeichnete die »instinktliche Erneuerung des Menschen« als »Ur-Heilkunde«. Dem Arzt, so Gleich, kommt in der neuen Lehre der Naturheilkunde die Aufgabe eines »Gesundheitsmeisters« und nicht eines »Krankheitsmeisters« zu. Der Patient ist aufgefordert, aktiv an seiner Heilung mitzuwirken.
Im gesamten 19. Jahrhundert wurden Kuren im Sinne des Heilfastens von verschiedenen Ärzten bei unterschiedlichen Krankheiten empfohlen; Molke-, Trauben-, Milch- und Frühlingskuren erlebten einen großen Aufschwung. Auch der Vegetarismus wurde zur naturgemäßen Ernährung ausgerufen und mit der Wasserheilkunde verbunden. Einer der Vordenker des Vegetarismus in Deutschland war Theodor Hahn (1924–1883), dessen Schriften wiederum Eduard Baltzer (1814–1872) stark beeinflussten, der im Jahr 1967 den ersten deutschen Vegetarier-Verein gründete, als »Verein für natürliche Lebensweise«. Der wichtigste Naturheiler in der zweiten Hälfte des 19. Jahrhunderts war der bekannte Wasserdoktor und Kräuterpfarrer Sebastian Kneipp (1821–1897), der eine einfache, überwiegend vegetarische Kost empfahl, aber Fleisch nicht aus weltanschaulichen Gründen ablehnte.

Fasten in der modernen Naturheilkunde

Als erster moderner Fastenarzt gilt der Amerikaner E.H. Dewey (1840–1904), der um 1880 das Morgenfasten und das Vollfasten einführte. Seine Schülerin, Dr. Linda Burfield Hazzard, etablierte Massa-

Der Fuhrmann Johann Schroth

Johann Schroth war zwischen seinem 17. und 19. Lebensjahr mit dem Fuhrwerk seines Stiefvaters unterwegs, das er später auch von ihm erbte. Er hatte viel Kontakt zur einfachen Landbevölkerung, wie beispielsweise Bergleuten, deren Vokabular er teilweise übernahm. So ist es auch zu erklären, dass der Begriff »Schlacke« im Zusammenhang mit Ausscheidungen des Körpers zum ersten Mal bei Schroth auftaucht.

gen, Wasseranwendungen und gymnastische Übungen während des Fastens sowie die vegetarische Diät zum Nachfasten. 1905 erschien Deweys Fastenbuch in Deutschland und machte sein Verfahren auch außerhalb der Vereinigten Staaten bekannt. Dennoch war das Fasten zu Beginn des 20. Jahrhunderts noch eine Außenseitermethode, die lediglich in speziellen Kreisen der Naturheilkunde, der Vegetarier und der Anthroposophen angenommen wurde.

Mit den heute wohl bekanntesten Fastenärzten Dr. Otto Buchinger (1878–1966) und Dr. Franz Xaver Mayr (1875–1965) wurden Fastenkuren auch im deutschsprachigen Raum populär. Neben der so genannten Nulldiät, die keine Kalorienzufuhr erlaubt, sind es vor allem das Saftfasten nach Buchinger und die Semmel-Milch-Kur nach F.X. Mayr, die sich durchgesetzt haben (siehe nebenstehenden Kasten). Sowohl beim Saftfasten nach Buchinger als auch bei der Milch-Semmel-Kur nach Mayr und bei der Schrothkur wird großer Wert auf eine Übergangszeit vor und nach dem eigentlichen Fasten gelegt. Bei allen Fastenformen wird das Fasten durch einen oder mehrere Vorfastentage vorbereitet, an denen man sich möglichst vegetarisch ernähren sollte. Nach dem Fasten soll eine Umstellung auf eine gesunde, kalorienbewusste und vollwertige Ernährung erfolgen.

Fasten und Heilfasten heute

Heute entdecken immer mehr Menschen das Fasten für sich, um zu einer ausgewogenen und gesünderen Lebensweise zu gelangen. Dabei wird in der Mehrzahl der Fälle kurz gefastet: eine Woche oder zehn Tage, um den Darm zu entlasten, das Gewicht zu reduzieren, den Körper wieder neu zu sensibilisieren, das Immunsystem zu stabilisieren und die Stimmung aufzuhellen. Diese Art zu fasten ist für Gesunde die kürzeste Zeitspanne, in der man das Phänomen Fasten kennen lernen kann.

Eine Fastenwoche darf nicht mit dem ausgiebigen Heilfasten, also einer wirklichen Fastenkur, verwechselt werden. Eine solche Kur dauert mindestens zwei Wochen – oft aber auch vier –, wird von einem Arzt begleitet und soll über die oben beschriebenen angenehmen Wirkungen des Fastens hinaus Krankheiten wie Diabetes mellitus, Fettsucht (Adipositas), Bluthochdruck, chronischem Hautausschlag, Asthma bronchiale, Gicht oder Herzinfarktgefährdung an die Wurzel gehen. Patienten mit diesen Erkrankungen, die eine Heilfastenkur durchführen wollen, gehören in eine Fastenklinik; die Krankheiten sind langfristig natürlich auch nur dann positiv zu beeinflussen, wenn die Patienten die Ernährung dauerhaft umstellen – was aber sicher nach dem Fasten leichter ist als vorher.

Milch-Semmel-Kur nach Dr. F. X. Mayr

Bei der Fastenkur nach F. X. Mayr werden – oft über Wochen hinweg – nur Milch und Semmeln verabreicht. Die Milch enthält wichtige Nährstoffe, wie z. B. Eiweiße, Vitamine, Mineralien (vor allem Calcium) und Spurenelemente. Die Semmeln wirken in Kombination mit der Milch wie ein Schutzverband für den Darm.

Die wichtigsten Fastenmethoden

Saftfasten nach Dr. Otto Buchinger	**Das Fastenprogramm:** Kurzfasten, bei dem neben Kräuter- und Früchtetee sowie Wasser etwas Honig, Gemüse- oder Obstsäfte und Gemüsebrühe in Mengen von bis zu 300 Kilokalorien pro Tag verabreicht werden **Für wen geeignet?** Empfehlenswert unter fachlicher (d. h. ärztlicher) Anleitung, auch um »essen zu lernen«, d. h. die Ernährung dauerhaft umzustellen **Therapeutischer Nutzen:** Zur Umstimmung bei chronischen Krankheiten
Milch-Semmel-Kur nach Dr. F. X. Mayr	**Das Fastenprogramm:** Meist auf mehrere Wochen angelegte Kur, bei der in Scheiben geschnittene, drei Tage lang luftgetrocknete Brötchen mit 1 l Milch oder Buttermilch verabreicht werden (relativ hohe Kalorienzufuhr) **Für wen geeignet?** Empfehlenswert besonders für Menschen mit Essstörungen, da intensives Kauen der Brötchen Pflicht ist und man auf diese Weise zu einem neuen Verhältnis zum Essen gelangen kann **Therapeutischer Nutzen:** Eher eine Art Reduktionsdiät; empfehlenswert unter fachlicher Anleitung, da guter Lerneffekt für eine nachfolgende richtige Ernährung
Fastenkur nach Johann Schroth	**Das Fastenprogramm:** Kur mit Trocken- und Trink- sowie Fasten- und Esstagen im Wechsel; es werden Hafersuppe, Griesbrei mit Pflaumenkompott, Semmeln, Zwieback und Wein an den Trink- und Esstagen verabreicht **Für wen geeignet?** Empfehlenswert für Menschen, die z. B. im Urlaub ohne Zwang abnehmen wollen; auf keinen Fall geeignet ist die Schrothkur für Alkoholkranke sowie leber- und nierengeschädigte Menschen **Therapeutischer Nutzen:** Nur eingeschränkt empfehlenswert; die positive Wirkung von Trockentagen ist sehr zweifelhaft, ebenso das Verabreichen von Wein; auch der Lerneffekt für eine gesündere Ernährung ist fraglich

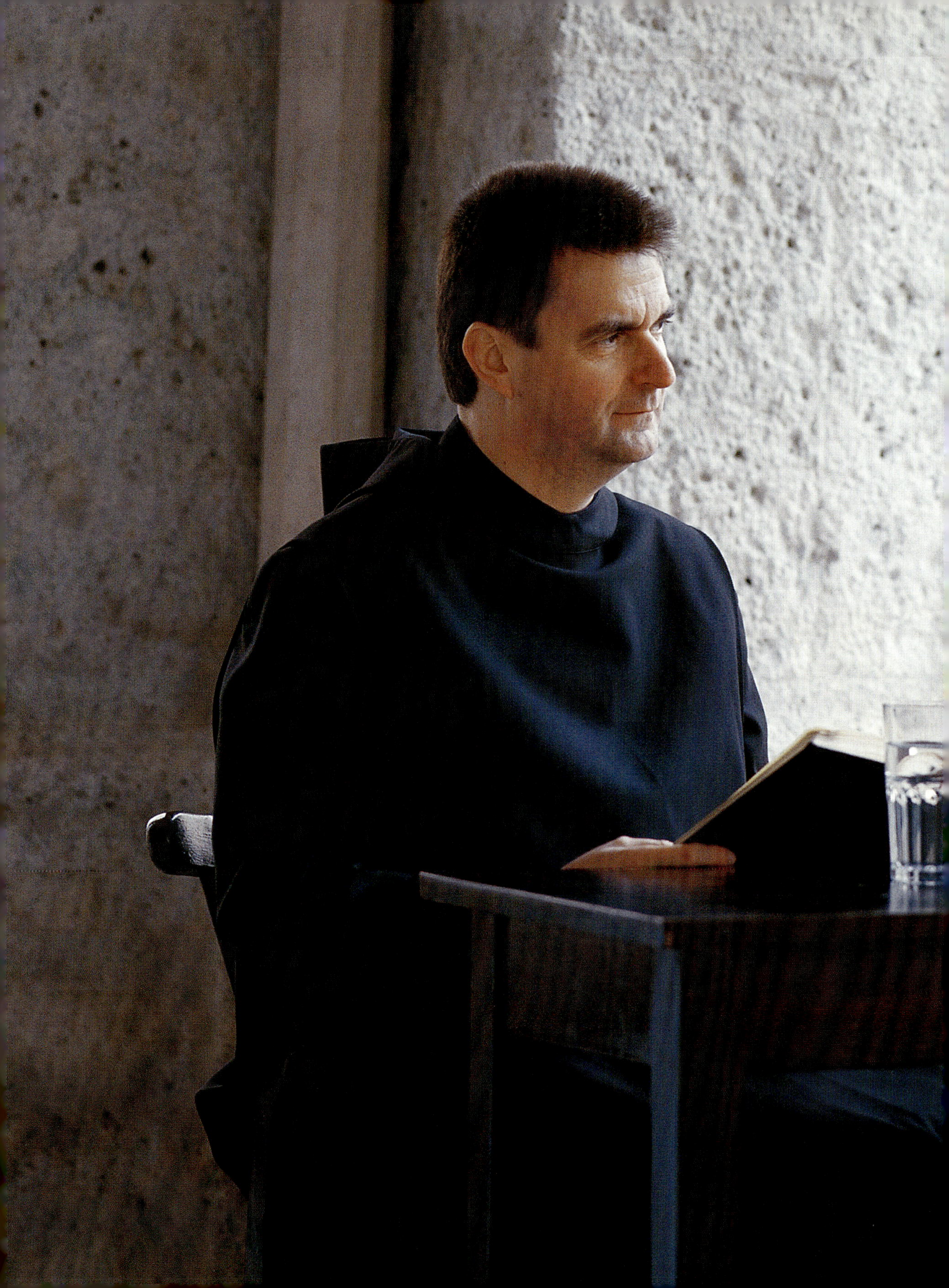

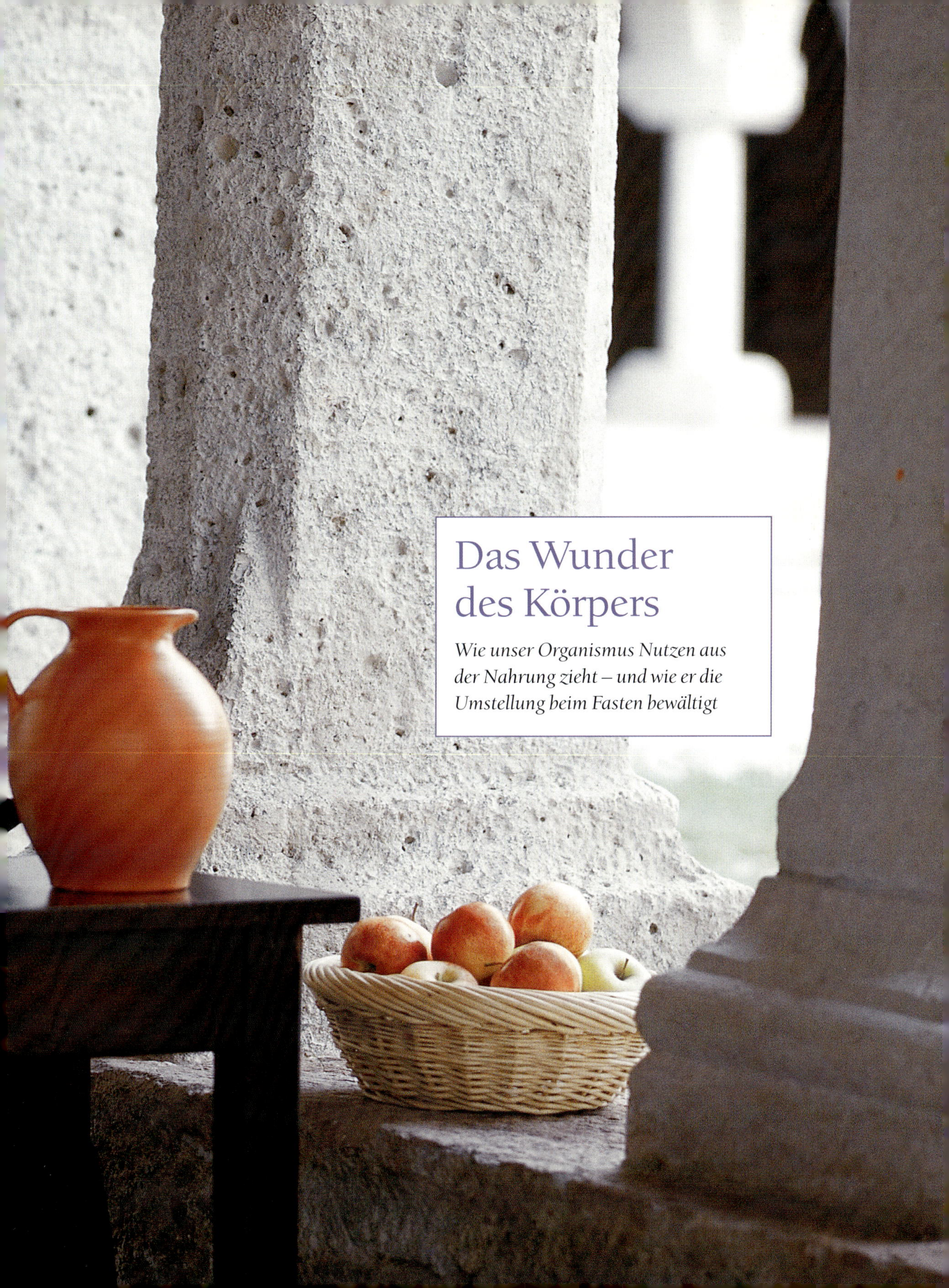

Das Wunder des Körpers

Wie unser Organismus Nutzen aus der Nahrung zieht – und wie er die Umstellung beim Fasten bewältigt

Der Weg der Nahrung durch den Körper

Wie der Stoffwechsel und die Verdauung funktionieren

Eine Fastenkur ist die ideale Gelegenheit, sich mit den Vorgängen der Ernährung und des Stoffwechsels zu beschäftigen, die in unserem Körper meist unbemerkt ablaufen. Und es ist die ideale Gelegenheit, das Staunen darüber zu lernen, wie der Organismus Brot und Butter, Obst und Gemüse, Fleisch und Milch umsetzt in Haut und Haare, Fingernägel und Knochen, Gewebezellen und Blutkörperchen. Der österreichische Naturarzt und Fasten-Pionier Franz Xaver Mayr empfahl seinen Patienten: »Betrachten Sie die Umwandlung von Nahrung in Körpersubstanz schlicht als Wunder.«

Der Mensch als »Allesfresser« verfügt über ein leistungsfähiges und vielseitiges Verdauungssystem – einen hoch komplizierten Apparat, der in den Jahrmillionen der Evolution entstanden ist und dessen eng ineinander spielende Vorgänge derart vielschichtig sind, dass auch die Wissenschaft vieles davon noch nicht verstanden hat. Wenn nicht das meiste automatisch und unbewusst abliefe, wäre die Menschheit schon längst ausgestorben. Es ist also ausgesprochen wichtig, den hoch entwickelten Verdauungsapparat sorgsam zu behandeln und so mit ihm umzugehen, dass er optimal funktionieren kann. Denn schließlich ist es der Mensch selbst, der davon profitiert.

Der Weg des Käsebrots

Welche erstaunliche Arbeit der Körper beim Essen und Verdauen leistet, wird deutlich, wenn man einmal eine einfache Mahlzeit auf ihrem Weg durch das Verdauungssystem verfolgt: ein Käsebrot. Sofern man nicht allergisch auf Milcheiweiß reagiert, weil die entsprechenden Verdauungsenzyme fehlen, oder schlicht keinen Käse mag, ist ein Käsebrot eine durchaus sinnvolle Mahlzeit, da es die drei wesentlichen Bestandteile der Nahrung enthält: Das Brot besteht überwiegend aus Kohlenhydraten, die Butter und der Käse aus Fetten und Eiweißen.

Die Verdauung beginnt erstaunlicherweise bereits, bevor man überhaupt in das Brot beißt: nämlich beispielsweise dann, wenn man die Scheibe Brot vom Laib schneidet oder den Tisch deckt oder sich in irgendeiner anderen Art und Weise gedanklich mit der zu erwartenden Mahlzeit beschäftigt. Das reicht den Speicheldrüsen schon als Signal,

Speichel abzusondern; ein Phänomen, das als »Pawlowscher Reflex« bekannt ist und für dessen Entdeckung der russische Forscher Iwan Pawlow – er experimentierte damals mit Hunden – mit dem Nobelpreis belohnt wurde. Auch andere Drüsen des Verdauungssystems werden bereits jetzt in Bereitschaft versetzt.
Sobald man anfängt, auf dem Brot herumzukauen, geht es dann richtig los. Der Speichel, der jetzt die Mundhöhle benetzt, enthält neben anderen Stoffen auch das Enzym Alphaamylase, das die Kohlenhydrate des Brotgetreides aufzuspalten beginnt.
Kohlenhydrate bestehen aus ringförmigen Molekülen, die wiederum aus Kohlenstoff und Wasserstoff aufgebaut sind. Moleküle mit einem einzelnen Ring werden als Einfachzucker oder als Monosaccharide bezeichnet, und nur die kann der Körper verwerten. Die Getreide- und Kartoffelstärke dagegen besteht aus vielen miteinander verketteten Ringen, die dementsprechend in ihre Bestandteile zerlegt werden müssen. Überhaupt geht es bei der ganzen Verdauung mit all ihren Enzymen und Hormonen und komplizierten chemischen Vorgängen eigentlich immer um das eine: Die vielen verschiedenen Substanzen, aus denen die Nahrung besteht, müssen in genau die Bestandteile zerlegt werden, die der Körper aufnehmen kann.

Ganz schön sauer: der Magen

Während man das Käsebrot verspeist – und dabei möglichst gründlich kaut, damit die chemischen Helfer ihre Arbeit gut leisten können – wandern schon die ersten Stückchen der Mahlzeit in den Magen. Der Magen, der maximal rund 1,5 bis 2 Liter fassen kann, spielt für die Verdauung eine geringere Rolle als häufig angenommen wird. Er dient vor allem als Zwischenlager, in dem der Nahrungsbrei mit Muskelbewegungen gründlich durchmischt wird, sowie zur Mengenkontrolle und schließlich zur fein dosierten Weitergabe an den Dünndarm.
Etwas verdaut der Magen allerdings doch, und zwar vor allem Eiweiße. Eiweiße, auch Proteine genannt, sind ungeheuer vielgestaltige Moleküle,

Die Verdauung in der Klosterheilkunde

Die Klosterheilkunde schenkte der Ernährung und auch den Störungen des Verdauungstrakts einschließlich der Leber und der Gallenblase sehr große Beachtung. Schon um 795 wusste man, dass Gesundheit auf der »richtigen Speise« beruht: »Wer in dieser Weise auf sich achtet, braucht sonst kein Heilmittel.« Dieser Satz steht in einer Ernährungslehre am Ende des ›Lorscher Arzneibuchs‹. Sie gehört zu den »Regeln der Gesundheit«, einem Themengebiet, das im Mittelalter von großer Bedeutung war. Hier ging es um die Kunst, durch eine richtige Lebensweise erst gar nicht krank zu werden. Bei diesen Gesundheitsregeln spielten eine angemessene Ernährung und auch die Verdauung eine zentrale Rolle.
Den Prozess der Verdauung hat man sich im Mittelalter als eine Art Kochvorgang vorgestellt. In einer Gesundheitsregel aus dem 14. Jahrhundert heißt es: »Der Magen im Menschen ist wie ein Topf, der beim Feuer steht, und die Leber ist das Feuer bei dem Topf. Wenn man die Speise kochen will, so muss man zuerst das Feuer entzünden, ebenso soll der Mensch, bevor er sich zu Tische setzt, die Natur entzünden. Dazu soll er sich bewegen, indem er spazieren geht (...). Damit wird der Magen begierig und die Speise bekommt ihm gut. Nach dem Essen soll der Mensch jedoch nicht (sofort) arbeiten, auch nicht viel laufen und springen (...), sondern er soll erst bequem sitzen und dann behutsam spazieren gehen. Wenn du dich daran hältst, so hebst du deine Gesundheit und hast ein langes Leben.«

die im Körper die unterschiedlichsten Aufgaben erfüllen und oft nur kurzzeitig existieren. Die Zahl der bekannten Proteine wächst ständig (derzeit sind es bereits über 115 000) – ebenso wie die Schätzungen über die unbekannten. Manche Forscher gehen davon aus, dass allein der menschliche Körper mehr als eine halbe Million verschiedener Proteine enthält. Damit sich der Organismus die Eiweiße zusammenbauen kann, die er braucht, muss er sie zuerst in ihre Bestandteile, die Aminosäuren, zerlegen. Und weil die Eiweiße so unterschiedlich aufgebaut sind, erfolgt dies gleich an mehreren Stationen des Verdauungsweges, im Magen angefangen.
Und schließlich gibt es im Magen noch die Magensäure, die ebenfalls einen wichtigen Beitrag zur Verdauungsarbeit leistet. Salopp ausgedrückt, ist es im Magen nämlich höchst ungemütlich. Drüsen in der Magenwand produzieren pro Tag rund 2 Liter eines Gemischs aus Salzsäure und anderen Substanzen, das mit einem pH-Wert von etwa 1,5 so sauer ist wie die Schwefelsäure einer Autobatterie. Das hat einen ganz praktischen Effekt: den der Desinfizierung. Für die meisten der Millionen von Bakterien und sonstigen Mikroorganismen, die mit der Nahrung aufgenommen werden, ist im Magen Endstation. Auch die Zerlegung der Kohlenhydrate, die im Mund begonnen hat, hört in dem Moment auf, in dem das Enzym mit der Salzsäure in Berührung kommt.

Hochwirksame Säfte

Das Käsebrot hat sich inzwischen bis zur Unkenntlichkeit verändert. Selbst ein Chemiker würde es in dem Brei kaum mehr erkennen, der nun – frühestens 20 Minuten nachdem die erste Charge im Magen gelandet ist – in winzigen Portionen in den Dünndarm abgegeben wird. Eine Stoffgruppe ist bisher allerdings noch weitgehend unangetastet geblieben: die Fette. Das ändert sich nun. In den Dünndarm wird aus der Bauchspeicheldrüse – die Mediziner nennen sie Pankreas – und der Gallenblase ein regelrechter Cocktail aus Verdauungssäften eingespeist.
Besonders die Bauchspeicheldrüse steuert einen kompletten Satz Enzyme bei: Lipase für die Fette, Amylase und Maltase für die Kohlenhydrate, Trypsin und Chymotrypsin für die Eiweiße und schließlich Nukleasen für die Nukleinsäuren, die Erbsubstanz der Pflanzen- und Tierbestandteile, die mit der Nahrung aufgenommen werden.

Aus der Trickkiste der Natur

Die chemischen Tricks, mit denen die Verdauung arbeitet, sind immer wieder verblüffend. Ein schönes Beispiel dafür lässt sich bei der Eiweißspaltung im Magen bestaunen. Das Enzym Pepsin, das die Eiweiße spaltet, wird von Zellen in den Magendrüsen produziert, die selbst zum großen Teil aus Eiweißen bestehen. Wie also kann verhindert werden, dass das Pepsin die Zellen verdaut, die es produzieren? Ganz einfach: In den Drüsen wird eine inaktive Vorstufe hergestellt, das Pepsinogen; erst das saure Milieu des Magens aktiviert das Pepsinogen und verwandelt es in das Eiweiße spaltende Enzym Pepsin.

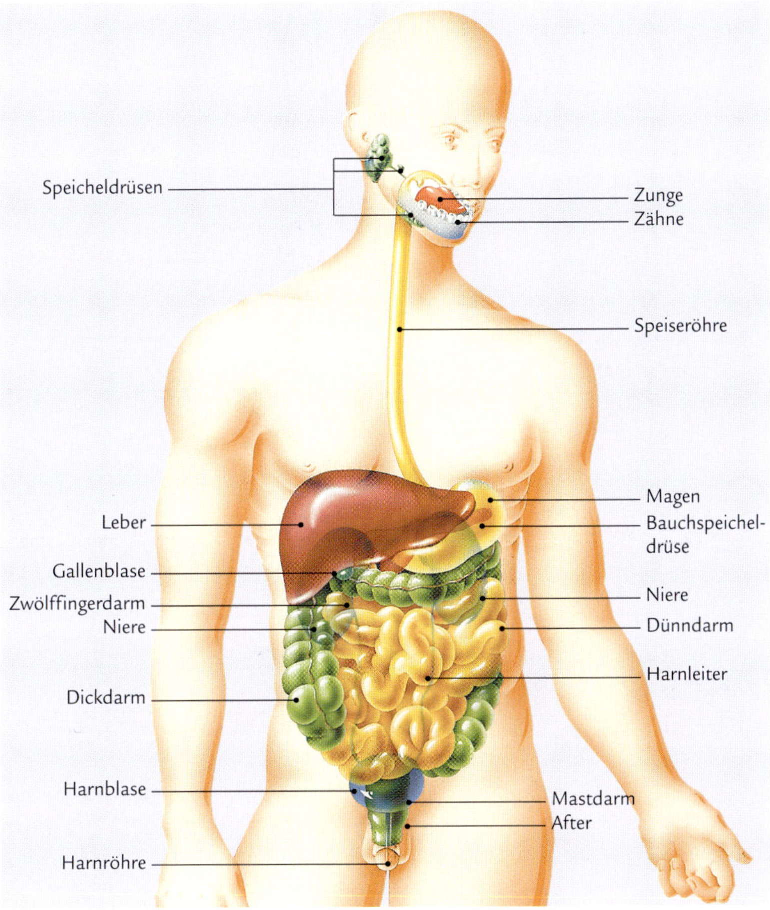

Die Organe der Verdauung: Das komplizierte menschliche Verdauungssystem ist ein hoch entwickelter Apparat, in dem zahlreiche biochemische Prozesse ablaufen und ineinander greifen. Aus dem Magen gelangt der Nahrungsbrei in den Dünndarm, wo ihn Säfte aus Galle und Bauchspeicheldrüse zerlegen. Die Reste verarbeiten Billionen von Bakterien im anschließenden Dickdarm, der Kot wird auf dem Weg zum After eingedickt.

Die Gallenflüssigkeit enthält neben den wichtigen Gallensäuren auch Emulgatoren. Sie umhüllen die Fetttröpfchen (ähnlich wie man es bei dem Fett in der Milch kennt) und machen sie so wasserlöslicher und auf diese Weise für Enzyme zugänglich. Diese zerlegen die Fettmoleküle in ihre Bestandteile. Außerdem sind die jetzt eingespeisten Verdauungssäfte basisch und neutralisieren damit die Säure, die der Nahrungsbrei im Magen angenommen hat. Für den Rest der Verdauungsstrecke werden nun, was den pH-Wert angeht, wieder weitgehend »neutrale« Verhältnisse herrschen.

Der entscheidende Vorgang

Der Dünndarm ist aus zwei Gründen der wichtigste Teil des Verdauungskanals: Zum einen, weil hier der erwähnte Cocktail aus Bauchspeicheldrüsen-Enzymen und Gallenflüssigkeit sein Werk verrichtet und den größten Teil der Nahrung endgültig in seine einzelnen

Bestandteile zerlegt. Zum anderen beginnt im Dünndarm in großem Maßstab das, was der eigentliche Sinn der Ernährung ist: die Aufnahme der Nährstoffe ins Blut.

Die Wand des Dünndarms ist in unendlich viele und immer feiner verästelte Ausstülpungen gefaltet, die die Oberfläche des Dünndarms vergrößern, damit der Stoffaustausch möglichst vollständig stattfinden kann. Insgesamt hat die Dünndarmwand eine Reaktionsfläche, die so groß ist wie ein Tennisplatz. Und diese Ausstülpungen, die Zotten, sind von hauchdünnen Blutgefäßen (Kapillaren) durchzogen, die die Nähr- und Giftstoffe aus dem Darminneren aufnehmen und mit dem Blut weiter zur Leber abtransportieren.

Wollte man aus den gesamten Verdauungsvorgängen, die im Körper stattfinden, einen einzigen als besonders zentral hervorheben, dann müsste es dieser sein: der Moment, in dem all die Aminosäuren, die Einfachzucker und die Fettsäuren aus dem Darminneren durch die Darmwand hindurch in die fein verästelten Blutkapillaren wandern. So spitzfindig man die einzelnen Nahrungsmoleküle bis jetzt noch immer als ehemalige Bestandteile des Käsebrotes definieren könnte: Von diesem Augenblick an gehören sie unwiderruflich zum Körper.

Der Dickdarm, der letzte Abschnitt des Verdauungskanals, hat nun vor allem die Aufgabe, die restliche Flüssigkeit und Elektrolyte, die für die Verdauung aufgewendet wurden, der Wiederverwertung zuzuführen. Der Körper hat mit der Magensäure, der Gallenflüssigkeit und den anderen Verdauungssekreten insgesamt rund sieben Liter Flüssigkeit in den Verdauungskanal gepumpt, und die holt er sich jetzt wieder. Täte er das nicht, müssten wir diese sieben Liter zusätzlich trinken. Deshalb muss man bei Durchfall, wenn der Körper in einer Notreaktion den Darm hastig leer geräumt hat, viel trinken, um diesen Flüssigkeitsverlust wieder auszugleichen.

Lebensraum Darm

Der Darm ist ein Mikrokosmos ganz besonderer Art. Er ist die Heimat von rund 500 verschiedenen Arten von Mikroben: Escherichia und Clostridium, Bacteroides und Pseudomonas, Bifidobacterium und Klebsiella. Die meisten von ihnen verrichten nützliche Aufgaben, helfen bei der Verdauung oder halten andere, schädliche Mikroben in Schach. Aber auch sie dürfen keinesfalls die Darmwand durchdringen und ins Innere des Körpers gelangen. Wie kompliziert das Wechselspiel mit den bakteriellen Bewohnern ist, sieht man bei Säuglingen, bei denen sich die Darmflora erst mühsam – und oft unter Schmerzen – aufbauen muss. Später ist die Zusammensetzung der Bakterienkolonien zwar relativ stabil, ändert sich aber in gewissem Maß durch Veränderungen bei der Nahrung, Entzündungen oder andere Belastungen des Immunsystems. Die Mikroben existieren besonders im Dickdarm in unvorstellbarer Menge: bis zu 100 Milliarden in einem Gramm Darminhalt! Deshalb besteht der Stuhl zu mehr als einem Drittel aus abgestorbenen Bakterien.

Verdauung ist nicht nur Sache des Körpers

Dass die Verdauung nicht nur ein rein körperlicher Vorgang ist, war vielen Menschen schon in der Antike bewusst. Die moderne Wissenschaft hat diese Ansicht mittlerweile bestätigt. Seit man weiß, dass der Darm mehr Nervenzellen enthält als das Rückenmark, entwicklungsgeschichtlich sogar älter ist als das Gehirn und weitgehend unabhängig von diesem funktioniert, spricht man auch vom so genannten Darm- oder Bauchhirn.

Zudem ist der Darm, vor allem der Dünndarm, ein wichtiger Teil des Immunsystems. Die Wand des Dünndarms ist bis in die feinen Zotten hinein durchzogen von einem dichten Netz an Lymphgefäßen, die Gifte und Abbauprodukte des Stoffwechsels entfernen. Aber auch die Bakterienflora des Darms spielt eine große Rolle bei der Abwehr fremder Keime und Mikroorganismen. Folglich ist ein gesunder Darm eine Stütze des Immunsystems.

Ein beeindruckender Beleg dafür, wie eng die Verdauung mit unserem Wohlbefinden zusammenhängt, ist das Hormon Serotonin. Das Serotonin, das häufig als »Wohlfühl-« oder »Glückshormon« bezeichnet wird, spielt eine vielfältige Rolle im Hormonhaushalt, die noch längst nicht vollständig erforscht ist. Serotonin ist einer der wichtigsten Neurotransmitter im Gehirn – beteiligt sowohl an Gefühlen der Zufriedenheit als auch am Zustandekommen des Schlafes. Es gibt verschiedene Mechanismen, durch die die Bildung des Serotonins angeregt werden kann: die Erhöhung des Blutzuckerspiegels beispielsweise, aber auch der Verzehr von Fett oder Milch. Und genau deshalb macht Schokolade (zumindest vorübergehend) so glücklich: Sie regt die Serotoninbildung durch ihren Gehalt an Zucker, Fett und Milch gleich dreifach an. Überraschenderweise aber wird die überwiegende Mehrheit des im Körper vorkommenden Serotonins, nämlich rund 90 Prozent, nicht im Gehirn gebildet, sondern im Darm. Zwar scheint es dort auf eine andere Weise zu wirken als im Gehirn, aber der Zusammenhang ist doch auffällig.

All diese Indizien zeigen, dass die Vorgänge der Verdauung viel mehr sind als lediglich die Rohstoffverwertung des Körpers – sie sind darüber hinaus ein zentraler Bestandteil des ganzen Systems, in dem Körper, Geist und Seele untrennbar zusammenwirken.

Das Darmhirn

Das Nervensystem des Darms ist neben dem sympathischen und dem parasympathischen System das dritte autonome, d. h. vom Bewusstsein unabhängige Nervensystem des Organismus. Weil der Darm eine so hohe Dichte an Nervenzellen besitzt, seine Aktivitäten wie Muskelbewegungen, Hormonausschüttung oder Notreaktionen selbst regelt und entwicklungsgeschichtlich älter ist als das Gehirn, spricht man auch vom Darmhirn. Einige Aktivitäten laufen dabei nach genau festgelegten Programmen ab. So wie man die Gehirnströme messen und im EEG sichtbar machen kann, lässt sich auch die Muskelaktivität des Darms in Form elektrischer Signale messen. Dabei lässt sich feststellen, dass in Abständen von etwa anderthalb Stunden eine Folge von Vorgängen, eine Art Programm abläuft. Dieses Programm besteht aus drei unterschiedlich langen Phasen, die wie das Programm einer Waschmaschine den Nahrungsbrei unterschiedlich behandeln. Phase 1 entspricht dem Einweichen und lässt die Verdauungssekrete etwa 45 bis 60 Minuten ohne große Muskelaktivität wirken. Phase 2 dauert max. 30 Minuten und besteht aus einem Zusammenziehen und Entspannen der Darmmuskeln, was den Nahrungsbrei durchmischt. Phase 3 schließlich, mit 5 bis 15 Minuten Dauer die kürzeste, ist eine ununterbrochene Folge von Muskelbewegungen, die vom Magen ausgehend die einzelnen Abschnitte des Verdauungstraktes durchläuft. Sobald feste Nahrung aufgenommen wird, stoppt das Programm.

Bei welchen Beschwerden Fasten hilft

Fasten ist nicht nur ein gutes Mittel, um sich von Zeit zu Zeit vom Alltag zu lösen und innerlich zur Ruhe zu kommen, es wirkt sich auch positiv auf viele körperliche Beschwerden aus. Bei schweren chronischen Erkrankungen sollte jedoch nicht oder nur in Absprache mit einem erfahrenen Fastenarzt gefastet werden (siehe Kästen Seite 50 und Seite 54).

Übergewicht

Die schulmedizinischen und die meisten naturheilkundlichen Experten sind sich darüber einig, dass Heilfasten zur Behandlung von Übergewicht bestenfalls ein Einstieg in eine langfristige Ernährungsumstellung sein kann. Zum einen wäre es völlig unnatürlich, die über Jahre hinweg angelegten Fettreserven innerhalb weniger Wochen abzubauen. Zum anderen ist der Organismus nach einer Fastenkur auf »Sparprogramm« umgestellt und lagert schneller Energiereserven ein. Daher ist es nicht ungewöhnlich, dass der Fastende nach der Kur wieder zunimmt, und zwar leider oft weit über das Ausgangsgewicht vor dem Fasten hinaus. Dies nennt man den Jo-Jo-Effekt.
Eine verhältnismäßig rasche Gewichtsabnahme während des Fastens, bei der auch die Stimmung ausgeglichen bleibt, kann jedoch ungeheuer motivierend für eine nachhaltige Umstellung der Ernährung und der gesamten Lebensweise sein. Schließlich stellt sich die wohltuende, erleichternde Wirkung des Fastens innerhalb kurzer Zeit ein: Bewegung und Atmung fallen leichter. Gelingt es dadurch, die Gewichtsabnahme weiter fortzusetzen oder zumindestens zu halten, können wiederholte Fastenkuren sinnvoll sein.

Rheumatische Erkrankungen

Bei entzündlichen rheumatischen Erkrankungen (wie z. B. chronischer Polyarthritis) und bei anderen entzündlichen Erkrankungen wie allergischem Asthma, allergischen Hauterkrankungen (Neurodermitis) und chronisch entzündlichen Darmerkrankungen (Morbus Crohn und Colitis ulcerosa), kann durch Fasten die allgemeine Entzündungs- und Allergiebereitschaft im Körper gedämpft werden.
Dies funktioniert auf verschiedenen Wegen. Zum einen werden durch die Entlastung des Darms keine weiteren »Allergiestoffe« mehr in den Darm geführt; dies und die weitgehende Ruhigstellung fördern die Regeneration des darmassoziierten Immunsystems. Zum anderen sinkt der Arachidonsäurespiegel im Blut, der wiederum die Bildung entzündungsfördernder Prostaglandine begünstigt. Der Körper bezieht Arachidonsäure zwar nicht nur aus der Nahrung, sondern bildet sie auch selbst aus ungesättigten Fettsäuren. Bleibt die Zufuhr über die Nahrung jedoch aus, werden die Vorräte rasch aufgebraucht und die Entzündungsneigung des Körpers sinkt. So hat das natürliche Mittel des Fastens eine ähnliche Wirkung wie das entzündungshemmende Medikament Cortison, dessen Wirkung dadurch zustande kommt, dass die Freisetzung von Arachidonsäure aus der Zellmembran gehemmt wird. Um die entzündungshemmenden Wirkungen des Fastens zu erhalten, sollte anschließend fettarmes Fleisch auf dem Speiseplan stehen. Auch ungesättigte Omega-3-Fettsäuren von Meeresfischen (Hering, Makrele, Lachs) konkurrieren um die Bildung von Entzündungsstoffen aus Arachidonsäure und sind daher sehr zu empfehlen.

Degenerative Gelenkerkrankungen

Wie bei den entzündlichen Erkrankungen treten bei Abnutzungserscheinungen der Gelenke (Arthrose) und der Wirbelsäule immer wieder schubweise Entzündungen auf (z. B. Arthritis). Neben einer Schonung der Gelenke durch Gewichtsreduktion sollten Überlastungen vermieden werden. Die allgemeine Entzündungsbereitschaft des Körpers kann durch eine Fastenkur reduziert werden (siehe »Rheumatische Erkrankungen«).

Bluthochdruck

Meist wird Bluthochdruck als eine altersabhängige Erkrankung hingenommen und von der Medizin als »essenzielle Hypertonie« eingeordnet – das bedeutet, dass eine spezifische Ursache nicht genannt wird. Daraus jedoch zu schließen, man wüsste nicht, woher der Bluthochdruck kommt, ist völlig falsch. Eine stressreiche Lebensweise ohne Ausgleich durch Bewegung sowie eine einseitige Ernährung mit zu viel Salz, Kaffee und Nikotin führen zur Einlagerung von Schadstoffen in den Gefäßwänden, die daraufhin ihre natürliche Elastizität verlieren. Die kleineren Gefäße verlieren zudem ihre gute Durchlässigkeit für Nährstoffe, Sauerstoff und deren Abbauprodukte. Durch die allmähliche Verengung der Gefäße muss das Herz stärker arbeiten und erhöht zur Aufrechterhaltung der Durchblutung den Blutdruck. Eine Senkung des Blutdrucks durch Arzneimittel vermeidet zwar Folgeerkrankungen wie Herzinfarkt und Schlaganfall, beseitigt aber die zugrunde liegenden Probleme nicht. Natürlicher ist es, wenn man bei den Ursachen anfängt und den Blutdruck durch Gewichtsreduktion, Fett- und Cholesterinbeschränkung, ausreichend Bewegung und eine weitgehend stressfreie Lebensweise normalisiert.

Das Fasten kann somit in vielen Fällen rasch eine Besserung der Blutdruckwerte und der Durchblutung bewirken. Diese positiven Effekte sollten auch nach dem Fasten durch eine nachhaltige Änderung der Lebensweise bewahrt werden. Bei Bluthochdruck, der einer Behandlung mit Medikamenten bedarf, ist unbedingt ein im Fasten erfahrener Arzt hinzuziehen; nur er kann die richtigen Entscheidungen hinsichtlich der Dosisanpassung oder Umstel-

Fasten unter ärztlicher Aufsicht

Wer fasten möchte und regelmäßig Medikamente gegen chronische Erkrankungen einnehmen muss, sollte grundsätzlich einen Arzt hinzuziehen, der mit dem Fasten vertraut ist. Beim Fasten kann sich die Wirkung der Medikamente verändern, sodass es notwendig werden kann, die Dosis anzupassen (z. B. bei Psychopharmaka), auf ein anderes Medikament umzusteigen oder Medikamente ganz abzusetzen (z. B. bei Nieren- und Diabetes-mellitus-Mitteln oder Gerinnungshemmern).

Bei den folgenden chronischen Erkrankungen ist ärztliche Beratung empfehlenswert:

- erhebliches Übergewicht
- behandlungsbedürftiger Diabetes Typ 2
- ernsthafte Herz-Kreislauf-Erkrankungen
- medikamentenpflichtiger Bluthochdruck
- Gicht
- Erkrankungen des Stoffwechsels
- Nierenfunktionsstörungen

lung der Medikamente treffen. Dies gilt vor allem dann, wenn zusätzlich Herzkrankheiten, wie beispielsweise Herzinsuffizienz, Herzrhythmusstörungen, Koronare Herzkrankheit oder Herzinfarkt, vorliegen.

Hoher Cholesterinspiegel

Ist der Cholesterinspiegel zu hoch, liegt dies meist an der Ernährung. Zu hohe Cholesterin- und Fettwerte im Blut fördern die Gefäßverkalkung (Arteriosklerose). Diese wiederum erschwert den Stoffaustausch in den kleinen Blutgefäßen (Kapillaren) und verringert die Elastizität der größeren Gefäße, was dann direkt zu Bluthochdruck führt. Wenn ein Gefäß »verstopft«, wird das umgebende Gewebe nicht mehr ausreichend mit Sauerstoff versorgt, was sogar einen Herzinfarkt zur Folge haben kann. Beim Fasten stellt der Körper auf die innere Ernährung um und verwendet im Blut befindliche Cholesterine und Fette; es können sogar Ablagerungen an den Gefäßwänden wieder abgebaut werden. Nach dem Fasten sollte man sich jedoch unbedingt fett- und cholesterinarm ernähren und regelmäßig bewegen.

Durchblutungsstörungen

Haben Durchblutungsstörungen keine erkennbare organische Ursache, sind sie meist durch zu viele Stresshormone im Blut bedingt. Die erhöhte Konzentration an Stresshormonen hat eine Gefäßverengung zur Folge und führt häufig zu kalten Händen und Füßen sowie zu einer höheren Krankheitsanfälligkeit (zu organisch bedingten Durchblutungsstörungen siehe »Hoher Cholesterinspiegel«). Nach dem Fasten werden Stresshormone nicht mehr so schnell gebildet, was auch die Durchblutung fördert. Allerdings sollten kälteempfindliche Typen (Phlegmatiker und Melancholiker) unbedingt auf wärmende Maßnahmen und aktive Bewegung während des Fastens achten.

Diabetes Typ 2

Beim »Alterdiabetes« ist die Bauchspeicheldrüse nicht mehr in der Lage, ausreichende Mengen des blutzuckersenkenden Hormons Insulin zu produzieren. Bei einer mäßigen Zuckerzufuhr reicht jedoch die restliche Insulinproduktion aus, ohne dass ungesund hohe Blutzuckerwerte auftreten. Bei übergewichtigen älteren Menschen kann auch eine Unempfindlichkeit der Insulinrezeptoren vorliegen. Durch Fasten, bei dem dann für einige Tage das Insulin nicht ausgeschüttet werden muss, »erholen« sich die Insulinrezeptoren und die insulinproduzierenden Zellen der Bauchspeicheldrüse und können danach wieder besser arbeiten. Achten Diabetiker nach einer Fastenkur verstärkt auf eine gemäßigte Kalorienzufuhr, kann die Weiterbehandlung des Diabetes durch den Arzt auf einem stabileren Niveau fortgeführt werden. Manchmal kann dann sogar auf Medikamente verzichtet werden.

Gicht

Bei Gicht wird die Harnsäure, die durch tierische Nahrung in den Körper gelangt, nicht ausreichend über die Nieren ausgeschieden, sondern in Fett, Bindegewebe und Gelenken abgelagert. Während des Fastens wird massiv Harnsäure aus den Fettdepots ausgeschwemmt, was sich in einem erhöhten Harnsäurespiegel zeigt. Aus diesem Grund kann es bei Gichtpatienten während des Fastens manchmal zu Anfällen kommen. Deshalb ist es bei Patienten mit bereits aufgetretenen Gichtanfällen oder bei Menschen mit erhöhtem Harnsäurespiegel sinnvoll, vor dem Fasten und während des Fastens viel zu trinken und ein Mittel zur Senkung des Harnsäurespiegels einzunehmen. Nach dem Fasten wird der Harnsäurespiegel reduziert.

Kopfschmerzen und Migräne

Welche Mechanismen dafür verantwortlich sind, dass nach einer Fastenkur chronische Kopfschmerzen und Migräne seltener auftreten, ist nicht genau geklärt. Es handelt sich auf jeden Fall um tief greifende und komplexe Umstimmungsvorgänge. Möglicherweise spielt die geringere Entzündungsneigung eine Rolle.

Depressive Verstimmungen

Fasten wirkt in vielfältiger Weise auf die Stimmung und die Psyche. Ein erfolgreiches Fasten wird meist als beglückend erlebt: Man ist stolz auf die Überwindung körperlicher Abhängigkeiten und hat möglicherweise einen leichteren Zugang zu spiritueller Betätigung. Das Gefühl, dem Körper nicht ausgeliefert zu sein, sondern selbst bestimmen zu können, ob man fastet oder Essen genießt, spielt dabei eine weitere Rolle. Da eine Distanzierung von den täglichen körperlichen Zwängen durch das Fasten ohnehin sehr nachdrücklich erreicht wird, ist es ratsam, im Urlaub oder in einer anderen besonderen Umgebung (z. B. in einer Fastengruppe) zu fasten.

Auch die allgemeine körperliche Erleichterung mit den verbesserten Körperfunktionen von Atmung und Kreislauf leistet einen Beitrag zur Aufhellung der Stimmung. Hinzu kommt eine Umstellung der für die Stimmung verantwortlichen Hormone: Ab dem dritten oder vierten Fastentag werden vermehrt »Glückshormone«, wie z. B. Serotonin und Morphine, ausgeschüttet. Das »Stimmungshormon« Serotonin wird auch im Magen-Darm-Trakt gebildet – und zwar offensichtlich nicht nur beim Genuss wohlschmeckender Speisen. Da der Serotoninstoffwechsel stark vom Licht abhängt, ist es vorteilhaft, sich beim Fasten in einer möglichst hellen Umgebung, d. h. viel im Freien, aufzuhalten. Auch kurze Sonnenbäder sind deshalb während des Fastens zu empfehlen.

Der Effekt, den die Kritiker des Fastens als »Keton-Rausch« bezeichnen – d. h. die Ansammlung von Ketonkörpern im Blut, die beim Fettsäureabbau entstehen –, spielt wahrscheinlich nur eine geringe Rolle. Die schädlichen Abbauprodukte gelangen zwar über das Blut ins Gehirn und wirken – ähnlich wie Alkohol – dämpfend auf bestimmte Gehirnzellen, was eine etwas andere Wahrnehmung der Umwelt zur Folge hat; diese veränderte Wahrnehmung kann aber auch das Lösen psychischer Probleme erleichtern. Patienten mit psychischen Störungen sollten jedoch nicht ohne ärztliche Beratung fasten, da plötzliche Verschlimmerungen der Erkrankungen auftreten können.

Man darf nicht fasten bei:

- Blutungsneigung
- schweren Organerkrankungen
- Schilddrüsenüberfunktion
- Durchblutungsstörungen des Gehirns
- Diabetes Typ 1
- Krebserkrankungen
- Schwangerschaft und Stillzeit
- schweren Depressionen und Psychosen
- Essstörungen (z. B. Anorexia nervosa)

Auch Kinder unter 10 Jahren sollten nicht oder nur unter strenger ärztlicher Kontrolle fasten.

Was beim Fasten im Körper geschieht

Wie sich der Stoffwechsel während einer Fastenkur umstellt

Der Mensch musste während der längsten Zeit seiner Geschichte immer wieder fasten – unfreiwillig. Das Beschaffen der Nahrung war mühsam und von vielerlei Umständen abhängig, die man oft nicht beeinflussen konnte. Besonders in den gemäßigten Breiten mit ihren ausgeprägten Jahreszeiten gab es regelmäßig Phasen des Mangels, auf die sich der Körper einstellen musste. Waren die Reserven des Winters aufgebraucht und bot die Natur noch nicht wieder genügend Nahrung, musste der Organismus Wege finden durchzuhalten. Es ist kein Zufall, dass die christliche Fastenzeit im Frühjahr liegt: Man machte aus der Not eine Tugend, indem man die Entbehrung, an die die Menschen ohnehin gewohnt waren, in den Sinnzusammenhang des religiösen Fastens stellte.

Staunenswerte Flexibilität

Die unendlich komplexen und ineinander verzahnten Vorgänge, die im Körper bei »Normalbetrieb« Ernährung und Stoffwechsel steuern, sind an sich schon höchst staunenswert. Doch erst beim Fasten zeigt sich wahrhaft, was für ein Wunder der menschliche Organismus ist. Erfordert schon die Fähigkeit, sehr unterschiedlich zusammengesetzte Nahrung zu verwerten, eine große Flexibilität, so gilt das in noch stärkerem Maß für das Vermögen, sich bei ausbleibender Nahrung von den eigenen Reserven zu ernähren.

Um sich klarzumachen, welche Leistung der menschliche Organismus beim Fasten vollbringt, genügt ein einfacher Vergleich: Man stelle sich einen Motor vor, den man sowohl mit Superbenzin als auch mit Olivenöl betanken kann, mit Kohlebriketts oder mit Holzstückchen. Dieser Motor läuft auch dann noch, wenn man einen Haufen Plastiktüten in ihn hineinstopft. Und wenn man ihm gar keinen Kraftstoff mehr zuführt, verbrennt er einen Teil seiner Kurbelwelle und Zylinderkopfdichtung, arbeitet dabei aber unverdrossen weiter. Wenn es schließlich wieder Kraftstoff gibt, baut er die inzwischen verbrauchte Substanz einfach wieder auf. Ein solcher Motor ist undenkbar. Durch diesen schlichten Vergleich wird bereits klar, wie unendlich überlegen der menschliche Organismus jeder Maschine ist.

Ernährung unter veränderten Vorzeichen

Fasten bedeutet für den Körper eine enorme Umstellung. Der Ablauf wesentlicher Stoffwechselvorgänge wird in kurzer Zeit radikal verändert, einige Organe verlagern den Schwerpunkt ihrer Aufgaben, das Zusammenspiel der Hormone und Neurotransmitter wird neu austariert: Beinahe alles, was im Organismus geschieht, passiert unter veränderten Vorzeichen.

Deshalb ist es wichtig, den Körper langsam auf diese Veränderung hinzuführen – indem man bereits in den Tagen vor dem eigentlichen Fasten damit beginnt, sich gesünder und schonender zu ernähren: Auf Fleisch, Fett und Süßes sollte weitgehend verzichtet werden, stattdessen stehen Obst und Gemüse, Suppen und Kräutertees auf dem Speiseplan. Im Vorfeld einer Fastenkur sollte man möglichst auch schon den Verzehr von Alkohol und Kaffee reduzieren sowie auf das Rauchen verzichten.

Was nämlich passiert, wenn man das Essen ohne Vorbereitung plötzlich abbricht, kann man sich leicht ausmalen, da die ganze Verdauungsmaschine ja noch auf Hochtouren läuft. Der Magen produziert seine Verdauungssäfte, die Leber die Gallenflüssigkeit, die Bauchspeicheldrüse ihren Enzym-Cocktail, und alles ist in Erwartung der nächsten Mahlzeit – aber diese bleibt aus. Die Signalmoleküle melden dem Gehirn Hunger, Stresshormone, wie z. B. Adrenalin, werden ausgeschüttet, und die ungenutzten Verdauungssekrete erzeugen im Körper auch nicht gerade Glücksgefühle. Diese Vorgänge werden zwar durch die Vorbereitungsphase nicht vollständig ausgeschaltet, aber doch sehr stark gemildert.

Erst einmal abführen

Das Fasten wird außerdem dadurch unterstützt, dass die Nahrungs- und Ausscheidungsreste, die sich noch im Darm befinden, zügig abgeführt werden. Der Darm selbst bräuchte dafür viel zu lange, denn er wird in den kommenden Tagen seine Tätigkeit stark einschränken – und außerdem soll er ja unbelastet sein, damit er sich regenerieren kann. Als Abführmethoden bieten sich

Wie lange kann man fasten?

Wie lange ein Mensch ohne Nahrung auskommt, hängt stark von der Konstitution und den Begleitumständen ab, vor allem aber von den individuellen körperlichen Reserven. Ein Mensch von 1,70 m Größe und 70 kg Gewicht verfügt rechnerisch über Reserven von etwa 750 g Glykogen (das in den ersten zwei Tagen verbraucht wird), rund 3 kg mobilisierbaren Eiweißen und etwa 10 kg Fett. Diese Reserven reichen bei einem täglichen Verbrauch von 2500 kcal etwa 42 Tage. Das deckt sich mit einer Faustregel, nach der ein Mensch in Extremsituationen etwa 40 Tage ohne Nahrung überleben kann – wobei hier allerdings die Umgebungstemperatur eine große Rolle spielt, körperliche Schäden nicht ausgeschlossen sind und man außerdem bedenken muss, dass beim Fasten ja doch geringe Mengen flüssiger Nahrung zugeführt werden. Wiegt der oben erwähnte Mensch statt 70 kg bei gleicher Größe 90 kg, so reichen seine Reserven (1,2 kg Glykogen, 4 kg Eiweiß, 25 kg Fett) rechnerisch für rund 100 Tage Fasten. Da die positiven Effekte des Fastens schon bei einer 10-tägigen Fastenkur voll zum Tragen kommen, gibt es aber keinen vernünftigen Grund, sehr viel länger als etwa drei Wochen zu fasten. Deutlich wichtiger ist es, danach die Ernährung grundsätzlich umzustellen und sorgsam wieder aufzubauen.

zu Beginn des Fastens vor allem das Glaubersalz und der Einlauf an (siehe dazu auch Seite 106–109). Beide Methoden beruhen auf dem Prinzip der Überfüllung des Darms, die von Dehnungsrezeptoren registriert werden, die wiederum ein »Notfallprogramm« aktivieren und den Darm so schnell wie möglich entleeren.
Meist reicht es aber nicht aus, nur einmal zu Beginn des Fastens abzuführen. Da mit zunehmendem Verlauf des Fastens die Darmtätigkeit immer mehr reduziert wird, aber weiterhin Giftstoffe, abgestorbene Darmzellen und Bakterien, teils auch noch Verdauungssäfte abtransportiert werden müssen, kann es sinnvoll sein, dies durch gelegentliche Einläufe und das Einnehmen von Quellstoffen wie Flohsamenschalen zu unterstützen.

Die Nahrung bleibt aus – was nun?

Was passiert nun, wenn der Organismus keine Nahrung mehr bekommt? Zunächst einmal verspürt man ganz simpel Hunger. Hunger ist nicht nur Ausdruck eines akuten Nahrungsmangels, sondern auch ein wesentlicher Überlebensmechanismus. Die Entstehung und Wahrnehmung des Hunger- bzw. Sättigungsgefühls ist ein komplexer Vorgang, an dem viele Faktoren beteiligt sind, die von der Wissenschaft noch nicht vollständig geklärt werden konnten. Auf jeden Fall ist der Regelkreis des Blutzuckerspiegels daran beteiligt und darüber hinaus auch Botenstoffe (z. B. das Hormon Serotonin) sowie einige Stresshormone. Es gibt aber auch Sensoren, die die Dehnung des Magens und der Darmwand registrieren und eine Meldung abgeben, wenn einfach kein Platz mehr für weitere Nahrung ist. Paradoxerweise kann ein gefüllter Darm aber auch den Appetit anregen, wahrscheinlich weil er die Produktion der Verdauungssäfte ankurbelt und diese wiederum bestimmte Hormone beeinflussen.
Fest steht jedenfalls, dass sich Hunger bemerkbar macht. Der Magen registriert, dass nun schon länger keine Nahrung mehr zugeführt wurde; außerdem sinkt der Blutzuckerspiegel, weil die Zellen nach wie vor Zucker verbrauchen, jedoch kein Nachschub kommt. Jetzt erfolgt die erste Anpassungsleistung des Körpers, die allerdings noch nichts mit dem Fasten zu tun hat, sondern noch zum »Normalbetrieb« gehört: Die Leber schafft Glukose herbei.

Was ist eigentlich …?

Glukose *ist der am einfachsten gebaute Zucker (Monosaccharid, ein einringiges Molekül) und der Grundbaustein für alle anderen Kohlenhydrate. Der Körper kann Zucker nur in Form von Glukose aufnehmen und verwerten. Traubenzucker ist beispielsweise ein Einfachzucker. Größere Kohlenhydratmoleküle, z. B. Glykogen oder Stärke, müssen zu Glukose, Fruktose oder Galaktose abgebaut werden.*
Glykogen *ist die Speicherform der Glukose, eine vielfache Verkettung der Einfachzucker, die rasch wieder aufgelöst werden kann. Die Leber, das Muskelgewebe und in geringerem Maß die meisten Organe können eine gewisse Menge von Glykogen speichern.*
Glukagon *ist das Hormon, das die Umwandlung des gespeicherten Glykogens in Glukose bewirkt und somit einen Gegenspieler des Insulins darstellt.*

Der Blutzuckerspiegel: dynamisches Gleichgewicht

Glukose, ein Einfachzucker, ist eine Form, in der das Blut Energie zu den Zellen transportieren kann und in der die Zellen es verwerten können. Es ist sozusagen das Bargeld des körperlichen Wirtschaftskreislaufs: schnell umsetzbar, leicht verfügbar. Ein genialer Regulationsmechanismus sorgt dafür, dass sich die Glukosekonzentration im Blut immer innerhalb bestimmter Grenzen bewegt – ungefähr zwischen 0,6 und 1,8 mg/ml oder, um es anschaulicher auszudrücken, 0,6 bis 1,8 Gramm pro Liter, mit einem mittleren Wert von rund 0,9. Die Regulation des Blutzuckerspiegels funktioniert nach dem antagonistischen Prinzip, d. h. mit Hormonen, die in ihrer Wirkung gegeneinander arbeiten. Hat beispielsweise die Glukosekonzentration den Sollwert überschritten, wird das Hormon Insulin ausgeschüttet, das dafür zuständig ist, sie wieder zu senken. Das Insulin bewirkt dies, indem es die Zellen dazu anregt, mehr Glukose aufzunehmen und, wenn das nicht mehr geht, der Leber signalisiert, dass sie die überschüssige Glukose speichern muss. Die Leber tut dies, indem sie die Glukose in Glykogen umwandelt, ein Molekül, das in der Leber selbst und auch in den Muskeln gespeichert wird. Wenn der Blutzuckerspiegel dagegen unter den Sollwert gesunken ist, wird der Gegenspieler des Insulins ausgeschüttet, das Hormon Glukagon. Das Glukagon, das wie das Insulin in der Bauchspeicheldrüse hergestellt wird, sorgt dann umgekehrt dafür, dass die Leber gespeichertes Glykogen in Glukose umwandelt und ins Blut abgibt, woraufhin dort der Glukosespiegel wieder steigt.

Dieses Beibehalten eines dynamischen Gleichgewichts, in der Fachsprache Homöostase genannt, ist eine der vielen Regulationsleistungen, die der Organismus mithilfe seiner Hormone ständig vornimmt. Dadurch hält er auch wichtige körperliche Parameter in einem eng begrenzten Rahmen – neben dem Blutzuckerspiegel beispielsweise die Körpertemperatur oder den Calciumgehalt im Blut.

Erster Fastentag: Glukosevorrat aufgebraucht

Von der Fähigkeit der Leber, Glukose rasch in Form von Glykogen zu speichern und sie umgekehrt schnell wieder zu mobilisieren, profitiert man jeden Tag – sonst könnte man z. B. niemals eine Mahlzeit ausfallen lassen. Die Energie, die die Leber auf diese Weise aus den Glykogenvorräten mobilisieren kann, beträgt rund 1200 bis 1500 Kilokalorien und reicht normalerweise für etwa einen Tag. Und das ist genau das, was am ersten Fastentag geschieht: Weil die Nahrung ausbleibt, versorgt die Leber den Körper aus den Zuckervorräten.

So hilft Fasten den Organen

Organ	Positive Auswirkungen des Fastens
Magen	Wird keine Nahrung zugeführt, muss der Magen weniger der sehr aggressiven Magensäure und weniger Enzyme produzieren – die Magenschleimhaut kann sich regenerieren. Mit zunehmender Fastendauer beginnt sich der sonst durch die Nahrung gedehnte Magen auf seine natürliche Größe zu verkleinern und wird wieder leistungsfähiger.
Darm	Beim Abführen zu Beginn des Fastens wird der Darm rasch entleert. Während des Fastens nehmen die Darmbewegungen kontinuierlich ab, der Darm muss aber weiterhin abgestorbene Darmzellen und andere Abbauprodukte entsorgen. Zugleich werden im Darm aufgenommene Giftstoffe vom Blut abtransportiert. Da mehr als zwei Drittel der Immunzellen des gesamten Körpers im Darmbereich angesiedelt sind, wird das Immunsystem durch einen regenerierten Darm deutlich gestärkt. Die Schleimhaut des Dünndarms, an der die meisten Nährstoffe ins Blut aufgenommen werden, ist von Giften und Ablagerungen befreit worden, wird nach dem Fasten wesentlich besser durchblutet und ist wieder voll funktionsfähig. Auch die anderen Abschnitte des Darms sind aufgrund der Entgiftung erholt und wieder leistungsfähig, die Darmflora hat sich regeneriert und Entzündungen sind ausgeheilt.
Leber	Wenn die leicht verfügbaren Zuckerreserven (aus Leber und Muskulatur), die etwa einen Tag reichen, erschöpft sind, beginnt die Leber, Energie aus Eiweißen und Fetten zu gewinnen, was aufwändige chemische Prozesse erfordert. Während der gesamten Fastenzeit muss die Leber zudem verstärkt Gifte unschädlich machen, die aus dem Gewebe gelöst werden; sie sollte deshalb während des Fastens nicht mit äußeren Giften wie Koffein, Nikotin und Alkohol belastet werden. Nach dem Fasten sind die meisten Fetteinlagerungen in der Leber abgebaut worden, die Leber ist leistungsfähiger. Auch die so genannte Fettleber kann sich nach einer Fastenkur zurückbilden.
Nieren	Die Nieren müssen während einer Fastenkur verstärkt Säuren und andere Abbauprodukte ausscheiden. Deshalb sollte man während des Fastens immer ausreichend trinken (vor allem Tees und Wasser), auch wenn man keinen Durst verspürt. Mit zunehmender Fastendauer werden überschüssige Salzausscheidungen geringer, und die Qualität des Blutes besser. Beide Faktoren wirken sich entlastend auf die Nieren aus.
Gallenblase	Nur bei Einnahme eines Abführmittels wird noch Galle abgegeben; ansonsten wird durch den nicht meht stattfindenden Fettabbau fast keine Gallenflüssigkeit mehr produziert. Die Gallenblase hat sich regeneriert.

Organ	Positive Auswirkungen des Fastens
Herz/Blutgefäße/ Kreislauf	Ein eventueller Gewichtsverlust während des Fastens entlastet das Herz ebenso wie die gute Durchblutung nach dem Fasten. Beim Fasten verbessert sich die Qualität des zirkulierenden Bluts, und Fettablagerungen um Herz und Gefäße werden abgebaut. Bluthochdruck kann reguliert werden, der Kreislauf ist stabiler und der Organismus insgesamt belastbarer geworden. Auch ein zu hoher Cholesterinspiegel kann durch Fasten gesenkt werden, was Arteriosklerose vorbeugt. Während sich der Organismus beim Fasten auf die Energiegewinnung aus den körpereigenen Depots umstellt, kann es vorübergehend zu Kreislaufschwäche, Müdigkeit oder auch Stimmungsschwankungen kommen, die sich aber binnen weniger Tage legen.
Gehirn	An den ersten drei Tagen einer Fastenkur treten meist Hungergefühle auf, die dann aber verschwinden. Auch das Stressempfinden kann zu Beginn einer Fastenkur gesteigert sein, weil der Organismus den sinkenden Blutzuckerspiegel registriert und Stresshormone wie Adrenalin und Cortisol ausschüttet. Mit zunehmender Fastendauer reduziert das Gehirn den Zuckerverbrauch auf etwa ein Drittel. Bei der Umstellung des Stoffwechsels wandern Abbaustoffe, wie z. B. Ketonkörper oder Amine, teilweise ins Gehirn, wo sie vorübergehend rauschähnliche Zustände oder Stimmungsschwankungen auslösen und die geistige Leistungsfähigkeit beeinträchtigen können. Nach dem Fasten stellt sich ein allgemeines Wohlbefinden ein, das sich in einer positiven Lebenseinstellung, in verstärkter Aktivität und Kreativität äußert. Da der Organismus gemerkt hat, dass Stresssymptome wie das Absinken des Blutzuckerspiegels nicht lebensbedrohlich sind und da in der Folge die Produktion von Stresshormonen reduziert wird, ist man künftig weniger stressanfällig.
Bauchspeicheldrüse	Da der Blutzuckerspiegel kaum noch reguliert werden muss, wird auch die Bauchspeicheldrüse entlastet: Sie muss während des Fastens fast kein Insulin mehr produzieren und auch Verdauungsenzyme werden nicht mehr benötigt. Die Bauchspeicheldrüse kann sich regenerieren und ist nach dem Fasten leistungsfähiger. Darüber hinaus hat sie wegen das stabileren Zuckerstoffwechsels weniger zu tun, wodurch sich das Risiko von »Altersdiabetes« (Diabetes Typ 2) verringert.
Haut	Über Hautporen und Schweißdrüsen werden während des Fastens verstärkt Gifte und Abbaustoffe ausgeschieden. Deshalb kann es vorübergehend zu stärkerem Körpergeruch oder trockener Haut kommen. Die Haut ist blass und kann sich vorübergehend auch gelb färben. Nach dem Fasten sind die Poren und Schweißdrüsen gereinigt, das Bindegewebe gestrafft und von Einlagerungen befreit; die Haut ist zarter und glatter, der Teint wirkt frischer.

Nun hält die Leber zwar erfolgreich die Energieversorgung aufrecht, aber der Hunger bleibt trotzdem. Schließlich melden die Sensoren in der Magenwand gähnende Leere; das kann bei manchen Menschen nicht nur am ersten Tag leichte Krämpfe in Magen oder Darm auslösen. Und noch aus einem anderen Grund fühlt sich der Organismus mit der Situation nicht ganz wohl: Das Hormon Glukagon, das die Leber zur Mobilisierung der Zuckerreserven anregt, ist nämlich nicht der einzige Gegenspieler des Insulins. Weil ein zu niedriger Blutzuckerspiegel kurzfristig lebensbedrohlicher ist als ein zu hoher, hat die Natur gleich mehrere Hormone mit der Aufgabe betraut, den Blutzuckerspiegel wieder anzuheben bzw. dazu beizutragen. So steht auch die Ausschüttung von Adrenalin in Zusammenhang mit dem Blutzuckerspiegel. Adrenalin aber ist bekanntlich ein Stresshormon, und das ist der Grund dafür, dass die erste Phase des Fastens anstrengend ist. Und auch deshalb ist es wichtig, sich während einer Fastenkur nicht zu überfordern und sich bewusst zu schonen.

Chemielabor und Entgiftungsstation

Die Leber ist Zentrallabor und Logistikzentrum des Körpers, ein Wunderwerk an Vielseitigkeit und chemischer Leistungsfähigkeit. Sie ist die Instanz für die Kontrolle und Verarbeitung der meisten Stoffe, die der Körper entweder unschädlich machen muss oder die er zum Aufbau eigener Substanzen braucht. Über die Pfortader, ein zentrales Blutgefäß, erhält die Leber die Gift-, Nähr- und Aufbaustoffe direkt vom Darm, wo sie dem Nahrungsbrei entnommen wurden. In jeder Minute strömt etwa 1 Liter Blut, beladen mit den verschiedensten Substanzen, durch die Pfortader zur Leber. Aus den Nahrungsbestandteilen synthetisiert die Leber eine Fülle körpereigener Stoffe wie Strukturproteine, Hormone oder Blutgerinnungsfaktoren, sie verwertet Abbaustoffe, entsorgt Gifte, speichert Vitamine und kontrolliert den Zucker-, Eiweiß- und Fettgehalt im Blut. Bei einer Fastenkur leistet die Leber in zweifacher Weise Schwerstarbeit: Sie muss die Umstellung des Stoffwechsels bewerkstelligen und die während der gesamten Fastenzeit aus dem Gewebe freigesetzten Gift- und Abbaustoffe unschädlich machen.

Wunderwerk Leber

Sobald die Glykogenvorräte aufgebraucht sind, beginnt die Leber, die nächstverfügbare Stufe der Vorräte anzugreifen: Eiweiße und Fette. Doch vorher soll zunächst einmal die herausragende Rolle, die die Leber beim Stoffwechsel spielt, ausführlicher gewürdigt werden.

Die Leber ist ein Organ, dessen zentrale Bedeutung den meisten Menschen nicht klar ist. Auch wer nichts über seinen Körper weiß, hat doch eine gewisse Vorstellung davon, was Herz und Lunge tun. Verglichen mit der Leber aber sind die Funktionsweisen von Herz und Lunge geradezu lächerlich simpel.

Die Leber ist das größte, mit bis zu über 1 Kilogramm Gewicht das schwerste und mit großem Abstand auch das vielseitigste innere Organ des Menschen. Mittlerweile kennt man etwa 500 (wenn auch z. T. eng verwandte) Funktionen der Leber. Ohne die Leber geht im Organismus, salopp gesagt, überhaupt nichts. In der Heilkunde des Mittelalters galt die Leber als wichtigstes Organ des ganzen Körpers – eine intuitive Erkenntnis, die später offenbar verloren gegangen ist. Die zentrale Rolle der Leber wird schon an ihrer Position deutlich: Über die Pfortader, ein großes Blutgefäß, bekommt sie direkt vom Darm so gut wie sämtliche Nährstoffe, aber auch die Gifte geliefert, die die feinen Zotten der Darmwand aus dem Nahrungsbrei aufgenommen haben. Die Giftstoffe werden zum großen Teil zur Ausscheidung an die Nieren weitergeleitet, einige werden auch mit der Gallenflüssigkeit in den Darm abgeführt. Andere werden zerlegt oder im Gewebe deponiert. Abfallprodukte wie den Stickstoff aus dem Abbau der Eiweißmoleküle baut die Leber in Harnstoff ein, damit er ausgeschieden werden kann; abgenutzte rote Blutkörperchen und Zelltrümmer führt sie der Wiederverwertung im Körper zu. Fettlösliche Vitamine, wie z. B. Vitamin A und E, und wichtige Spurenelemente, wie z. B. Eisen, speichert die Leber in ihrem Gewebe. Die zur Fettverdauung nötige Gallenflüssigkeit produziert sie auf Vorrat; diese kann in der Gallenblase gelagert werden. Und aus den Aminosäuren, die das vom Darm kommende Blut anliefert, baut sie die unterschiedlichsten Eiweiße zusammen, darunter Bestandteile des Blutplasmas, Strukturproteine (d. h. das in Muskeln, Bindegewebe oder Haaren gebundene Eiweiß) und einige Hormone.

Was schließlich den Energiestoffwechsel angeht, so kann ihn die Leber nicht nur auf Zuckerbasis betreiben. Wenn die Glykogendepots in der Leber und in den Muskeln voll sind und der Blutzuckerspiegel immer noch zu hoch ist, wird der überschüssige Zucker in Fett umgewandelt und so gespeichert. Das bedeutet, dass man auch Fettpolster anlegen kann, ohne zu viel Fett gegessen zu haben – auch durch zu viel Obst oder Brot. Und umgekehrt kann die Leber auch aus Fetten und Eiweißen Energie gewinnen.

Der Stoffwechsel stellt sich um

Ab dem zweiten Fastentag sind die Glykogenvorräte erschöpft – aber noch immer kommt keine Nahrung. Deshalb beginnt die Leber jetzt, aus Fettgewebe und in Blut und Gewebe vorhandenen Eiweißen Glukose herzustellen – ein aufwändiger biochemischer Prozess, der nicht nur in der Leber selbst, sondern auch in den Muskeln stattfindet. Während die Umwandlung von Glykogen in Glukose noch ein alltäglicher Routinevorgang war, so geht es jetzt sozusagen ans Ein-

Sättigung und Völlegefühl

Jeder kennt das Gefühl nach langen Feiertagen, das sich der Magen durch das viele Essen »gedehnt« hat. Man spürt ein anhaltendes Völlegefühl und meint, sich auf die Signale des Körpers, er habe nun genug, nicht mehr verlassen zu können. Tatsächlich werden über einen Nerv Signale an das Gehirn geleitet, die Informationen über die Dehnung der Speiseröhre, des Magens und des oberen Dünndarms geben. Wenn man dieses Signal ständig überschreitet, wird eine immer stärkere Dehnung benötigt, um das entsprechende Sättigungsgefühl an das Gehirn zu übermitteln – und folglich isst man immer mehr. Durch eine Fastenzeit kann man den Körper wieder auf die früheren Sättigungssignale einstellen, ihn sozusagen zurückprogrammieren. Ähnliches geschieht mit Hormonen, die eine sättigende Wirkung haben: Das Insulin beispielsweise senkt die Zuckerkonzentration im Blut, bewirkt aber auch eine Abnahme des Hungergefühls im Gehirn. Wenn ein Mensch immer mehr isst und folglich immer mehr Insulin freisetzt, werden auf Dauer die Insulinrezeptoren im Gehirn unempfindlich, und das System bricht zusammen.

gemachte. Die Herstellung von Glukose aus Fetten und Eiweißen ist bereits eine Folge des Fastens; das erkennt man daran, dass einige der zur Umwandlung nötigen Enzyme erst während der ersten Fastentage gebildet werden. Da diese Umstellung für den Organismus sehr anstrengend ist, kann es zu Kreislaufschwäche und Müdigkeit kommen. Das liegt allerdings nicht nur an der Umstellung des Energiestoffwechsels der Leber. Mit zunehmender Fastendauer stellt sich der gesamte Organismus darauf ein, mit weniger Energie auszukommen. Allein die Verdauung verbraucht normalerweise rund ein Drittel der mit der Nahrung aufgenommenen Energie. Dieser Sparmodus wird auch nach dem Fasten eine Zeit lang beibehalten; deshalb kommt man mit weniger Nahrung aus, deshalb sind aber auch eventuell verlorene Kilos sofort wieder drauf: der leidige und häufig beklagte Jo-Jo-Effekt. Auch der Blutzuckerspiegel wird sich für den Rest der Fastenzeit auf einem niedrigeren Wert einpendeln, meist bleibt er auch mittelfristig niedriger.

Dritter Fastentag: Der Hunger lässt nach

Die markanteste Erfahrung für den Fastenden ist in dieser Phase das Erlebnis, dass das Hungergefühl nachlässt. In der Regel ist das am dritten oder vierten Tag der Fall, oft ziemlich präzise in der zweiten Hälfte des dritten Tages. Das ist der berühmte Zeitpunkt, über den viele Fastende berichten – ab nun beginnt man, sich meist gut zu fühlen, manche so sehr, dass sie diesen Zeitpunkt als regelrechtes »High« beschreiben. Trotzdem kann es hin und wieder immer noch zu Schwächegefühl kommen. Am besten, man macht einfach nur das Nötigste und dies auch ruhig und bewusst, bewegt sich mäßig, aber regelmäßig an der frischen Luft und tut ansonsten alles, um auch Geist und Seele von unangenehmen Dingen frei zu halten.

Für den Rest der Fastenzeit können sich die meisten Organe jetzt ausruhen und regenerieren. Der Magen produziert fast keine Säure mehr, was vor allem die Magenschleimhaut entlastet. Die Bauchspeicheldrüse muss keine Enzyme und nur wenig Insulin herstellen; auch die Gallenblase reduziert ihre Tätigkeit, transportiert aber immer noch diejenigen Giftstoffe in den Darm, die ihr die Leber zum Entsorgen über-

Gewichtsabnahme beim Fasten

Hauptmotivation für eine Fastenkur sollte nie das Abnehmen allein sein, sondern der Vorsatz, Ernährung und Lebensweise dauerhaft gesünder einzurichten. In der Anfangsphase des Fastens verliert man zwar täglich bis zu 1 Kilogramm Gewicht, dabei handelt es sich aber vor allem um Wasser, das im Gewebe eingelagert oder an Salze gebunden war und nun abgeführt wird. Die Fettabnahme durch das Fasten wird oft überschätzt, meist beträgt sie maximal ein halbes Kilo pro Tag. Leichter wird man das Fett durch mäßige Bewegung und – auch nach dem Fasten – durch regelmäßigen Sport los. Während der Fastenkur kann das Gewicht auch mehrere Tage lang gleich bleiben, was wiederum mit Schwankungen im Salzhaushalt zu tun hat. Wie viel Gewicht man tatsächlich verloren hat, zeigt sich erst am Übergang zur Aufbauphase, denn dann hat sich der Stoffwechsel wieder dauerhaft umgestellt.

stellt. Die Muskelbewegungen im Darm gehen zwar in geringerem Umfang weiter; auch sind ja nach wie vor geringe Mengen an flüssiger Nahrung zu verarbeiten, wie z. B. Kräuter- und Früchtetees, Gemüsebrühen und Getreidecremes, und nach wie vor müssen abgestorbene Bakterien und Gewebezellen abgeführt werden. Aber all das ist nur ein Bruchteil der Arbeit, die die Organe bei voller Ernährung leisten. Nicht umsonst müssen wir im Normalzustand rund ein Drittel unserer Energie für die Verdauung aufbringen.

Entgiftung auf Hochtouren

Die Nieren und vor allem die Leber leisten in der Phase der Fastenkur allerdings immer noch Schwerstarbeit. Sie haben sozusagen alle Hände voll zu tun, um zusätzlich zu dem üblichen Aufkommen an Zellresten und Stoffwechselabfall diejenigen giftigen Stoffe unschädlich zu machen, die jetzt nach und nach aus dem gespeicherten Fett und anderem Gewebe frei werden: Schwermetalle beispielsweise, Medikamente oder deren Abbaustoffe und sonstige Chemikalien.

Es versteht sich von selbst, dass man deshalb die Leber unbedingt von zusätzlichen Giften frei halten muss, um sie nicht noch mehr zu belasten – also sollte man während der Fastenkur keinen Alkohol, kein Nikotin, kein Koffein und auch keinen schwarzen Tee zu sich nehmen. Für die Enthaltsamkeit wird man allerdings schon während der Fastenzeit belohnt:

Ein unangenehmer Körpergeruch, der in dieser Zeit auftreten kann, ist das Anzeichen dafür, dass bestimmte Giftstoffe, so genannte Ketone, über die Haut ausgeschieden werden. Weil überall dicht unter der Haut liegende Fettpolster aufgelöst werden, kann es sein, dass die Haut vorübergehend die Spannkraft verliert. Häufiges Baden oder Duschen unterstützt die Haut bei der Reinigung; Puder oder Schminke sollte man dagegen von ihr fern halten.

Auch der Blutkreislauf hat einen wichtigen Anteil an der Entgiftung; schließlich ist es ja das Blut, das die Nährstoffe und jetzt verstärkt auch die Gifte transportiert, sei es zur Leber, zur Haut oder an andere Stellen des Körpers, an denen sie entsorgt werden. Auch Ablagerungen in den Blutgefäßen, die aus Zucker, Eiweißen und/oder Calcium bestehen können (Verkalkungen), werden in dieser Phase des Fastens zunehmend aufgelöst.

Das Gehirn denkt um

Das Gehirn hat bereits ab der Zeit, zu der die Leber den Energiestoffwechsel von Zucker auf Fett und Eiweiß umgestellt hat, damit begonnen, seinen Zuckerverbrauch auf etwa ein Drittel zu reduzieren – eine

Was tun bei Fastenbeschwerden?

Häufige Beschwerden	Wie kommt es dazu?	Was hilft?
Darmkrämpfe	Die Darmaktivität ist reduziert, aber Reste von Darminhalt müssen noch abgeführt werden	Viel trinken (insbesondere Entblähungstees), Wickel, Bauchmassage, eventuell Einlauf
Fastenkrise (meist am dritten Tag auftretendes Unwohlsein)	Der Stoffwechsel hat sich noch nicht auf die »Ernährung von innen«, d. h. auf die Fettverbrennung, umgestellt	Viel trinken und ruhen, den Kreislauf nur moderat belasten
Kälteempfindlichkeit (kalte Füße, frieren, Kältegefühl)	Der Stoffwechsel schaltet auf »Sparmodus«, es wird weniger Wärme produziert, die Gefäße verengen sich, die Gliedmaßen sind weniger gut durchblutet	Warme Kleidung, Wärmflasche, Bäder, Sauna, Trockenmassagen, moderate Bewegung
Körpergeruch	Bei der Stoffwechselumstellung entstehende Ketonkörper (Produkte des Fettsäureabbaus) werden durch die Haut ausgeschieden, die Schweißdrüsen reinigen sich	Viel trinken, häufig waschen oder baden, Körperöl verwenden, keine Kunst-, sondern Naturfasern tragen
Magenknurren / Hungergefühle	Magen und Darm – obwohl weitgehend leer – bewegen sich noch	Viel trinken, Ablenkung, eventuell Einlauf, Flohsamenschalen
Mundgeruch / belegte Zunge	Durch vermehrte Drüsenaktivität verändert sich die Bakterienflora in Rachen und Gaumen	Intensive Mundpflege (z. B. mit Zungenschaber), Zitronenspalten lutschen, Salbeitee trinken (wirkt desinfizierend und antibakteriell)
Schwäche / Müdigkeit	Der Körper ist im »Sparmodus«, Blutzuckerspiegel und Blutdruck sinken	Viel trinken, Trockenmassagen, Atem- und Gymnastikübungen, Luftbad am Fenster
Stimmungsschwankungen	Das Wachstumshormon Somatotropin wird vermehrt ausgeschüttet, der Blutzuckerspiegel sinkt in den ersten Tagen	Bewegung, Sauna, Gespräche mit anderen Fastenden, anregende (nicht aufwühlende) Literatur, Aromatherapie
Verstopfung	Durch fehlende Darmfüllung ist der Darm relativ träge	Abführen mit Einlauf oder Bitter- oder Glaubersalz

Weniger häufige Beschwerden	Wie kommt es dazu?	Was hilft?
Aufstoßen	Im Magen befindet sich Luft	Leichte Bauchmassage
Blähungen	Durch die Umstellung der Darmflora und Reste von Darminhalt entwickelt sich Gas	Bewegung, Bauchmassage, Entblähungstee trinken, auf Flohsamenschalen verzichten
Durchfall	Abführmaßnahmen sind zu stark, im Darm herrscht möglicherweise eine bakterielle Fehlbesiedelung	Abführmaßnahmen reduzieren, ruhen, Entblähungstee trinken
Glieder-/Gelenk-/Rückenschmerzen	Stoffwechselumstellung führt zu erhöhten Harnsäurewerten im Blut	Viel trinken, Entspannungsbäder, Wickel, leichte Rückengymnastik, sanfte Bewegung (z. B. Schwimmen)
Herzklopfen/Herzrasen	Die Stoffwechselumstellung beeinflusst das vegetative Nervensystem, möglicherweise liegt auch eine versteckte Schilddrüsenstörung vor	Atemübungen, Sauna und heiße Wickel meiden, bei anhaltenden Beschwerden einen Arzt aufsuchen
Kopfschmerzen	Ketonkörper (Produkte des Fettsäureabbaus) wirken auf das Gehirn, Entzug von Kaffee oder Tee	Bewegung, frische Luft, Entspannung, die Schläfen mit Pfefferminzöl massieren
Schlafstörungen/Albträume	Seelische Umstimmung: Alter Ballast und verdrängte Erlebnisse werden aufgearbeitet	Bäder mit Zitronenmelissen- (Sanguiniker, Choleriker) bzw. Lavendelöl (Phlegmatiker, Melancholiker)
Schwindelgefühl	Der Körper ist im »Sparmodus«, Blutzuckerspiegel und Blutdruck sinken	Viel trinken, Trockenmassagen, Atem- und Gymnastikübungen, Luftbad am Fenster
Sehstörungen	Der Augendruck lässt etwas nach	Die Sehstörungen geben sich rasch wieder, Vorsicht beim Autofahren!
Sexuelle Unlust	Vor allem bei Männern: Hormonkonzentrationen im Blut ändern sich	Die sexuelle Lust stellt sich nach dem Fasten schnell wieder ein
Trockener Mund	Die Drüsenfunktion im Verdauungstrakt ist vermindert	Viel trinken, eventuell Einlauf, Ölziehen

eindrucksvolle Sparmaßnahme, wenn man bedenkt, dass das Gehirn normalerweise (harte körperliche Arbeit ausgenommen) mehr als die Hälfte aller Kohlenhydrate, die der Körper aufnimmt, allein für sich beansprucht. Diese Reduzierung des Zuckerverbrauchs ist nur deshalb möglich, weil das Gehirn während des Fastens gewissermaßen lernt, sich zumindest teilweise von den Ketonkörpern zu ernähren. Das sind Substanzen wie Aceton und Betahydroxybuttersäure, die beim Abbau der Fettsäuren entstehen. Dabei kann es passieren, dass die Atemluft vorübergehend nach Aceton riecht (das an den Geruch von Nagellackentferner erinnert); auch rauschähnliche, mit der Wirkung von Alkohol vergleichbare Zustände aufgrund der Ketonkörper wurden in Einzelfällen schon beobachtet.
Im Großen und Ganzen ist das Gehirn während der Fastenzeit jedoch erstaunlich leistungsfähig. Das Wohlgefühl vom dritten Fastentag, wenn der Hunger verschwindet, hält bei manchen Menschen für den Rest der Fastenkur und oft auch darüber hinaus an. Viele Künstler berichten, dass sie während einer Fastenzeit regelrechte kreative Schübe hatten. Dass das Gehirn besser arbeitet, kann in bestimmten Fällen auch die Folge davon sein, dass arteriosklerotische Ablagerungen in den Blutgefäßen des Gehirns abgebaut wurden und es nun besser mit Sauerstoff versorgt wird.

Auch die Seele will aufatmen

Psyche und Körper sind eng miteinander verbunden, was sich beim Fasten deutlich auswirkt. Die Umstellung des Stoffwechsels beeinflusst nicht nur das Gehirn, sondern setzt auch Reinigungsprozesse in Gang. Deshalb ist es wichtig, das Umfeld so zu gestalten, dass auch Geist und Seele sich erholen können. Am besten ist es, die Fastenkur an einem geborgenen Ort durchzuführen. Auf jeden Fall aber sollte man sich Stress und Termine fern halten und sich während der Kur auch ein wenig verwöhnen.

Seelische Reinigung

Die Umstellungen, die der Körper während der Fastenkur durchmacht, können auch dort Folgen zeitigen, wo man es vielleicht gar nicht erwarten würde: in der Psyche. Viele Fastende berichten davon, dass das plötzliche Freiwerden der sonst für die Verdauung und die tägliche Arbeit aufgewendeten Energie und die beginnende Entgiftung des Körpers auch psychische Vorgänge in Gang setzen. Man wird aufnahmefähiger, sensibler und nimmt seine Umgebung deutlicher wahr, man träumt intensiver, man beginnt vieles neu zu sehen und sich mit bisher Verdrängtem auseinander zu setzen. Es empfiehlt sich auch, während einer Fastenkur Tagebuch zu führen (siehe dazu auch Seite 67) oder die Träume aufzuschreiben. Diese psychischen Vorgänge können durchaus so intensiv werden, dass sie das körperliche Erlebnis des Fastens überstrahlen. Meist aber entwickelt auch die Psyche in dieser Zeit ein sicheres Gespür dafür, wie viel sie sich zumuten kann, und schützt sich dementsprechend vor Überforderung.

Ein Schub für die Nachfastenzeit

Eine mit Achtsamkeit durchgeführte Fastenkur ist ein Gesundbrunnen für Körper und Seele. Nach dem Fasten sind die inneren Organe regeneriert, von Ablagerungen, Giften und überflüssigem Gewebe befreit und wieder voll leistungsfähig. Und nicht nur die einzelnen Organe, das ganze System hatte Gelegenheit, sich wieder neu einzuspielen. Bei solch einem komplexen Gefüge, wie es der menschliche Stoffwechsel mit seinen Abertausenden von ineinander greifenden Abläufen ist, läuft selten alles optimal. Das muss es auch nicht: Das System ist flexibel genug, um allerlei Abweichungen auszugleichen. Läuft aber über längere Zeit etwas schief, dann können die Folgen chronisch werden. Fasten kann dem vorbeugen.

Eine nicht zu unterschätzende Wirkung hat das Fasten auf das Immunsystem, das zu einem großen Teil im Darm lokalisiert ist: Der Dünndarm ist durchzogen von einem dichten Netz von Lymphgefäßen, und die Bakterienflora vor allem des Dickdarms spielt für die Immunabwehr ebenfalls eine Rolle. Folglich ist mit einem regenerierten, wieder voll funktionstüchtigen Darm nach einer Fastenkur auch das Immunsystem gestärkt. Ebenso ist die Stressresistenz nach einer Fastenkur erhöht, weil der Körper u. a. die Produktion der Stresshormone reduziert hat, die etwa für die Regelung des Blutzuckerspiegels zuständig sind.

Und schließlich lässt sich auch das Wohlgefühl nach dem Fasten wissenschaftlich erklären. Die Konzentration des »Glückshormons« Serotonin bleibt noch längere Zeit erhöht. Die Zahl der Transport- und Abbaumoleküle, die das Serotonin wieder zurück zu den Bildungszellen bringen oder in seine Vorstufen zerlegen, hat sich verringert, und deshalb verweilt der Botenstoff länger in den Synapsen zwischen den Nervenzellen, in denen er seine Wirkung entfaltet. Das ist übrigens die gleiche Weise, auf die manche Antidepressiva wirken: Sie hemmen die Stoffe, die das Serotonin abbauen. Aus diesem Grund ist es nicht falsch zu behaupten, eine Fastenkur sei ein natürliches Antidepressivum – allerdings eines, das viel länger wirkt.

Fasten: Stress oder Erholung?

Fasten ist für den Organismus zunächst eine Anstrengung, auf Dauer aber eine Entlastung. Das gilt jedoch nicht für alle Teile des Organismus gleichermaßen. Magen und Darm beispielsweise müssen während des Fastens nur in geringem Umfang arbeiten und können sich regenerieren. Die Leber dagegen leistet während der gesamten Fastenzeit Schwerstarbeit. Zunächst muss sie den Energiestoffwechsel so umstellen, dass die Fett- und Eiweißreserven verwertet werden können. Darüber hinaus muss sie die ganze Zeit über die frei gesetzten Giftstoffe unschädlich machen – gemeinsam mit den Nieren, die die Ausscheidung übernehmen. Auf Dauer wirkt sich das Fasten aber auch auf die Leber schonend aus. Zum einen baut sie, so vorhanden, überflüssiges Fettgewebe (wie z. B. bei der so genannten Fettleber) ab; zum anderen entgiftet die Leber während der Fastenzeit einen Großteil des Körpers. Und da in dieser Zeit keine neuen Giftstoffe von außen dazukommen, hat die Leber auch in der Nachfastenzeit weniger zu tun – vor allem, wenn man den Schwung der Fastenerfahrung mit in den Alltag nimmt und sich auch weiterhin gesünder ernährt.

Vitamine und Basenpulver

Wer fastet, verzichtet bewusst darauf, größere Mengen an Nährstoffen zu sich zu nehmen. Da dem Körper bei unserer modernen Ernährungsweise jedoch häufig wichtige Vitamine, Mineralstoffe oder Spurenelemente fehlen, kann es sich als sinnvoll erweisen, bestimmte Vitalstoffe vor, während oder nach dem Fasten zu sich zu nehmen. Außerdem hält die Klosterheilkunde eine Reihe von Heilmitteln bereit, um eventuell auftretenden Fastenproblemen vorzubeugen bzw. diese zu lindern.

Vitamine

Unsere tägliche Ernährung, die oftmals einseitig und zu eiweißreich ist, kann man am besten als »Mangel im Überfluss« beschreiben. Die verschiedenen Altersgruppen unserer Gesellschaft sind unterschiedlich davon betroffen: So mangelt es etwa älteren Menschen häufiger an bestimmten B-Vitaminen (wie Folsäure) sowie an Vitamin C, D und E.

Damit man gut gerüstet mit dem Fastenprogramm beginnen kann, ist es empfehlenswert, einige Wochen vor der Fastenkur eine möglichst vitaminreiche, naturbelassene Kost zu sich nehmen oder die Nahrung um zusätzliche Vitamine zu ergänzen, etwa in Form von Multivitaminpräparaten. Diese Präparate, die eine Kombination aus fett- und wasserlöslichen Vitaminen, Spurenelementen sowie Mineralstoffen enthalten, versorgen den Körper auf breiter Basis und sollen die Abwehrkräfte stärken.

Vor einer Fastenkur genügt es in der Regel, 14 Tage lang täglich ein bis zwei Multivitaminkapseln einzunehmen. Während des Fastenprogramms ist dann keine weitere Vitamineinnahme notwendig.

Basenpulver

Ein ausgewogenes Säure-Basen-Gleichgewicht ist neben dem Vitamin- und Mineralstoffhaushalt eine der wichtigsten Säulen des Stoffwechsels. Durch unsere heutige Ernährungs- und Lebensweise neigt unser Körper zur Bildung von zu viel Säuren. Werden bei einer Fastenkur dann die wichtigen Reservestoffe abgebaut, entstehen zusätzlich organische Säuren. Die Basenreserven, die den Säureüberschuss im Körper ausgleichen sollen, sind also ziemlich stark beansprucht.

Normalerweise baut der Organismus den Säureüberschuss über Lunge, Nieren und Darm ab. Neben diesen Organen steht noch eine gewisse Pufferkapazität des Blutes und des Bindegewebes zur Verfügung, die beim Fasten jedoch schnell erschöpft ist. Die Folge: Es treten Müdigkeit, Sodbrennen, Magendruck, Muskelkrämpfe und Gereiztheit auf.

Für ein gut funktionierendes Säure-Basen-System ist vor allem Kalium wichtig. Dieser Mineralstoff, der sich innerhalb der Zellen befindet, sorgt u. a. dafür, dass saure Verbindungen aus der Zelle in die Blutbahn geschleust werden, die dann über die Nieren den Körper verlassen. Reich an Kalium sind die zum Fasten empfohlenen Gemüsebrühen, die den Säure-Basen-Haushalt auf natürliche Weise regulieren. Wenn die säurebezogenen Beschwerden, wie z. B. Sodbrennen, Magendruck und Muskelkrämpfe, jedoch zu stark werden, kann man während des Fastens zusätzlich Kalium in Form von Basenpulverlösungen zu sich nehmen. Bewährt haben sich dabei insbesondere Basenpulvermischungen, die von jeder Apotheke hergestellt werden können.

Rezeptur für eine Basenpulvermischung:

Natriumhydrogencarbonat	50 g
Magnesiumcitrat	20 g
Calciumcarbonat	12 g
Kaliumcitrat	8 g
Kaliumhydrogencarbonat	5 g
Natriumphosphat	5 g

Dazu löst man 1/4 bis 1/2 Teelöffel Basenpulver in 1 Glas lauwarmem Wasser und trinkt es schluckweise über den Tag verteilt. Das Basenpulver sollte man während der Fastenkur nicht länger als drei bis vier Tage anwenden. Bleiben die Beschwerden dennoch bestehen, sollte man seinen Hausarzt aufsuchen.

Heilerde

Heilende Erden setzte man bereits in der Antike und später auch in der Klosterheilkunde ein. In der Neuzeit spielten sie zunächst keine Rolle, bis sie Anfang des 20. Jahrhunderts von dem »Lebensreformer« und Naturheilkundler Adolf Just zur innerlichen und äußerlichen Anwendung wiederentdeckt wurden.
Bis heute nutzt man als Heilerde eine von Adolf Just empfohlene spezielle Lehmart, den Löss. Er wird besonders fein gemahlen und hat deshalb eine große Oberfläche an Mineralstoffen, sodass er Gifte binden und Säuren puffern kann. Beim Fasten ist die Heilerde vor allem innerlich angewendet hilfreich, da sie einen zu sauren Magen beruhigen und Sodbrennen lindern kann. Man kann sie aber auch bei Gastritis und Darmreizungen einsetzen, und auch Mundgeruch durch saures Aufstoßen wird verringert. Die genaue Wirkweise der Heilerde ist wissenschaftlich noch nicht geklärt. Wahrscheinlich kann sie Stoffwechselprodukte der Darmbakterien binden und so eine gesunde Darmflora fördern. Außerdem werden aus der Heilerde alle wichtigen Mineralstoffe (Kalium, Calcium, Magnesium und Natrium) und Spurenelemente (z. B. Chrom, Kupfer, Eisen, Selen und Zink) freigesetzt. An den leicht erdigen Geschmack gewöhnt man sich schnell.
Die Heilerde ist in Apotheken, Drogerien und Reformhäusern erhältlich. Während des Fastens ist die Einnahme als Pulver empfehlenswert: Dazu löst man 1 bis 2 TL Heilerde mit etwa 1/2 Glas Wasser oder Tee auf und trinkt es in kleinen Schlucken.

Säure-Basen-Profil selbst bestimmen

Ob Ihr Säure-Basen-Haushalt ausgeglichen ist, können Sie selbst mit einem Säurepapier aus der Apotheke zumindest näherungsweise bestimmen. Am besten beginnen Sie mit der pH-Wert-Messung schon vor der Fastenkur, damit Sie Ihren Säure-Basen-Haushalt im Alltag mit dem der Fastenkur vergleichen können. Messen Sie über den Tag verteilt jeweils vor den Mahlzeiten. Dazu hält man die Teststreifchen einfach direkt in den Urinstrahl. Der pH-Wert, den man damit bestimmt, zeigt morgens und auch abends üblicherweise recht saure, also niedrige Werte. Mittags und nachmittags sollten die säureregulierenden Mechanismen im Körper aktiviert sein, sodass die pH-Werte hier in der Regel im Bereich von 6,5 bis 7,0 liegen.

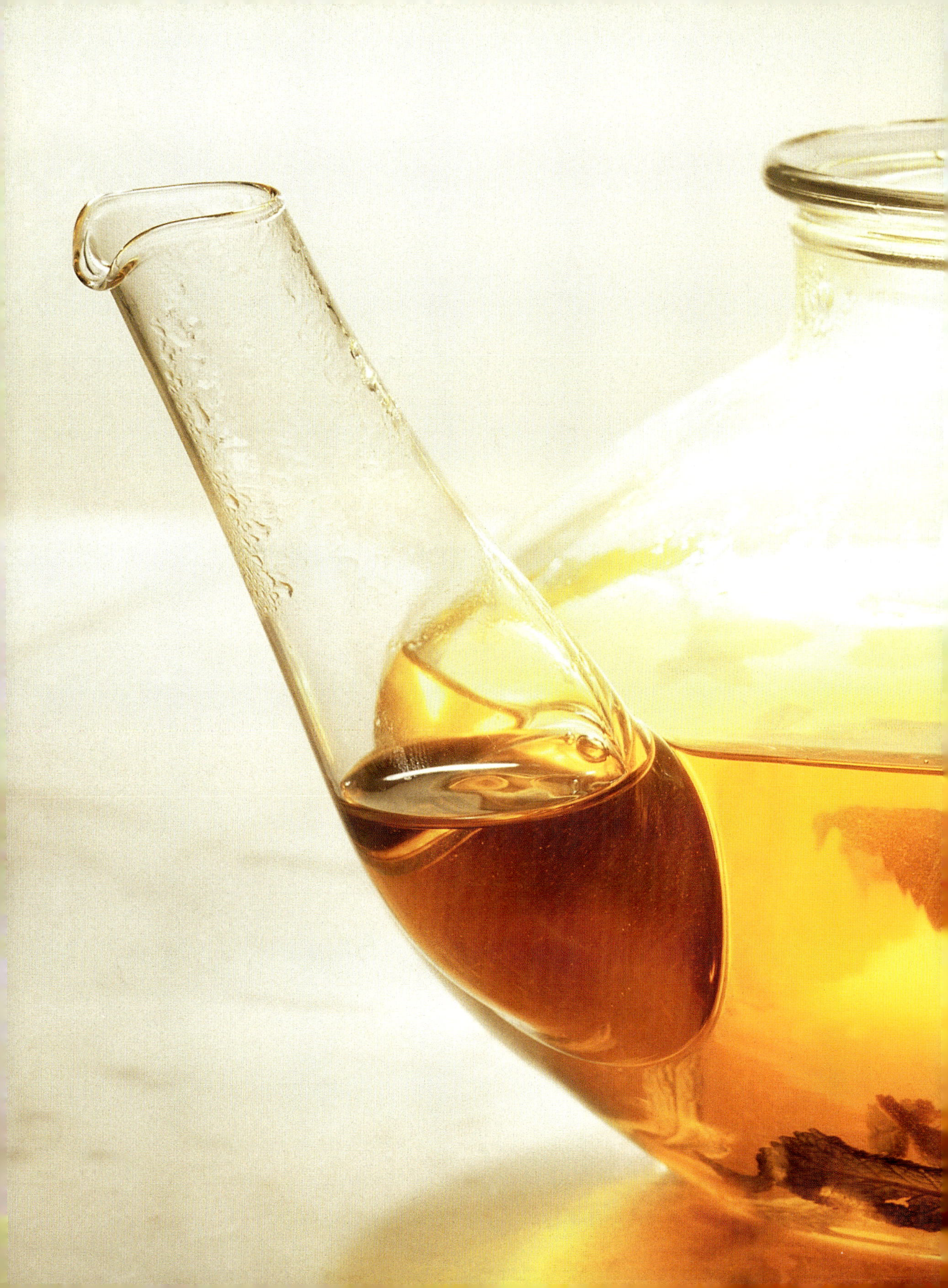

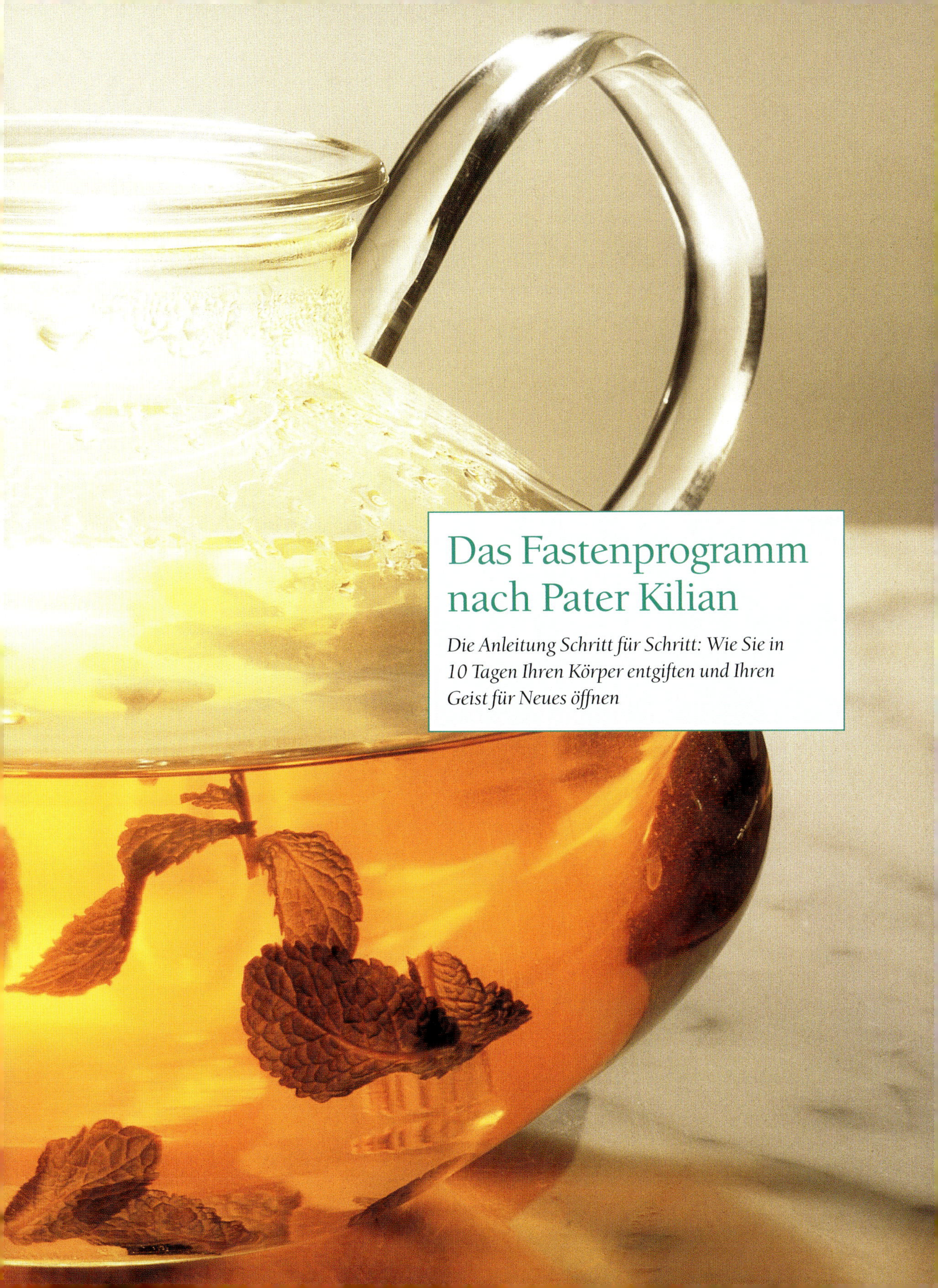

Das Fastenprogramm nach Pater Kilian

Die Anleitung Schritt für Schritt: Wie Sie in 10 Tagen Ihren Körper entgiften und Ihren Geist für Neues öffnen

Fasten nach der klösterlichen Temperamentenlehre

Die Theorie der vier Säfte und warum typgerechtes Fasten so wichtig ist

Nach dem Verständnis der Klosterheilkunde wird das Funktionieren des Organismus von einem System aus vier Körpersäften bestimmt: dem roten Blut *(sanguis)*, der gelben Galle *(cholera)*, der schwarzen Galle *(melancholia)* und dem weißen Schleim *(phlegma)*. Den vier Flüssigkeiten entsprechen vier Temperamente: der verspielte Sanguiniker, der impulsive Choleriker, der gefühlsbetonte Melancholiker und der gelassene Phlegmatiker. Wenn die Säfte in einem harmonischen Verhälnis zueinander sind, dann ist der Mensch gesund.

Vielfalt aus wenigen Grundformen

Diese Sichtweise wirkt natürlich auf den ersten Blick etwas schlicht; dennoch haben viele der ihr zugrunde liegenden Prinzipien durch die moderne Forschung eine überraschende Bestätigung erfahren. Der Versuch, die Erscheinungsformen des menschlichen Organismus als Ausdruck von vier Grundtypen zu erklären, ist Teil eines in den meisten Kulturen verbreiteten Phänomens: Schon immer hat der Mensch versucht, die Komplexität der Natur auf wenige einfache Prinzipien zurückzuführen. So wurzelt die Lehre von den vier Säften in einer Vorstellung der antiken griechischen Philosophie, wonach sämtliche Materie aus den vier Elementen Feuer, Wasser, Erde und Luft zusammengesetzt ist.

Noch ein anderes verbreitetes Denkmodell spielt bei der Temperamentenlehre eine große Rolle: Die Wirkung von Gegensatzpaaren wie heiß und kalt, feucht und trocken. Auch das ist uraltes intuitives Wissen, das in fast allen Kulturen zu finden ist und durch die Forschung immer wieder bestätigt wird. Wie man weiß, beruht beispielsweise die erstaunliche Fähigkeit des Organismus, den Blutzuckergehalt und andere Parameter in einer eng definierten Balance zu halten, meist auf der Wirkung zweier antagonistischer Hormone, die als Gegenspieler funktionieren.

Die Medizinschule des Hippokrates

Hippokrates (460–375 v. Chr.) ist der berühmteste Arzt der Antike. Bis heute ist er vor allem durch den »hippokratischen Eid«, den Ärzte-Eid der griechischen Medizin, bekannt. Dieser Eid ist im ›Corpus hippocraticum‹ überliefert. Dabei handelt es sich um eine Sammlung medizinischer Texte, die Vertreter der damals führenden Ärzteschule auf der Insel Kos verfassten. Auf Hippokrates selbst gehen wohl nur sechs Schriften dieser Sammlung zurück – auch der Eid wurde erst nach seinem Tod geschaffen. Weil er jedoch bereits zu Lebzeiten legendär war, verband man alle Schriften mit seinem Namen. Hippokrates steht für eine Medizin, die auf der Beobachtung fußt. So erkannte man den Einfluss des Klimas auf die Gesundheit und beobachtete den Verlauf von Seuchenzügen.

Die vier Temperamente

Wie wurden nun dieser Vorstellung zufolge die vier Typen definiert? Bei dem einen dominiert etwa das warme und feuchte Blut *(sanguis)*, weshalb er als Sanguiniker bezeichnet wird. Bei dem anderen überwiegt die warme und trockene gelbe Galle *(cholera)*, dann spricht man vom Choleriker. Tritt der kalte und feuchte Schleim *(phlegma)* in den Vordergrund, handelt es sich um einen Phlegmatiker. Und dominiert die kalte und trockene schwarze Galle *(melancholia)*, dann meint man den Melancholiker.

Diese Einteilung ist ganz wertfrei gemeint. Jeder der Typen hat sowohl positive wie negative Eigenschaften, Stärken und Schwächen, und zwar in körperlicher und in geistiger Hinsicht. Auch wenn sich im allgemeinen Sprachgebrauch eine Wertung eingeschlichen hat – wer bezeichnet sich schon freiwillig als Phlegmatiker? –, so stehen die vier Typen eigentlich völlig gleichwertig nebeneinander.

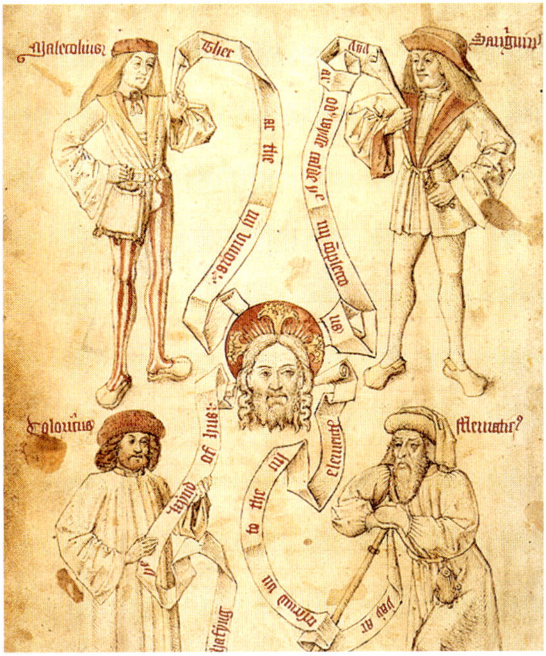

Christus und die vier Temperamente in einer Darstellung aus dem 15. Jahrhundert. Die vier Temperamente gehören zur Naturwissenschaft des Mittelalters, die den gesamten Kosmos nach einem Viererschema erklärte: Dazu zählen die vier Elemente und die vier Körpersäfte ebenso wie die vier Lebensalter, die Himmelsrichtungen, die Jahreszeiten und die klimatischen Winde.

Die Vier-Säfte-Lehre blieb bis um die Mitte des 19. Jahrhunderts die dominierende Vorstellung der Medizin. Allerdings erfuhr die Ansicht der vier Temperamente manche Modernisierung. Es waren vor allem Immanuel Kant (1724–1804) und der Psychologe Wilhelm Wundt (1832–1920), die die Eigenschaften der Temperamente für die Neuzeit interpretierten: Der Sanguiniker ist demnach weniger gefühlsbetont, dafür aber meist zufrieden, verspielt und gesellig. Der Choleriker zeichnet sich durch sein aufbrausendes Temperament aus, reagiert überhaupt sehr emotional und oft unberechenbar, gilt als egozentrisch und exhibitionistisch. Der Phlegmatiker dagegen neigt wenig zu Emotionen; er gilt als ruhig, vernünftig, prinzipientreu, beherrscht und standhaft. Der Melancholiker ist so stark seinen Stimmungsschwankungen unterworfen, dass er regelrecht darunter leidet, misstrauisch und ängstlich ist, sich oft Sorgen macht und großen Ernst ausstrahlt. Keiner verkörpert jedoch einen der verschiedenen Typen hundertprozentig. Jeder trägt eine individuelle Mischung in sich, bei der aber meist ein Hauptbestandteil dominiert. So ist der Choleriker nicht nur aufbrausend und unbeherrscht, sondern in seinem Innersten auch sensibel und sanftmütig. Auch ist jeder Mensch im Herbst und Winter eher melancholisch und phlegmatisch, im Frühjahr und Sommer hingegen stärker sanguinisch und cholerisch.

Die moderne Sicht

In der Klosterheilkunde hatte die Temperamentenlehre immer einen hohen Stellenwert. Weil aber viele Erkenntnisse aus heutiger Sicht schwer verständlich sind, entwickelte man moderne Erklärungen. Nach einer zeitgemäßen Interpretation haben die Säfte bestimmte Funktionen im Organismus. So steht etwa *sanguis*, das Blut, für den Blutkreislauf, und *phlegma*, der weiße Schleim, ist gleichbedeutend mit dem Lymphsystem. Auch die vier Zustände haben eine medizinische Erklärung bekommen. Danach ist etwa warm gleichbedeutend mit der Energie im Körper, die u. a. für die Durchblutung der Organe sorgt. Feucht steht für das Speichern von Energie, also etwa für das Einlagern von Kohlenhydraten. Trockenheit und Kälte dagegen werden durch den Mangel an Feuchtigkeit und Energie definiert.

Beim Sanguiniker liegen aus Sicht der modernen Klosterheilkunde Wärme und Feuchtigkeit in einer guten Mischung vor. Er gilt darum als relativ gesund. Beim Phlegmatiker, dem feuchten und kalten Typen, dominiert das Feuchte, das Speicherprinzip. Er gilt ebenfalls als gesund, neigt aber etwa zu Übergewicht. Der Choleriker wird vom Trockenen und Warmen bestimmt. Er gilt als gefährdeter als der Sanguiniker und der Phlegmatiker. Bei ihm kann es z. B. zu akuten Erkrankungen, Fieber und auch zur Überfunktion einzelner Organe, etwa der Schilddrüse, kommen. Im Melancholiker herrscht das Kalte und Trockene vor. Er wird leichter von Depressionen, Geschwüren und Gallen- oder Nierensteinen heimgesucht.

Die Qualitätenlehre

Nach der Galenschen Qualitätenlehre sind den Elementen Luft, Feuer, Wasser und Erde verschiedene Qualitäten zugeordnet: warm, trocken, kalt oder feucht. Diese Elementenlehre übertrug man auf den menschlichen Organismus. So entsprechen den vier Elementen vier Säfte im menschlichen Körper: Blut, Schleim, schwarze und gelbe Galle. Schleim bezeichnete man beispielsweise als feucht und kalt. Warm stand für Atmung, Bewegung oder Verdauung. Auch jeder Heilpflanze ordnete man nach diesem Prinzip Qualitäten zu, unterschied dabei aber verschiedene Übergänge, beispielsweise feucht-warme Qualitäten. Eine Krankheit, die durch ein Übermaß an Kälte hervorgerufen wurde, musste demnach mit einer Heilpflanze behandelt werden, die für Wärme im Körper sorgt. Ein Zuviel an Flüssigkeit, wie es bei Erkältungen auftritt, sollte ein Heilmittel dämmen, das trockene Eigenschaften besitzt. Wärmende und trocknende Qualitäten schrieb man beispielsweise der Melisse zu.

Das Prinzip Ausgleich

Nach der Vorstellung des griechischen Arztes und Gelehrten Claudius Galenus von Pergamon, auch Galen genannt (129–199 n. Chr.), der als einer der bedeutendsten Ärzte der Antike an der Verbreitung der Vier-Säfte-Lehre maßgeblich beteiligt war, ist es ideal, wenn in einem Menschen alle vier Säfte in einem harmonischen Verhältnis zueinander vorliegen; dann ist er gesund. Gerät das Verhältnis aus dem Gleichgewicht, dann ist der Mensch krank. Das Prinzip des Ausgleichs spielt also eine große Rolle. Die moderne Säftelehre trägt dem Rechnung, indem sie starkes Gewicht auf ausleitende Verfahren legt. Dabei geht es darum, das Verhältnis der vier Säfte durch Ableiten überschüssiger Säfte auszugleichen. »Angriffspunkte« sind dabei die vier großen Ausscheidungsorgane Leber, Nieren, Darm und Haut. Ausleitende Verfahren sind etwa Schwitzpackungen, Blutegeltherapie und das Trinken bestimmter Heiltees, der Durchspülungstees. Auch das Fasten zählt zu den ausleitenden Verfahren.

Individuell fasten

Schon Benedikt von Nursia nahm in seinen Fastenregeln darauf Rücksicht, dass nicht jeder Mensch gleich sei und deshalb individuell fasten müsse. Die Erfahrungen, die Fastenärzte in den vergangenen 50 Jahren gemacht haben, bestätigen dies. Sie machen deutlich, dass nicht jeder alles gleich gut verträgt. Und sogar die moderne Pharmazie stellt sich immer mehr darauf ein, dass Patienten unterschiedlich auf Medikamente reagieren.
Auf das Fasten bezogen, bedeutet dies beispielsweise, dass mancher mit den Abführsalzen nicht zurechtkommt, während ein anderer keinen Einlauf mag. Wer leicht friert, braucht andere Anwendungen als hitzige Typen. Um den einzelnen Bedürfnissen gerecht zu werden, wurden für das auf den nachfolgenden Seiten geschilderte Fastenprogramm vier Varianten entsprechend der Temperamente zusammengestellt. Dabei werden sowohl historische Aspekte als auch aktuelle Erfahrungen berücksichtigt. So kann jeder die zu ihm passende Kur finden. Wer jedoch ein ausgesprochener Mischtyp ist und sich nicht eindeutig einem bestimmten Fastentyp zuordnen kann, für den passt das Fastenprogramm des Sanguinikers, bei dem Wärme und Feuchtigkeit in einer ausgewogenen Mischung vorliegen.

Den eigenen Typ herausfinden

In Pater Kilians Fastenkur werden die Zutaten der meisten Teemischungen nach den Temperamenten ausgewählt. Die Auswahl erfolgt nach dem Grundsatz, dass die Mittel eine ausgleichende Wirkung auf den Körper haben müssen. Der feucht-warme Sanguiniker etwa benötigt Heilpflanzen mit kühlender und trocknender Wirkung wie die Brombeere oder die Königskerze, der warme und trockene Choleriker kühlende und feuchte Mittel wie Baldrian oder Hopfen. Die Pflanzen müssen also eine dem Temperament entgegengesetzte Wirkung haben, um dem Körper zu nützen. Auch die anderen Anwendungen, die in der Fastenkur empfohlen werden, sind nach den Bedürfnissen der Typen ausgesucht. Dazu zählen warme oder kalte Wickel, Badezusätze, Gymnastik und Atemübungen. Dank ihrer typgerechten Programme hat die Kur eine ausgleichende, harmonisierende Wirkung auf die Befindlichkeit der Fastenden.

Das Prinzip der Temperamentenlehre

Ortolf von Baierland, einer der bekanntesten Ärzte des Mittelalters, machte mit seinem ›Arzneibuch‹ die Temperamentenlehre in Deutschland bekannt: »Darum hat Gott die Arznei geschaffen: Wenn der Mensch heiß sei, dass man ihm kalte Arznei gebe, und einem kalten heiße, einem feuchten trockene und einem trockenen feuchte.«

Welcher Fastentyp sind Sie?

Merkmale	Sanguiniker (warm/feucht) S	Choleriker (warm/trocken) C
Körperliche Merkmale	**Körperbau:** eher schlank, ausgewogene Proportionen, »Normalfigur« **Haut:** glänzend bis leicht fettig **Gesichtsfarbe:** leicht rosig bis glänzend weiß, errötet leicht **Augen:** feucht **Temperatur:** liebt gemäßigtes Klima, warme, leicht feuchte Hände	**Körperbau:** athletisch, mit zunehmendem Alter gedrungen **Haut:** trocken bis rau **Gesichtsfarbe:** rot, fleckig, bekommt schnell einen roten Kopf **Augen:** trocken **Temperatur:** temperaturunempfindlich, friert nie
Persönliche Merkmale	**Charakter:** offen, extrovertiert, gelassen, umtriebig, entschlussfreudig, nicht sehr ehrgeizig, mit Durchsetzungsvermögen, kann auch einfache Dinge genießen **Stimmungslage:** positiv, heiter, optimistisch, entspannt **Soziales Verhalten:** kontaktfreudig, bedingt kompromissbereit, aber diplomatisch, mit Familiensinn **Sportlichkeit:** verspielt, munter **Geist/Verstand:** lernt am besten spielerisch, konzentriert sich nur für eine begrenzte Zeit, kreativ und phantasievoll	**Charakter:** extrovertiert, gefühlsbetont, wechselhaft, energiegeladen, nicht ausdauernd, entschlussfreudig, sehr ehrgeizig, mit großem Durchsetzungsvermögen **Stimmungslage:** schnell erregt, wechselnde Stimmungen, tatkräftig **Soziales Verhalten:** gesellig, kontaktfreudig, nicht kompromissbereit, dominant **Sportlichkeit:** braucht Bewegung, neigt zur Übertreibung **Geist/Verstand:** konzentriert sich oft auf mehrere Dinge gleichzeitig, klare Vorstellungen
Gesundheitliche Merkmale	**Verdauung:** sehr gute Verdauung, ausgewogener Stoffwechsel ohne Verdauungsprobleme **Schlaf:** erholsam **Schwachpunkte:** Neigung zu akuten organischen Beschwerden	**Verdauung:** zu viel Magensäure, Darmmuskulatur sehr aktiv, Neigung zu Durchfall und Sodbrennen **Schlaf:** unregelmäßig, unruhig **Schwachpunkte:** Bluthochdruck, Gallenbeschwerden
Ernährungsgewohnheiten	**Hunger/Appetit:** isst gern und viel, Neigung zu Zwischenmahlzeiten **Gewicht:** muss auf Gewicht achten, nimmt leicht zu	**Hunger/Appetit:** isst unregelmäßig, Heißhungerattacken **Gewicht:** Neigung zu Übergewicht bei überwiegend sitzender Tätigkeit
Tipps und Ziele für die Fastenkur	Zu starke Reize und zu intensives Programm vermeiden, Durchhalten zum Ziel setzen, Zeit der Besinnung für Selbstbeobachtung nutzen	Viel trinken, Ruhe gönnen, bei den Anwendungen nicht überfordern, viele Entspannungsübungen, Zeit der Besinnung für Rückzug nutzen

Phlegmatiker (kalt/feucht) P	Melancholiker (kalt/trocken) M
Körperbau: schlank bis rundlich **Haut:** fettige oder Mischhaut **Gesichtsfarbe:** weißlich, blass **Augen:** feucht **Temperatur:** liebt warmes Klima, leicht kälteempfindlich, oft kalte und feuchte Hände	**Körperbau:** hager **Haut:** trocken bis schuppig **Gesichtsfarbe:** grau, blass **Augen:** trocken **Temperatur:** liebt warmes Klima, ausgesprochen kälteempfindlich, starke Neigung zu kalten Händen und Füßen
Charakter: distanziert, gelassen, beständig, bedächtig, ruhig, unentschlossen, nicht sehr ehrgeizig, aber starker Wille, kann für sich allein genießen **Stimmungslage:** ausgeglichen, beharrlich, beherrscht, überlegt, träge **Soziales Verhalten:** gesellig, kompromissbereit, kann gut zuhören, diplomatisch, mit Familiensinn **Sportlichkeit:** muss motiviert werden, bevorzugt Ausdauersport **Geist/Verstand:** kann sich ausdauernd auf etwas konzentrieren, hat keine »Rosinen im Kopf«	**Charakter:** introvertiert, stark gefühlsbetont, ruhig, trifft Entscheidungen nach langer Überlegung, sehr ehrgeizig, aber schwache Durchsetzungskraft **Stimmungslage:** grübelnd, ernst, sehr beständig **Soziales Verhalten:** Einzelgänger, wenig kompromissbereit, fasst nur langsam Vertrauen **Sportlichkeit:** bewegt sich nicht gerne und wenn, dann übertrieben **Geist/Verstand:** über einen langen Zeitraum hochkonzentriert, vergisst nie etwas, sehr kreativ
Verdauung: Neigung zu Aufstoßen, Blähungen, Durchfall/Verstopfung **Schlaf:** schläft gern und lang **Schwachpunkte:** Neigung zu rheumatischen Erkrankungen, niedrigem Blutdruck und Magenbeschwerden	**Verdauung:** Neigung zu Aufstoßen, Verstopfung, Blähungen, Völlegefühl **Schlaf:** schlecht, unruhig **Schwachpunkte:** Neigung zu depressiven Verstimmungen, Magenbeschwerden und zur Steinbildung
Hunger/Appetit: isst gern und viel zu festen und regelmäßigen Zeiten **Gewicht:** Neigung zu Übergewicht	**Hunger/Appetit:** häufige Appetitlosigkeit, unregelmäßige Essenszeiten **Gewicht:** Neigung zu Untergewicht
Starke und häufige Reize setzen, durch körperliche Bewegung und abwechslungsreiches Fasten eine allgemeine Aktivierung erzielen	Viel trinken, milde Reize setzen, Darm reinigen und anregen, durch Bewegung eine positive Einstellung gewinnen

Finden Sie anhand der nebenstehenden Tabelle heraus, welcher Fastentyp Sie sind. In Reinform treten die einzelnen Typen nicht auf. Jeder Mensch besteht aus einer Mischung der vier Körpersäfte – es kommt nur darauf an, in welchem Porträt Sie sich am ehesten wiedererkennen. Die aussagekräftigsten Kriterien zur Einordnung sind die Temperaturempfindlichkeit und die gesundheitlichen Merkmale. Sollten Sie sich keinem Typ eindeutig zuordnen können, eignet sich das Fastenprogramm für den Sanguiniker am besten für Sie!

Wichtige Tipps zum Fasten

Fasten kann jeder, der sich für gesund und leistungsfähig hält und sich Disziplin und Verzicht zutraut. Doch nicht allen wird es leicht fallen, denn Willenskraft und körperliche Verfassung sind nicht bei jedem gleich stark ausgeprägt. Wer sich jedoch eng an das in diesem Buch geschilderte Fastenprogramm hält, wird sich nicht nur wesentlich gesünder, sondern auch insgesamt ausgeglichener fühlen! Eine Reihe von Tipps helfen, den Fastenalltag zu erleichtern.

Der geeignete Ort

Fasten kann man überall, wo man sich wohl fühlt, wo es warm und gemütlich ist. Das kann im Urlaub am Meer, in den Bergen oder aber zu Hause sein. Für die meisten sind die eigenen vier Wände der am besten geeignete Ort zum Fasten. Viele Fastende legen wegen der an den ersten Tagen wichtigen Toilettenhygiene besonderen Wert darauf, sich in dieser Zeit nicht in einem unbekannten Hotel oder einer fremden Ferienwohnung aufzuhalten.

Der richtige Zeitpunkt

Die meisten Fastenkuren werden im Frühjahr gemacht. Die ersten Sonnenstrahlen und die neu erwachende Natur wecken bei vielen ein Gefühl der Aufbruchstimmung. Die Lust und das Bedürfnis, seinem Körper etwas Gutes zu tun, sind dann besonders groß. Gerade kälteempfindlichen Fastentypen wie Phlegmatikern und Melancholikern fällt im Frühjahr das Fasten leichter, denn sie frieren während der Zeit ohne Nahrungsaufnahme besonders schnell. Ein zusätzlicher Ansporn in dieser Jahreszeit ist oft, dass der Winterspeck weg soll.

Aber auch in den ersten Sommermonaten kann man gut fasten. Die Kur lässt sich dann sogar möglicherweise mit einem Urlaub verbinden. Sehr heiße Sommertage sind allerdings weniger empfehlenswert für die Fastenzeit, da der Kreislauf bei der Stoffwechselumstellung zu sehr belastet wird. Auch der Herbst ist eine beliebte Jahreszeit zum Fasten. Gerade an den kürzeren Tagen gehen viele noch einmal in sich und reflektieren ihre Lebensweise – ideal, um dies mit dem Fasten zu verbinden.

Wer im Alltag fastet, sollte eine Zeit wählen, in der es etwas ruhiger zugeht. Man beginnt die Fastenkur am besten an einem Freitag, an dem man sich möglichst Urlaub nehmen sollte. Dann liegen die schwierige Anfangsphase und das erste wichtige Abführen am Wochenende. Den Montag sollte man sich auf jeden Fall zusätzlich frei nehmen. Denn dieser Tag, der dritte ohne Nahrungszufuhr, ist in der Regel der schwierigste – Ruhe ist dann besonders wichtig.

In der Gruppe oder allein

Fasten fällt am leichtesten mit Gleichgesinnten, etwa mit dem Lebenspartner. Mit ihm kann man sich über körperliche und seelische Befindlichkeiten austauschen, und auch wenn die neue Lebensenergie erwacht, kann das Hochgefühl geteilt werden. Oft stärken die Auseinandersetzungen mit sich selbst und dem Partner sogar die Beziehung. Doch trotz der gegenseitigen Bereicherung sollte man sich immer wieder genügend Zeit für sich selbst nehmen.

Statt mit dem Lebenspartner kann es auch sehr reizvoll sein, mit Freunden zu fasten. In der Geborgenheit der Gruppe erlebt man viel gegenseitige Hilfe und wächst aus dem Verständnis der anderen. Obwohl die Beziehungen zu den Freunden sich beim Fasten in der Regel vertiefen, ist es jedoch auch hier wichtig, sich genügend persönliche Rückzugsmöglichkeiten für Phasen der Ruhe einzuräumen.

Etwas schwieriger ist es, ganz auf sich allein gestellt zu fasten. Hier ist mehr Willensstärke vonnöten, und auch Mut zur Auseinandersetzung mit sich selbst ist gefragt. Gerade wenn andere Familienmitglieder ihren üblichen Essgewohnheiten nachgehen, benötigt man als Fastender besonderes Durchhaltevermögen. Hilfreich ist es dann, das Fasten in die wärmere Jahreszeit zu verlegen, während der man den Rest der Familie in den Urlaub schicken kann und selbst zu Hause bleibt. Wer sich im Inneren jedoch ganz für die Fastenkur entschieden hat, der wird das Fasten auch im Alleingang genussvoll erleben.

Die innere Einstellung

Wenig empfehlenswert ist es, sich vor der Kur noch einmal all das zu »gönnen«, was den eigenen Gaumen am meisten erfreut. Wer dies tut, wird an den ersten Fastentagen besonders leiden: Der überlastete Magen produziert zu viel Säure, und der gestaute Nahrungsbrei liegt zu schwer im Magen. Vielmehr ist es sinnvoll, bereits einige Tage vor der Kur Fleisch und Süßes ganz vom Speiseplan zu verbannen und sich dafür umso mehr von Obst und Gemüse zu ernähren. Vor allem sollte man nur so lange essen, bis man satt ist. Maßvoller Genuss ist also schon im Vorfeld des Fastens empfehlenswert. Das gilt auch für Kaffee, Zigaretten und Alkohol, worauf man möglichst schon vor der Fastenkur verzichtet.

Wichtig ist es aber auch, die innere Einstellung zum Fasten noch einmal zu überdenken. Wollen Sie die Fastenkur wirklich machen, machen Sie sie ausschließlich für sich selbst, für Ihre Gesundheit und Ihr Wohlbefinden? Nur wenn man diese Fragen bejahen kann, wird die Fastenkur zum Ziel führen – der Erfolg hängt ganz von einem selbst ab. Um sich gedanklich auf das Fasten einzustimmen, ist es gerade für die umtriebigen und energiegeladenen Fastentypen Sanguiniker und Choleriker sinnvoll, schon während des Alltags mit Gymnastik, Spaziergängen oder Meditation langsam etwas zur Ruhe zu kommen.

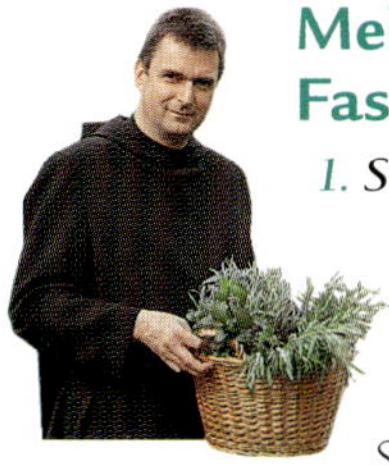

Meine wichtigsten Fastenregeln

1. ***Sanfter Einstieg:*** *Vor dem eigentlichen Fasten den Körper mit Schonkost entlasten.*
2. ***Keine feste Nahrung:*** *Sechs Tage lang nur Kräutertees, Gemüsebrühe sowie Getreidecremes zu sich nehmen und dazu viel, viel Wasser trinken!*
3. ***Loslassen vom Alltag:*** *Alle Verpflichtungen möglichst vor dem Fasten abschließen und sich vor Reizüberflutung abschirmen: kein Radio, kein Fernsehen und keine laute Musik.*
4. ***Verzicht auf Überflüssiges:*** *Auf alles verzichten, was dem Körper schaden könnte: Alkohol, Zigaretten, Kaffee und möglichst auch Medikamente.*
5. ***Auf sich selbst hören:*** *Bewusst auf Körper und Psyche achten und das tun, was sie verlangen – vom Schlafen bis zu gymnastischen Übungen.*
6. ***Ausscheidungen fördern:*** *Darm entleeren, Leber und Lunge stärken, Nieren spülen und viel schwitzen. Hautpflege dabei nicht vergessen.*
7. ***Viel Bewegung:*** *Spazieren gehen, gezielte Gymnastikübungen machen oder schwimmen, um Kreislauf und Stoffwechsel anzuregen.*
8. ***Ruhezeiten einplanen:*** *Bei Streck- und Atemübungen sowie Meditationen zur Ruhe kommen und Körper und Psyche Zeit lassen.*
9. ***Ausreichend schlafen:*** *Das Einschlafen erleichtern mit festen Ritualen. Beruhigen mit erbaulicher Lektüre, einer Duftlampe, aber auch mit Schlaftees und Entspannungsbädern.*
10. ***Aufbautage behutsam angehen:*** *Das Essen ausgiebig genießen und den Kostaufbau nur ganz langsam steigern!*

Wenn man noch keine Fastenerfahrung hat, sollte man sich einen möglichst sanften Einstieg ins Fasten gönnen und den richtigen Zeitpunkt wählen. Die Umstellung des Stoffwechsels auf die Fastenzeit erfolgt besser ohne die übliche Hektik und in einer ruhigen Atmosphäre. Fährt man zum Fasten in den Urlaub, ist zu bedenken, dass der Anreisetag oft schon genügend Belastung für den Körper bedeutet und Orts-, Zeit- und Klimawechsel mit sich bringt.

Die Vorbereitung der Fastenkur

Etwa eine Woche, bevor die Fastenkur losgeht, lohnt es sich, mit den Vorbereitungen zu beginnen. Im Zweifelsfall ist es empfehlenswert, sich von einem Arzt untersuchen und eine gute Verfassung attestieren zu lassen. Das muss nicht unbedingt ein Fastenarzt sein. Wenden Sie sich an Ihren Hausarzt, der Sie kennt und berät, wenn es um die Wirkungsweise von unvermeidbaren Medikamenten geht, die Sie auch während der Phase des Nahrungsverzichts einnehmen müssen.

Alle ausstehenden Arbeiten und gesellschaftlichen Verpflichtungen schließt man am besten in der Woche vor der Kur ab – man soll ja während der Fastenkur möglichst frei in der Tagesplanung sein. Sinnvoll ist es dann auch, den Kühlschrank auszuräumen, damit er nicht doch zum Naschen verführt. Alle restlichen Essensvorräte können Sie eventuell an Freunde verschenken.

Wer unnötigen Stress vermeiden will, sollte die Zutaten für die ersten sieben Tage einen Tag vor Kurbeginn besorgen. Das Einkaufen von frischem Obst und Gemüse für die Aufbautage kann man auf den letzten Fastentag verschieben. Sich wieder im Geschäft Lebensmittel auszusuchen macht dann besonderen Spaß und erhöht die Vorfreude auf den Tag des Fastenbrechens.

Auch die anderen Utensilien kann man zusammenstellen. Sinnvoll ist es etwa, am Vortag der Fastenkur die wichtigsten Teile der »Fastenausrüstung« bereitzulegen: z. B. warme und bequeme Kleidung, genügend Unterwäsche, zwei Wärmflaschen, Hautöl, ein Einlaufgefäß, Glaubersalz, Flohsamenschalen und den Zungenschaber. Auch seine Lieblingsbücher sollte man im Haus haben, um während des Fastens auf andere Gedanken zu kommen.

Viel trinken

Trinken gehört grundsätzlich zu den wichtigsten Säulen des Fastenprogramms: Mindestens 1 1/2 l Wasser zusätzlich zu den Tees werden pro Tag empfohlen. Diese große Menge ist notwendig, um den Körper bei der Ausscheidung von Ablagerungen und Giftstoffen zu unterstützen. Wer viel Tee und Wasser zu sich nimmt, unterdrückt außerdem zwischendurch auftretende Hungergefühle. Die empfohlenen Heilkräutertees wirken ausgleichend und führen dem Körper Wärme zu, was besonders wichtig für die kälteempfindlichen Fastentypen Phlegmatiker und Melancholiker ist. Die Heilkräutertees sind überdies so auf den jeweiligen Fastentyp abgestimmt, dass sie die Stoffwechselleistung des Körpers optimal anregen.

Für alle Getränke während des Fastens gilt: schluckweise trinken. Jeden Schluck sollte man im Mund vorwärmen oder kühlen und dabei dem Geschmack des Tees nachspüren. Die Heilpflanzentees wirken besser, wenn sie langsam getrunken werden.

Neue Gewohnheiten annehmen

Die Fastenkur wird viele unserer täglichen Gewohnheiten verändern. Dafür werden andere Handlungen wie das Morgenritual (siehe Seite 110), zu dem die morgendliche Tasse Tee im Bett gehört, zum festen Bestandteil der Fastentage. Um sich an dieses Ritual zu gewöhnen und den jeweils kommenden Tag vorzubereiten, ist es sinnvoll, den Tee jeweils am Abend vorher zuzubereiten und ihn in einer Thermoskanne ans Bett zu stellen. So kann man das Aufwachritual mit Dehnen und Räkeln im Bett durchführen, ohne vorher aufstehen zu müssen.

Wer seine Speisen im Alltag ausgiebig salzt, lernt jetzt, sie mit Kräutern zu würzen. Zu viel Salz bindet im Körper Wasser, begünstigt Bluthochdruck und belastet so Herz und Nieren unnötig.
Alkohol, Zigaretten und Kaffee sind während des Fastens absolut tabu, schließlich ist das Entgiften des Körpers eines der Ziele, die man beim Fasten anstrebt. Auch auf Medikamente wie Schmerz-, Kreislauf- und Abführmittel, Appetitzügler oder Entwässerungstabletten sollte man verzichten.
Eine wichtige Grundregel des gesamten Fastenprogramms, die man beherzigen sollte, sind feste Tagesrhythmen, z. B. sollte man früh zu Abend essen. Am besten isst man um 18 Uhr und läuft damit nicht Gefahr, den Darm unnötig zu belasten, dessen Ruhephase am frühen Abend beginnt.

Ausgleichende Bewegung

Da der Mensch von Natur aus ein »Bewegungswesen« ist, gehört ausreichende und vor allem sinnvolle Bewegung zu den festen Bestandteilen des Fastenprogramms. Körperliche Betätigung an der frischen Luft wie Spazierengehen oder leichte Gartenarbeit fördert die Lungenfunktion, sodass mehr Kohlendioxid ausgeatmet wird. Bewegung ist auch ideal für den Säure-Basen-Haushalt des Körpers, der bei unserer modernen (Fehl-)Ernährung oft im viel zu sauren Bereich liegt (siehe Seite 54). Wer während des Fastens Sport treibt, sollte wissen, dass er dabei um einiges schneller ermüdet als sonst. Rasch verfügbare Energie können Sie von Ihrem Körper, der während des Fastens seine Reserven abbaut, nicht verlangen. Große Anstrengungen sollte man daher meiden, statt joggen lieber gehen und statt Rennrad fahren lieber einen Gang zurückschalten.

Genügend Ruhe

Am einfachsten erreicht man körperliches und seelisches Wohlbefinden, wenn man zwischen Bewegung und Ruhe, Spannung und Entspannung wechselt. Nach jeder Anstrengung – nach den Mahlzeiten, dem Abführen oder nach gymnastischen Übungen – empfiehlt es sich zu ruhen. Man sollte dem Körper Zeit lassen bei seiner Selbstregulation. Erst durch die Phasen der Entspannung kann man wieder lernen, was einem wirklich wichtig ist. Und erst dann hat man den Kopf frei für neue Gedanken.
Fasten hilft in der Regel, den Schlaf zu verbessern. Er wird tiefer, damit allerdings möglicherweise auch kürzer. Aufregende Kinofilme oder Fernsehsendungen sind kurz vor dem Schlafengehen dennoch ungeeignet, ebenso ein stark aufwühlendes Buch. Besser ist es, den Tag mit einem kleinen Abendspaziergang zu beschließen, zum Lesen ruhige Texte auszuwählen oder sich die wichtigsten Ereignisse beim Tagebuchschreiben noch einmal durch den Kopf gehen zu lassen (siehe Kasten).

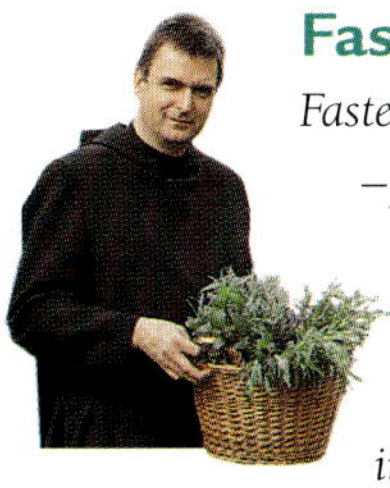

Fastentagebuch

Fasten ist eine besondere Erfahrung – für unseren Körper, unseren Geist und ganz besonders unsere Sinne. Meinen Fastenschülern empfehle ich daher immer, die für sie wichtigsten Schritte auf dem Papier festzuhalten. Es lohnt sich, ein richtiges Fastentagebuch zu führen. Dort können Sie notieren, wie Sie sich jeweils fühlen. Beschreiben Sie Ihren körperlichen und seelischen Zustand. Schreiben Sie auf, welche Beschwerden Sie vor der Fastenwoche plagen, und halten Sie fest, was davon nach der Fastenzeit geblieben ist. Wenn Sie möchten, können Sie Ihr jeweiliges morgendliches Gewicht notieren. Am Ende lässt sich so über die gesamte Fastenwoche Bilanz ziehen. Falls Sie dann wieder einmal eine Fastenkur machen möchten, lesen Sie Ihre früheren Erlebnisse nach, vergleichen Sie sie und holen sich dadurch vielleicht wertvolle Tipps.

Der Vorfastentag

Tageszeit	A. Essen / Trinken	B. Entlastung
Aufwachen	1 Tasse Morgentee Hagebutte S 1 Tasse Morgentee Ringelblume C 1 Tasse Morgentee Pfefferminze P 1 Tasse Morgentee Schlüsselblume M	
Früher Morgen		2 Gläser Wasser zur Anregung des Darms S C P M
Frühstückszeit	Apfel-Roggen-Müsli oder Brotsuppe S Pflaumen-Dinkel-Müsli oder Brotsuppe C Feigen-Haferflocken-Müsli oder Brotsuppe P Trauben-Weizen-Müsli oder Brotsuppe M 1 Tasse Morgentee, 1 Glas Wasser S C P M	
Vormittag	2 Tassen Früchtetee nach Belieben S C P M	1 Glas Wasser / 1 EL Flohsamenschalen S C P M
Mittag	Safran-Hirse mit Endiviensalat S Koriander-Dinkel mit Gurkensalat C Petersilien-Amaranth mit Fenchelsalat P Bockshornklee-Weizen mit Rote-Bete-Salat M	
Früher Nachmittag		2 Glas Wasser S C P M
Teezeit	2 Tassen Früchtetee nach Belieben S C P M	
Später Nachmittag		1 Glas Wasser / 1 EL Flohsamenschalen S C P M
Abend	Hirsebrühe mit Mangold, 1 Scheibe Brot S Dinkelbrühe mit Erbsen, 1 Scheibe Brot C Amaranthbrühe mit Fenchel, 1 Scheibe Brot P Weizenbrühe mit Möhren, 1 Scheibe Brot M 1–2 Tassen Schlaftee S C P M	

»Verzicht nimmt nicht, Verzicht gibt. Er gibt die unerschöpfliche Kraft des Einfachen.«
Martin Heidegger

C. Begleitende Anwendungen	D. Entspannung / Besinnung
Nach Entspannungsübungen: Luftbad am offenen Fenster S P Kalt-feuchtes Abreiben C M Kurzes Nachruhen im Bett S C P M	Morgenritual S C P M
Trockenmassage S M Dusche, kalt abschließen C P Mundpflege, Ölziehkur S C P M	Kontemplation: Aufrecht hinsetzen, auf eine fließende Atmung achten S C P M
Gymnastik für die Körpermitte S C P M	
	Ruhen, dabei eventuell lesen oder entspannende Musik hören S C P M
Spaziergang oder Schwimmen, eventuell letzte Einkäufe erledigen S C P M	
Schlafsocken S P Nasse Socken C M Ansteigendes Fußbad S P M	Fastentagebuch führen S C P M Lektüreempfehlung: Hildegard von Bingen, »Scivias« (»Wisse die Wege«) S C P M

S = Sanguiniker C = Choleriker P = Phlegmatiker M = Melancholiker

Vorfastentag: die Einstimmung

Bereits der Beginn des zehntägigen Fastenprogramms markiert einen entscheidenden Einschnitt in den Alltag. Denn jetzt gilt es, sich aus dem gewohnten Tagesablauf zu lösen. Seelischer Ballast sollte über Bord geworfen und mit der Rückbesinnung auf sich selbst begonnen werden. Man lässt den Alltag ausklingen und kommt zur Ruhe. Der erste Schritt in diese Richtung ist das nun täglich durchzuführende Morgenritual im Bett, das aus Strecken und Dehnen, dem Morgentee und einer abschließenden Entspannungsübung besteht. An diesem ersten Tag sollten Fastende möglichst alle Termine absagen und Tätigkeiten nachgehen, die sie schon lange vorhatten. Das kann ein Spaziergang sein oder ein anregender Besuch im Museum.

A. Essen und Trinken

Morgens

Der Morgentee (siehe Seite 149) ist nicht nur eine Einstimmung auf den beginnenden Fastentag, er dämpft darüber hinaus auch das morgendliche Hungergefühl und verdünnt die Verdauungssäfte. Der Tee besteht aus belebenden, erfrischenden und wohlschmeckenden Heilkräutern, die nach der Temperamentenlehre der Klosterheilkunde ausgewählt wurden – z. B. für den warmen und feuchten Sanguiniker Rosenblätter, Hagebuttenschalen und Apfelstücke, die kühlend und trocknend wirken.

Ebenso ist das Frühstück so zusammengestellt, dass es den Qualitäten des Fastentyps entgegenwirkt (siehe Seite 152). Der Sanguiniker isst beispielsweise ein kühlendes und trocknendes Apfel-Roggen-Müsli.

Mittags

Als Mittagessen steht vegetarische Kost auf dem Plan, weil tierische Eiweiße schwerer verdaulich sind (siehe Seite 152). Getreide und Salate mit einem hohen Anteil an Ballaststoffen geben dem Darminhalt Volumen und weichen ihn auf, wenn man ausreichend Wasser oder Früchtetees dazu trinkt.

Abends

Etwa um 18 Uhr nimmt man eine Getreidebrühe zu sich, die dafür sorgt, dass wertvolle Salze und genügend Flüssigkeit aufgenommen werden und somit der Kreislauf stabil gehalten wird (siehe Seite 154). Zur besseren Aufnahme der Vitamine aus dem Getreide kann man das Brot, das man dazu isst, mit etwas Weizenkeim- oder Olivenöl oder mit Butter bestreichen. Um Einschlafproblemen vorzubeugen, ist eine Tasse Schlaftee (siehe Seite 150) hilfreich, der als Hauptkomponente jeweils eine beruhigende und schlaffördernde Heilpflanze enthält, etwa Baldrian, Hopfen, Melisse oder Lavendel. Weitere Pflanzen in den Teemischungen sind nach den geschmacklichen Vorlieben der einzelnen Temperamente beigemengt.

B. Entlastung

Indische Flohsamenschalen zur sanften Darmreinigung erweichen den Darminhalt, der Stuhl wird gleitfähig und ältere Ablagerungen zwischen den Darmzotten werden dadurch mit hinausbefördert. Die Flohsamenschalen sollten allerdings mindestens 30 Minuten vor der Hauptmahlzeit eingenommen werden, um den Magen etwas zu füllen und eventuell auftretende Hungergefühle in Grenzen zu halten. Dabei ist es wichtig zu beachten, dass man 2 Gläser Wasser nachtrinkt.

C. Begleitende Anwendungen

Morgens und mittags

Sinnvolle Anwendungen nach den morgendlichen Entspannungsübungen im Bett sind ein Luftbad und eine kalt-feuchte Waschung. Für das Luftbad öffnet man ein Fenster oder begibt sich ins Freie und setzt sich möglichst unbekleidet 2 bis 5 Minuten der Morgenfrische aus. Wie bei der kalten Abreibung stärken dabei milde Temperaturreize den Kreislauf und die Abwehrkräfte. Für die kalten Anwendungen gilt jedoch, dass man sie nur bei warmer Haut durchführen soll. Anschließend legt man sich so lange ins Bett, bis die Haut nicht mehr prickelt. Dies ist ein Zeichen dafür, dass sich die angeregte Durchblutung wieder normalisiert hat.

- Für die beiden feuchten Temperamente, die **Sanguiniker** und die **Phlegmatiker,** ist vor allem das Luftbad zu empfehlen.
- **Choleriker** und **Melancholiker** als trockene Temperamente halten sich am besten an eine kaltfeuchte Waschung. Dabei sorgt das kühle Wasser zunächst für eine Verengung der Gefäße, auf die der Körper kurz darauf mit einer Erweiterung der Arterien und Venen reagiert. Dadurch wird nicht nur die Durchblutung der Haut angeregt, sondern auch die der inneren Organe.

Bereits am Vorfastentag kann man Gymnastikübungen trainieren, die der Aktivierung der Darmmuskulatur dienen (siehe Seite 112–115).

Abends

Da man am Anfang einer Fastenkur von den belastenden Erlebnissen des Alltags loslassen soll, ist gesunder Schlaf umso wichtiger. Forschungen haben gezeigt, dass dafür ein bestimmter Verlauf der Körpertemperatur entscheidend ist: Am späten Abend beginnt die Temperatur zu sinken und erreicht um 3 Uhr nachts ihr Minimum, dann steigt sie wieder. Bleibt die Körpertemperatur hingegen gleich oder ist es zu warm, stellt sich kein erholsamer Schlaf ein. Der Körper senkt seine Temperatur, indem er die Wärme nach außen in die Haut ableitet. Die Haut wirkt also wie ein Kühlelement und muss dafür gut durchblutet sein, was man an warmen Füßen erkennt. Für eine bessere Durchblutung und damit für besseres Einschlafen sorgen Schlafsocken, nasse Socken (siehe Seite 95) oder ein ansteigendes Fußbad (siehe Seite 120).

D. Entspannung und Besinnung

Morgens

Um sich gleich morgens auf das Fasten einzustimmen, kommt dem ersten Morgenritual (siehe Seite 110) eine besondere Rolle zu. Noch im Bett sollte man seinen Körper dabei bewusst wahrnehmen.

Abends

Während der Alltag in den Hintergrund tritt, können neue Rituale begonnen werden, etwa das abendliche Lesen. Laut Benedikt sollten die Mönche nach dem Abendessen noch einmal zusammenkommen, um sich aus erbaulichen Büchern vorzulesen.

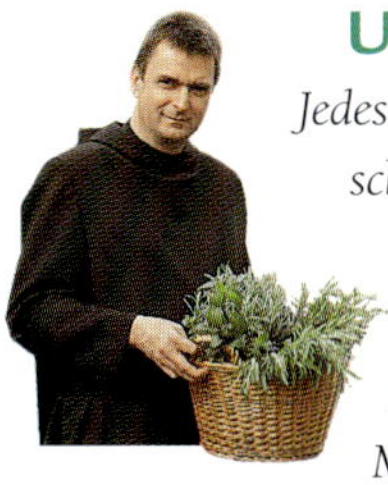

Umstimmung

Jedes Fasten beginnt mit einem Entschluss – mit der Entscheidung »Ich will fasten«, nicht mit »Ich muss fasten, weil ich z. B. Übergewicht habe«. Mit diesem Entschluss geht ein bewusster Einschnitt in den bisherigen Alltag einher: Heute bleibt das Radio morgens einmal aus, die Zeitung ungelesen. Auch das Frühstück wird anders gestaltet als sonst – statt Kaffee gibt es Kräutertee. Heute steht nicht die Arbeit im Vordergrund, sondern ich. Was gehört zu meinem Alltag, und wie kann ich mich davon lösen? An diesem Einstimmungstag werden alte Rituale abgelegt und neue begonnen.

Der 1. Fastentag

Tageszeit	A. Essen / Trinken	B. Entlastung
Aufwachen	1 Tasse Entblähungstee Erdrauch (S) 1 Tasse Entblähungstee Koriander (C) 1 Tasse Entblähungstee Kamille (P) 1 Tasse Entblähungstee Kardamom (M)	
Früher Morgen		Glaubersalz (S) (C) (P) (M) Alternativ: Einlauf (S) (C) (P) (M)
Frühstückszeit	2 Tassen Entblähungstee Erdrauch (S) 2 Tassen Entblähungstee Koriander (C) 2 Tassen Entblähungstee Kamille (P) 2 Tassen Entblähungstee Kardamom (M)	
Vormittag		1/2 Glas Wasser / 2 TL Flohsamen-schalen (S) (C) (P) (M)
Mittag	Gemüsebrühe (S) (C) (P) Pürierte Möhren-Sellerie-Suppe (M)	
Früher Nachmittag		2 Gläser Wasser zur Unterstützung der Ausleitung (S) (C) (P) (M)
Teezeit	2 Tassen Früchtetee nach Belieben oder Entblähungstee vom Morgen (S) (C) (P) (M)	
Später Nachmittag		1/2 Glas Wasser / 2 TL Flohsamen-schalen (S) (C) (P) (M)
Abend	Gemüsebrühe (S) (C) (P) Pürierte Möhren-Sellerie-Suppe (M) 1–2 Tassen Schlaftee (S) (C) (P) (M)	

»Wenn du deine Hände mit Gold füllen willst, musst du vorher die Steine, die du darin hältst, loslassen.« Martin Heidegger

C. Begleitende Anwendungen	D. Entspannung / Besinnung
Gymnastikübung: Wippe (S) Gymnastikübung: Radfahren (C) Gymnastikübung: Bauchschnellen (P) Wärmflaschenmassage (M)	Morgenritual (S) (C) (P) (M) Atemübung: Sitzbeuge (S) (C) Atemübung: großer Armkreis (P) (M)
Warme Dusche, kalt abschließen (S) (P) (M) Wechseldusche, kalt abschließen (C) Mundpflege, Ölziehkur (S) (C) (P) (M)	
Ruhen mit kaltem Leberwickel (S) (C) Ruhen mit warmem Leberwickel (P) (M) Bauchmassage (S) (C) (P) (M)	Nach dem Abführen kurzes Ruhen, dabei nach Belieben entspannende Musik hören (S) (C) (P) (M)
Gymnastikübung vom Morgen: Wippe (S) Radfahren (C) Bauchschnellen (P) Wärmflaschenmassage (M)	Verdauungsatmung (S) (C) (P) (M)
	Kleiner Spaziergang, dabei die Natur betrachten und genießen (S) (C) (P) (M)
Warmes Fußbad (S) (C) (P) (M) Alternativ: Melissenbad (S) (C) Lavendelbad (P) (M)	Fastentagebuch führen (S) (C) (P) (M) Lektüreempfehlung: Augustinus, »Vom Nutzen des Fastens« (S) (C) (P) (M)

(S) = Sanguiniker (C) = Choleriker (P) = Phlegmatiker (M) = Melancholiker

1. Fastentag: das Loslassen

Der erste Fastentag steht ganz im Zeichen der Entlastung der Verdauungsorgane und der Reinigung des Darms. Der Körper braucht Ruhe, da der hoch sensible Verdauungstrakt mit über 100 Millionen Nervenzellen durch den Mangel an Nahrung und das Abführen sehr gestresst wird. Deshalb sollte man diesen Tag frei von anderen Verpflichtungen halten.

A. Essen und Trinken

Morgens

Heute ist es besonders wichtig, viel zu trinken – das ist entscheidend für den Erfolg des Abführens. Durch das schluckweise Trinken von speziellen Tees und Wasser werden die Darmbewegungen angeregt, der Stuhl wird weicher und gleitfähiger.

In den Entblähungstees (siehe Seite 150) aller vier Fastentypen sind neben geschmacksverstärkenden Pflanzen mit angenehmem Aroma vor allem auch ausgewählte Heilpflanzen enthalten, deren Inhaltsstoffe krampfartige Beschwerden lindern und Magen und Darm beruhigen können.

- Für **Sanguiniker** sinnvoll sind Heilpflanzen mit kühlenden und trocknenden Eigenschaften, wie beispielsweise Erdrauch, Spitzwegerich und Süßholzwurzel. Fenchel ist darüber hinaus wegen seiner entblähenden und entkrampfenden Wirkung in der Teemischung enthalten.
- **Choleriker** neigen besonders zu Bauchkrämpfen. Dem Entblähungstee sind deshalb neben dem kalt-feuchten Koriander entblähender Fenchel und beruhigend wirkender Baldrian beigemengt. Zitrone hat eine magenstärkende Wirkung.
- **Phlegmatiker**, die zu den kühlen Fastentypen gehören, benötigen vor allem wärmende Pflanzen, die die Verdauung besonders stark anregen. Dazu gehören Kamille, Pfefferminze, Kümmel und Anis.
- Für **Melancholiker** hat sich Kardamom bewährt, der unter den wärmenden und feuchten Pflanzen zu den wirksamsten Heilpflanzen für Magen und Darm zählt. Für eine Förderung der Verdauung sorgt außerdem Fenchel.

Mittags

Nach der Darmentleerung und ausreichender Ruhezeit ist eine kleine Stärkung sinnvoll.

- Die meist hageren **Melancholiker** können sich einen Teller pürierte Möhren-Sellerie-Suppe (siehe Seite 154) zubereiten, da sie in der Regel mehr Kalorien benötigen als die anderen Fastentypen.
- Die **übrigen Fastentypen** nehmen einen Teller Gemüsebrühe zu sich (siehe Seite 154).

Abends

Wer zu Schlafproblemen neigt, dem wird empfohlen, vor der Nachtruhe eine Tasse beruhigenden Schlaftee (siehe Seite 150) zu trinken.

B. Entlastung

Morgens

Der Einstieg in das Fasten erfolgt mit einer gründlichen Darmreinigung während der Morgentoilette. Denn der Darm, der über die folgenden Tage seine Aktivität drastisch reduziert, muss dabei unterstützt werden, sich seiner Ausscheidungsstoffe zu entledigen. An diesem ersten Fastentag wird allen Fastentypen empfohlen, mit Glaubersalz abzuführen, da diese Methode für eine besonders gründliche Reinigung vor allem der oberen Darmabschnitte sorgt (siehe Seite 108). Bei Sanguinikern, die in der Regel eine gute Verdauung haben, genügt allerdings oft ein Einlauf – sie können die Methode des Abführens von ihrem Befinden an diesem Fastentag abhängig machen (siehe Seite 107).

C. Begleitende Anwendungen

Morgens

An das Morgenritual (siehe Seite 110) schließen sich gymnastische Übungen an, die den Darm und Kreislauf zusätzlich mobilisieren (siehe Seite 112–115).

- Die beste Übung für den gefühlsbetonten **Sanguiniker** ist die harmonisierende Wippe.
- Für den leistungsstarken **Choleriker** hat sich das Radfahren als geeignete Übung herausgestellt, bei der viel Energie verbraucht wird.
- **Phlegmatiker** dürfen ihr »Phlegma« pflegen, denn das Bauchschnellen kann im Liegen bequem durchgeführt werden.
- Für die kalten **Melancholiker** ist die Wärmflaschenmassage (siehe Seite 115) ideal, weil sie dem Körper von außen Wärme zuführt und zugleich die Darmbewegungen in sanften Wellen auf angenehme Weise anregt.

Nach Einlauf und Ruhezeit haben viele Fastende das Bedürfnis nach Reinigung. Am besten sind jetzt Wechselduschen, die Stoffwechsel und Durchblutung intensiv stimulieren. Auch eine ausgiebige Mundpflege kann hilfreich sein (siehe Seite 121).

Vormittags

Nach dem Abführen ist Ruhe der wichtigste Ratschlag, den jeder beherzigen sollte:

- Ein kalter Leberwickel (siehe Seite 119) hilft **Sanguinikern** und **Cholerikern**, eventuell auftretenden Darmkrämpfen vorzubeugen.
- **Phlegmatiker** und **Melancholiker** legen einen warmen Leberwickel mit einem Heusack oder einer Wärmflasche an (siehe Seiten 79 und 119).

Abends

Um Einschlafproblemen vorzubeugen, ist ein warmes Fuß- oder ein Dreiviertelbad hilfreich.

- **Phlegmatiker** und **Melancholiker** nehmen ein ausgleichendes Lavendelbad (siehe Seite 120).
- Für **Choleriker** und **Sanguiniker** ist die im Vergleich zu Lavendel stärker beruhigend wirkende Melisse als Badezusatz ideal (siehe Seite 120).

D. Entspannung und Besinnung

Beim Fasten sollte man sich viel Zeit für sich selbst nehmen, in seinen Körper hineinhören und sich beispielsweise morgens im Bett ausgiebig dehnen und auf die Körpermitte konzentrieren. Abgeschlossen werden die körperlichen Übungen mit der Tiefenatmung (siehe Seite 116), die viel Sauerstoff in die Lungen bringt und die Organe durch die Bewegungen des Zwerchfells massiert. Zur Anregung der Verdauungsorgane dient außerdem die Verdauungsatmung (siehe Seite 117). Ein Spaziergang fördert die Entspannung, gleichzeitig aber auch die Ausleitung.

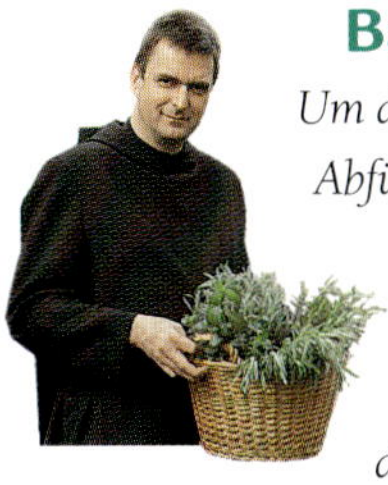

Bauchmassage

Um die Darmperistaltik nach dem Abführen anzuregen, ist eine Bauchmassage besonders hilfreich. Dazu bleibt man ganz entspannt im Bett auf dem Rücken liegen und legt beide Hände etwa in Höhe des Hüftknochens auf die Bauchdecke. Nun beginnt man unten rechts mit sanftem Druck den Bauch an der Stelle zu massieren, an der der Magen in den Darm übergeht. In rhythmischen Bewegungen wird nach rechts oben bis knapp unterhalb des Rippenbogens und von dort aus im Uhrzeigersinn nach links oben und links unten weitermassiert. Die Bauchmassage endet nach 5 Wiederholungen links unten und wird mit einem etwas kräftigeren Druck abgeschlossen.

Der 2. Fastentag

Tageszeit	A. Essen / Trinken	B. Entlastung
Aufwachen	1 Tasse Morgentee Hagebutte S 1 Tasse Morgentee Ringelblume C 1 Tasse Morgentee Pfefferminze P 1 Tasse Morgentee Schlüsselblume M	
Früher Morgen		1 Glas Wasser zur Unterstützung der Ausleitung S C P M
Frühstückszeit	2 Tassen Lebertee: Lebertee Mariendistel S P Lebertee Löwenzahn C M	
Vormittag		1/2 Glas Wasser / 2 TL Flohsamenschalen S C P M
Mittag	2 Portionen Roggencreme S 2 Portionen Dinkelcreme C 2 Portionen Hafercreme P 2 Portionen Weizencreme mit Gemüseeinlage M	
Früher Nachmittag		1 Glas Wasser zur Unterstützung der Ausleitung S C P M
Teezeit	2 Tassen Lebertee: Lebertee Mariendistel S P Lebertee Löwenzahn C M	
Später Nachmittag		1/2 Glas Wasser / 2 TL Flohsamenschalen S C P M
Abend	Gemüsebrühe S C P Pürierte Möhren-Sellerie-Suppe M 1 Tasse Schlaftee S C P M	

»Das Fasten ist die Speise der Seele.«
Basilius der Große

C. Begleitende Anwendungen	D. Entspannung / Besinnung
Luftbad S P Kalt-feuchtes Abreiben C M Kurzes Nachruhen im Bett mit Bauchmassage S C P M	Morgenritual S C P M Atemübung: Sitzbeuge S C Atemübung: großer Armkreis P M
Wechseldusche S P M Wechseldusche, kalt abschließen C Mundpflege, Ölziehkur S C P M	
Ruhen mit kaltem Leberwickel S C Ruhen mit warmem Leberwickel P M	
Gymnastik für die Körpermitte: Katze und Pferd S Schiff C Narzisse P Storch M	Verdauungsatmung S C P M
	Beim Spaziergang zur Ruhe kommen und den inneren Veränderungen nachgehen S C P M
Ruhen mit kaltem Leberwickel S C Ruhen mit warmem Leberwickel P M	Fastentagebuch führen S C P M

S = Sanguiniker C = Choleriker P = Phlegmatiker M = Melancholiker

2. Fastentag: der Beginn der Entgiftung

Nachdem dem Körper 24 Stunden keine feste Nahrung mehr zugeführt wurde, zeigen sich erste Wirkungen des Fastens: Der Abbau der inneren Reservestoffe und die Entsorgung der dabei freigesetzten Giftstoffe setzt ein. Dabei ist vor allem das Hauptentgiftungsorgan, die Leber, gefordert. Da sie vor allem heute Schwerstarbeit leisten muss, sollte sie entsprechend unterstützt werden: durch Leberwickel oder Teemischungen, die speziell dieses Organ ansprechen und stärken. Die belastete Leber ermüdet den gesamten Organismus und regeneriert am besten im Liegen, deshalb ist auch der zweite Fastentag ganz der Ruhe gewidmet. Man konzentriert sich auf die Vorgänge im eigenen Körper, auf körperliche und seelische Befindlichkeiten und geht dabei das Wagnis ein, sich selbst kennen zu lernen. Dabei kann es helfen, entspannende Atemübungen (siehe Seite 116) durchzuführen.

A. Essen und Trinken

Morgens

Nach der Lockerung der Arme und Beine im Bett bringt der Morgentee innere Wärme und gleicht den Flüssigkeitsverlust der Nacht aus (siehe Seite 149). Zur Frühstückszeit gibt es milden Lebertee, der frisch aufgebrüht wird. Er soll möglichst warm langsam und schluckweise getrunken werden – so kann er besser wirken. Beide Leberteemischungen enthalten den Klassiker der leberwirksamen Heilpflanzen, die Mariendistel (siehe Seite 151).

- Dem Lebertee der **Sanguiniker** und **Phlegmatiker** werden außerdem Pfefferminze und Erdrauch beigemischt, die zu den gallenflussanregenden Heilpflanzen gehören und die Ausscheidung von Giftstoffen über Leber, Galle und Darm fördern. Mit ihren wärmenden und trocknenden Eigenschaften können diese Pflanzen die Leber zusätzlich mit Energie versorgen und sind ideal für die feuchten sanguinischen und phlegmatischen Fastentypen. Die Königskerze wird dieser Teemischung vor allem aus geschmacklichen Gründen beigegeben.
- Gallenflussanregende Pflanzen im Lebertee für den **Choleriker** und **Melancholiker**, die zusätzlich zur Mariendistel beigemengt werden, sind Löwenzahn, Ingwer und Kardamon. Löwenzahn und Ingwer zählen zu den feuchten Pflanzen, die die trockenen Eigenschaften dieser beiden Fastentypen ausgleichen. Für einen ausgewogenen Geschmack der Teemischung sorgen in diesem Fall Erdbeerblätter.

Mittags

Zur Stärkung gibt es eine auf die verschiedenen Fastentypen ausgerichtete Getreidecreme (siehe Seite 155). Im Gegensatz zu den Gemüsebrühen ist die Getreidecreme von sämiger Konsistenz, die sich wie ein Schutzfilm über die säureempfindliche Magen- und Darmschleimhaut legt und sie auf diese Weise vor aggressiven Verdauungssäften schützt. Außerdem besitzen alle Getreidearten Eiweiße sowie eine Vielzahl wertvoller Vitamine und Mineralstoffe, die den Körper bei einer Fastenkur stärken.

- Die warmen und feuchten **Sanguiniker** bereiten eine Getreidecreme aus dem nach dem Verständnis der Klosterheilkunde nur mäßig wärmenden und trocknenden Roggen zu.
- Für die trockenen **Choleriker** steht eine Creme aus feuchtem Dinkel auf dem Speiseplan.
- Für **Phlegmatiker** ist eine Creme mit warmtrockenem Hafer geeignet.
- Die kühlen und trockenen **Melancholiker** nehmen eine Creme aus dem mäßig warmen und feuchten Weizen mit Gemüseeinlage zu sich.

Nachmittags

Fastende, deren Hungergefühl sich jetzt noch meldet, können den nachmittäglichen milden Lebertee mit 1/2 TL Honig süßen.

B. Entlastung

Der Flohsamenschalenkur (siehe Seite 109) kommt am heutigen Tag eine besondere Bedeutung zu: Die Darmflora im Dickdarm setzt beim Abbau des Darminhalts beachtliche Mengen an Ammoniak frei, den die Leber entgiften müsste. Die Flohsamenschalen bewirken jedoch eine physiologische Darmsäuerung, sodass der Ammoniak in seine lösliche Form umgewandelt und ohne den Einsatz der Leber ausgeschieden werden kann. Damit die Flohsamenschalen für die Darmpassage weich genug sind und den Darm nicht verstopfen, ist es wieder wichtig, 2 Gläser Wasser nachzutrinken.

C. Begleitende Anwendungen

Eine gründliche Morgentoilette mit ausgiebigem Zähneputzen, Mundwasser und Ölziehen wird ab diesem Fastentag zu einem immer größeren Bedürfnis, denn eine belegte Zunge und unangenehmer Geschmack sind nun völlig normal. Diese Symptome zeigen, dass der Körper seine Entgiftungs- und Abbautätigkeit voll aufgenommen hat.

Zur zentralen Anwendung an diesem Tag gehört der Leberwickel. Er regt die Durchblutung dieses Organs an, aktiviert dessen Stoffwechselleistung und wirkt krampflösend. Leberwickel lassen einen jedoch schnell ermüden, was an der Freisetzung von Giftstoffen liegt, die die Leber zusätzlich abbauen muss. Deshalb dient der Wickel auch gut als Einschlafhilfe.

- Für die heißen **Choleriker** und **Sanguiniker** eignen sich feucht-kalte Leberwickel. Durch den Kältereiz auf der Haut wird reflektorisch frisches arterielles Blut zur Leber geleitet. Dadurch wird deren Stoffwechsel verstärkt angeregt und die Entgiftungsleistung dieses Organs unterstützt.
- Die kalten **Phlegmatiker** und **Melancholiker** stärken das Hauptentgiftungsorgan, indem sie einen warmen Leberwickel mit einem Heusack oder einer Wärmflasche anlegen.

D. Entspannung und Besinnung

Durch die Umstellung des Organismus und die Erfahrung, auch ohne feste Nahrung ganz aus sich selbst heraus den Tag zu bewältigen, entsteht ein neues Körperbewusstsein. Diesen Veränderungen kann man genussvoll – etwa beim Morgenritual oder dem nachmittäglichen Spaziergang – nachgehen.

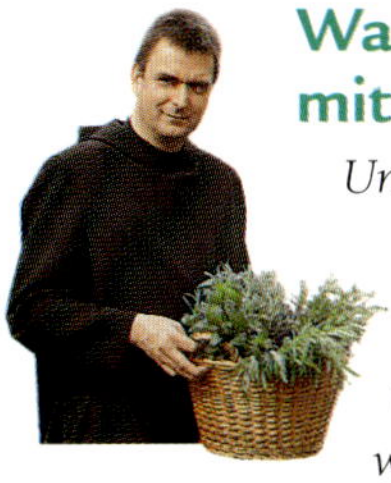

Warmer Leberwickel mit Heusack

Um die wichtige Anwendung des heutigen Tags, den warmen Leberwickel für Phlegmatiker und Melancholiker, noch wirkungsvoller einzusetzen, hat sich ein Heusack bewährt. Er speichert die Wärme länger als eine Wärmflasche, sodass der Leberwickel während seiner gesamten Einwirkzeit von 1 Stunde ausreichend warm ist. Für den Heusack kann man getrocknetes Wiesengras verwenden, das man in einen Kissenbezug füllt. Außerdem sind Fertigpackungen in der Apotheke erhältlich. Den Heusack dämpft man 1 Stunde in einem alten Kartoffeltopf – er selbst sollte nicht im Wasser liegen. Anschließend lässt man ihn kurz an der Luft abkühlen und kann ihn dann direkt zwischen die beiden äußeren Lagen eines Leberwickels legen (siehe Seite 119).

Der 3. Fastentag

Tageszeit	A. Essen / Trinken	B. Entlastung
Aufwachen	1 Tasse Entblähungstee Erdrauch S 1 Tasse Entblähungstee Koriander C 1 Tasse Entblähungstee Kamille P 1 Tasse Entblähungstee Kardamom M	
Früher Morgen		Einlauf S C P M (evtl. Glaubersalz)
Frühstückszeit	2 Tassen Entblähungstee Erdrauch S 2 Tassen Entblähungstee Koriander C 2 Tassen Entblähungstee Kamille P 2 Tassen Entblähungstee Kardamom M	
Vormittag		1/2 Glas Wasser/ evtl. 2 TL Flohsamen- schalen S C P M
Mittag	2 Portionen Roggencreme S 2 Portionen Dinkelcreme C 2 Portionen Hafercreme P 2 Portionen Weizencreme mit Gemüseeinlage M	
Früher Nachmittag		2 Gläser Wasser zur Unterstützung der Ausleitung S C P M
Teezeit	2 Tassen Fastentee Rose S 2 Tassen Fastentee Löwenzahn C 2 Tassen Fastentee Brennnessel P 2 Tassen Fastentee Fenchel M	
Später Nachmittag		1/2 Glas Wasser/ 2 TL Flohsamen- schalen S C P M
Abend	Gemüsebrühe S C P Pürierte Möhren-Sellerie-Suppe M 1 Tasse Schlaftee S C P M	

»Das Fasten ist ein unersetzliches Training, um in den Wettkämpfen des Lebens den Sieg davonzutragen.« Papst Johannes Paul II.

C. Begleitende Anwendungen	D. Entspannung / Besinnung
Luftbad (S) (P) Trockenmassage (C) (M) Gymnastik für die Körpermitte (S) (C) (P) (M)	Morgenritual (S) (C) (P) (M) Atemübung: Sitzbeuge (S) (C) Atemübung: großer Armkreis (P) (M)
Warme Dusche, kalt abschließen (S) (C) (P) (M) Mundpflege, Zungenschaber, Ölziehkur, Bauchmassage (S) (C) (P) (M)	Nach dem Abführen kurzes Ruhen, dabei nach Belieben entspannende Musik hören (S) (C) (P) (M)
Ruhen mit kaltem Leberwickel (S) (C) Ruhen mit warmem Leberwickel (P) (M)	
Spaziergang, für entspannte Bewegung sorgen (S) (C) (P) (M)	
Aromatherapie mit Rosenöl (S) Aromatherapie mit Veilchenöl (C) Aromatherapie mit Zitronenmelissenöl (P) Aromatherapie mit Nadelholzöl (M)	
Lauwarmes Kräuterbad mit den Ölen der Aromatherapie (siehe Teezeit) (S) (C) (P) (M)	Lesen oder Musik hören, Fastentagebuch führen (S) (C) (P) (M)
Schlafsocken (S) (P) Nasse Socken (C) (M)	

(S) = Sanguiniker (C) = Choleriker (P) = Phlegmatiker (M) = Melancholiker

3. Fastentag: Verwöhnen und Wohlfühlen

Am dritten Fastentag treten in der Regel die meisten Beschwerden auf: Man riecht unangenehm, hat Hunger, eventuell Kopfweh und Kreislaufprobleme, man friert leicht und fühlt sich unwohl und niedergeschlagen. So verwundert es nicht, dass laut Statistik die meisten an diesem Tag ihre Fastenkur abbrechen. Doch diejenigen, die durchhalten, werden am nächsten Tag mit einem besonderen Hochgefühl belohnt: mit dem Gefühl, eine Krise überstanden zu haben. Und schließlich gibt es eine Reihe von Hilfen gegen all die Fastenbeschwerden (siehe Seite 50). Sinnvoll ist es etwa, erneut abzuführen – das besänftigt Hungergefühl und Kopfschmerzen. Und Luftbad und Trockenmassage am Morgen mobilisieren den labilen Kreislauf. Versuchen Sie, sich bewusst zu motivieren, und denken Sie daran: Fastenkrisen sind Heilkrisen. Sobald die Stoffwechselumstellung vollzogen ist und ein Teil der Ablagerungen und Giftstoffe den Körper verlassen hat, ist die Krise vorbei, als hätte sie nie existiert.

A. Essen und Trinken

Der Fastenplan ähnelt dem des ersten Fastentags. Neu ist ein Fastentee am Nachmittag, der besonders helfen soll, die Herausforderungen dieses Tags zu bewältigen (siehe Seite 149). Diese Teemischungen sind nach den Qualitäten der Temperamentenlehre so zusammengestellt, dass sie ausgleichend auf die Befindlichkeiten und Qualitäten des jeweiligen Fastentyps wirken. Der Tee des warmen und feuchten Sanguinikers etwa enthält feucht-kühle Pflanzen, nämlich Schachtelhalm, Rose und Apfel. Die Mischungen wurden außerdem so gewählt, dass sie auch den Geschmacks-, Geruchs- und Sehsinn ansprechen – Sinne, die an diesem Krisentag besonders sensibel sind. Für die Sanguiniker zählen zu den wohlschmeckenden Zutaten wiederum Rose und Apfel. Zudem hat jeder Tee eine aktivierende und ausleitende Wirkung auf Leber, Galle und Nieren, die beim Sanguiniker z. B. Erdrauch und Schachtelhalm übernehmen.

B. Entlastung

Das Abführen während der Morgentoilette ist jeden zweiten Tag notwendig, denn der gesamte Verdauungstrakt hat seine Arbeit bis heute weitgehend eingestellt, nachdem ihm keine feste Nahrung zugeführt wird. Dennoch befinden sich auch jetzt noch Rückstände im Darm, und durch die Mobilisierung der Reservestoffe im Körper kommen ständig neue hinzu. Nur wer an diesem Fastentag nochmals abführt, reinigt seinen Darm gründlich genug.

- Für **Sanguiniker**, **Choleriker** und **Phlegmatiker** genügt diesmal ein Einlauf, die behutsamere der Abführmethoden (siehe Seite 107).
- **Melancholiker** haben in der Regel eine eher zögerliche Verdauung und häufig immer noch ein Gefühl der Fülle im Darmbereich. Deshalb ist für sie Glaubersalz weiterhin die empfehlenswerte Abführmethode. Wem diese Methode allerdings zu heftig ist, der sollte sich für den milder wirkenden Einlauf entscheiden und ihn gründlich vornehmen.

C. Begleitende Anwendungen

Morgens

Um den am dritten Fastentag häufig auftretenden Beschwerden zu begegnen, sollten die folgenden Anwendungen besonders sorgfältig durchgeführt und genügend Zeit dafür eingeplant werden: Sowohl das Luftbad für Sanguiniker und Phlegmatiker als auch die Trockenmassage für Choleriker und Melancholiker erfrischen und helfen zu einem stabileren Kreislauf. Vor dem Einlauf unterstützen Gymnastikübungen das Abführen, indem sie die Darmtätigkeit anregen (siehe Seite 112–115). Die gründliche Morgentoilette nach dem Abführen kann die Stimmung heben und den ungewohnten Körpergeruch reduzieren. Allen Fastentypen ist eine warme Dusche zu empfehlen, die zur Anregung des Kreislaufs mit kaltem Strahl abgeschlossen wird. Dabei soll man ruhig einmal ein anregendes Rosmarin-Duschbad verwenden, das im Handel bezogen werden kann.

Nachmittags

Eine Aromatherapie ist ideal, um über die Fastenkrise hinwegzuhelfen. Sie steigert das Allgemeinbefinden, indem Duftstoffe über die Nasenschleimhaut ins Gehirn gelangen und dort ausgleichend auf Psyche und Nerven wirken. Neben der Aromatherapie mit Duftlampe (siehe Kasten) sind besonders warme Bäder empfehlenswert (siehe Seite 120). Diese Wasseranwendungen wirken nicht nur auf die Psyche, sondern stimmen den Stoffwechsel um und regen auf diese Art und Weise die Eigenregulation des Körpers an. Um den Kreislauf jedoch nicht unnötig zu belasten, sollte man nicht länger als 20 Minuten baden. Geeignete Badezusätze sind frisch duftende ätherische Öle, die schlechte Stimmung vertreiben und für Wohlbefinden sorgen. Den geruchlichen Vorlieben der einzelnen Fastentemperamente entsprechend werden folgende Öle empfohlen: Rose für den Sanguiniker, Veilchen für den Choleriker, Zitronenmelisse für den Phlegmatiker und Nadelhölzer für den Melancholiker.

D. Entspannung und Besinnung

Viele Fastende sind an diesem Tag lustlos, müde und träge. Die meisten ziehen sich zurück, um sich einfach hinzulegen oder zu schlafen. Aus der Fastenkrise kommt man aber leichter, wenn man sich bewusst aufrafft. Schon bei einem kurzen Spaziergang an der frischen Luft wird sich das Gefühl der Unlust meist recht bald ändern. Bleiben das Unbehagen und die schlechte Stimmung dennoch bestehen, hilft häufig ein einfacher Trick: Schreiben Sie einfach alles auf, was Ihnen heute »stinkt« – und zwar im wahrsten Sinne des Wortes. Wutanfälle können auch einmal laut herausgeschrien werden, oft hilft auch ein festes Aufstampfen mit dem Fuß über die erste Welle der Frustration hinweg.

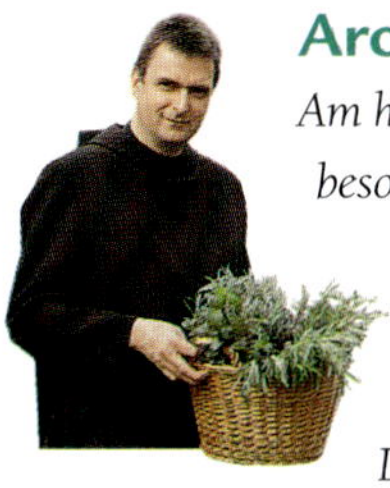

Aromatherapie

Am heutigen »Kampftag« ist es besonders wichtig, etwas für die Psyche zu tun. Dies kann am besten in Form einer wohltuenden Aromatherapie mit Duftlämpchen geschehen. Dazu werden etwa 5 Tropfen ätherischer Öle in ein Duftlämpchen oder in eine Wasserschale gegeben, die man auf den Heizkörper stellt. Der durch das Erhitzen aufsteigende Wasserdampf verteilt die Duftmoleküle in der Raumluft. Es gibt eine Vielzahl von ätherischen Ölen, deren Wirkung von anregend und stärkend bis entspannend und entkrampfend reicht. Am Krisentag steht das Bedürfnis nach Geborgenheit im Vordergrund. Deshalb bieten sich neben den bei den Anwendungen genannten Ölen frische Öle, wie beispielsweise Zitrone und Bitterorange an, die Ängste vertreiben und die innere Heiterkeit wecken. Auch Zimt und Vanille wirken angenehm ausgleichend. Um eventuell auftretende Kopfschmerzen zu vertreiben, kann man die Schläfen mit einer Mischung aus 10 ml Pfefferminzöl und 100 ml Jojobaöl massieren.

Der 4. Fastentag

Tageszeit	A. Essen / Trinken	B. Entlastung
Aufwachen	1 Tasse Morgentee Hagebutte S 1 Tasse Morgentee Ringelblume C 1 Tasse Morgentee Pfefferminze P 1 Tasse Morgentee Schlüsselblume M	
Früher Morgen		2 Gläser Wasser zur Unterstützung der Ausleitung S C P M
Frühstückszeit	2 Tassen Spülungstee: Spülungstee Schachtelhalm S P Spülungstee Birke C M	
Vormittag		1/2 Glas Wasser / evtl. 1–2 TL Flohsamen-schalen S C P M
Mittag	2 Portionen Kürbisbrühe S C 2 Portionen Brennnesselbrühe P 2 Portionen pürierte Brennnesselsuppe M	
Früher Nachmittag		2 Gläser Wasser zur Unterstützung der Ausleitung S C P M
Teezeit	2 Tassen Spülungstee: 1–2 Tassen Spülungstee Schachtelhalm S P 1–2 Tassen Spülungstee Birke C M	
Später Nachmittag		2 Gläser Wasser zur Unterstützung der Ausleitung S C P M
Abend	Kürbisbrühe S C Brennnesselbrühe P M 1–2 Tassen Spülungstee Schachtelhalm S P 1–2 Tassen Spülungstee Birke C M 1 Tasse Schlaftee S C P M	

»Sei freundlich zu deinem Leib, damit die Seele Lust hat, darin zu wohnen.«
Teresa von Avila

C. Begleitende Anwendungen		D. Entspannung / Besinnung	
Massage des Steißbeinbereichs und der Füße	 S C P M	Morgenritual Atemübung: Sitzbeuge Atemübung: großer Armkreis	S C P M S C P M
Ausgiebiges Baden oder Duschen Kalt abschließen Mundpflege, Zungenschaber, Ölziehkur, Hautpflege (Einölen)	S C P M S C S C P M	Lesen	S C P M
Gymnastikübung: Schneidersitz	 S C P M	Leichte Gartenarbeit oder ausgiebiger Spaziergang	 S C P M
Ruhen mit kaltem Leberwickel Ruhen mit warmem Leberwickel	S C P M		
Schwimmen	S C P M		
Schlafsocken Nasse Socken	S P C M	Fastentagebuch führen	S C P M

S = Sanguiniker C = Choleriker P = Phlegmatiker M = Melancholiker

Der 5. Fastentag

Tageszeit	A. Essen / Trinken	B. Entlastung
Aufwachen	1 Tasse Morgentee Hagebutte S 1 Tasse Morgentee Ringelblume C 1 Tasse Morgentee Pfefferminze P 1 Tasse Morgentee Schlüsselblume M	
Früher Morgen		Bei Völlegefühl: Einlauf S C P M (evtl. Glaubersalz)
Frühstückszeit	1–2 Tassen lösender Tee Thymian-Süßholz S P 1–2 Tassen lösender Tee Fenchel-Malve C M	1/2 Glas Wasser/ evtl. 1–2 TL Flohsamenschalen S C P M
Vormittag		2 Gläser Wasser S C P M
Mittag	2 Portionen Brühe mit Kartoffeln u. Mangold S 2 Portionen Brühe mit Kartoffeln u. Blumenkohl C 2 Portionen Brühe mit Kartoffeln u. Fenchel P 2 Portionen Brühe mit Kartoffeln u. Pastinaken M	
Früher Nachmittag		2 Gläser Wasser S C P M
Teezeit	1–2 Tassen lösender Tee Thymian-Süßholz S P 1–2 Tassen lösender Tee Fenchel-Malve C M	
Später Nachmittag		2 Gläser Wasser zur Unterstützung der Ausleitung S C P M
Abend	1 Glas verdünnter Apfel- oder Birnensaft S 1 Glas verdünnter Kirsch- oder Pfirsichsaft C 1 Glas verdünnter Rote-Bete-Saft P 1 Glas verdünnter Möhren-Sellerie-Saft M 1 Tasse Schlaftee S C P M	

»Durch Entsagung werde stark, was müde ist und schwach und krank.«
Hymnus der Mönche zur Fastenzeit

C. Begleitende Anwendungen		D. Entspannung / Besinnung	
Gymnastik für die Körpermitte	S C P M	Morgenritual Atemübung: Sitzbeuge Atemübung: großer Armkreis	S C P M S C P M
Wechseldusche, kalt abschließen Warme Dusche, kalt abschließen Mundpflege, Zungenschaber, Ölziehkur, Hautpflege (Einölen), Bauchmassage	S C P M S C P M	Nach dem Abführen kurzes Ruhen, dabei nach Belieben entspannende Musik hören	S C P M
Bewegung im Freien / Schwimmen	S C P M		
Ruhen mit kaltem Brustwickel Ruhen mit warmem Brustwickel	S C P M		
		Atemübung: Sitzbeuge Atemübung: großer Armkreis	S C P M
Melissenbad Lavendelbad	S C P M	Lesen oder Musik hören, Fastentagebuch führen	S C P M

S = Sanguiniker C = Choleriker P = Phlegmatiker M = Melancholiker

Der 6. Fastentag

Tageszeit	A. Essen / Trinken	B. Entlastung
Aufwachen	2 Tassen heißer Schwitztee zur Unterstützung der Schwitzkur S C P M	
Früher Morgen		1 Glas Wasser zur Unterstützung der Ausleitung S C P M
Frühstückszeit	1 Tasse Morgentee Hagebutte S 1 Tasse Morgentee Ringelblume C 1 Tasse Morgentee Pfefferminze P 1 Tasse Morgentee Schlüsselblume M	
Vormittag		1/2 Glas Wasser / 2 TL Flohsamen-schalen S C P M
Mittag	Roggencreme S Dinkelcreme C Hafercreme P Weizencreme mit Gemüseeinlage M	
Früher Nachmittag		2 Gläser Wasser zur Unterstützung der Ausleitung S C P M
Teezeit	2 Tassen Fastentee oder Früchtetee nach Belieben S C P M	
Später Nachmittag		1/2 Glas Wasser / 2 TL Flohsamen-schalen S C P M
Abend	Gemüsebrühe S C P Pürierte Möhren-Sellerie-Suppe M Alternativ: Säfte wie am Vortag S C P M 1 Tasse Schlaftee S C P M	

»Was die Augen für die äußere Welt, das ist das Fasten für die innere.«
Mahatma Gandhi

C. Begleitende Anwendungen	D. Entspannung / Besinnung
Mindestens 20–30 Minuten Schwitzkur im Bett S C P M	Morgenritual, Tiefenatmung S C P M
Wechselduschen, ganzer Körper S C Wechselduschen, untere Körperhälfte P M Mundpflege, Zungenschaber, Ölziehkur, Hautpflege (Einölen) S C P M	
	Meditationsübung S C P M Lektüreempfehlung: Ulrich Wegner, »Der Jakobsweg – Auf der Route der Sehnsucht nach Santiago de Compostela« S C P M
Ruhen mit kaltem Leberwickel S C Ruhen mit warmem Leberwickel P M	
	Entspannte Bewegung (z. B. kleiner Spaziergang oder Einkaufen für die Aufbautage) S C P M
Melissenbad S C Lavendelbad P M Alternativ: Sauna mit langen Ruhepausen zwischen den Saunagängen S C P M	Lesen oder Musik hören, Fastentagebuch führen S C P M

S = Sanguiniker C = Choleriker P = Phlegmatiker M = Melancholiker

4 . bis 6. Fastentag: die Entlastung

Die häufig auftretende Fastenkrise des dritten Tags ist nun überstanden, und als Belohnung steht der vierte Tag ganz im Zeichen des Verwöhnens und Wohlfühlens – ob mit einem ausgiebigen Bad, einer Massage der Steißbeingegend oder der Füße oder durch Bewegung, etwa leichter Gartenarbeit, langen Spaziergängen oder Schwimmen. Besonderes Augenmerk wird dabei auf ein weiteres Entgiftungsorgan unseres Körpers gelegt: die Nieren. Aber auch der Lunge und der Haut kommt beim Fasten eine wichtige Rolle zu. Deshalb stehen der fünfte und sechte Tag der Kur ganz im Zeichen dieser Organe.

A. Essen und Trinken

Am 4. Fastentag

Die Spülungstees zielen am vierten Fastentag ganz darauf ab, die Harnstoff- und Schlackenausscheidung der Nieren zu steigern (siehe Seite 151). Das ist beim Fasten deshalb so wichtig, weil beim Abbau der leicht verfügbaren Eiweiße an den ersten Tagen der Fastenkur größere Mengen an ammoniumhaltigen Substanzen gebildet werden, die über die Nieren ausgeschieden werden müssen. Belastet werden die Nieren beim Fasten außerdem, weil beim Eiweißabbau auch saure Verbindungen freigesetzt werden, und die Nieren das Säure-Basen-Gleichgewicht herstellen müssen.

- Besonders geeignet für den Spülungstee der feuchten **Sanguiniker** und **Phlegmatiker** sind Brennnessel und Schachtelhalm, die zu den Pflanzen der Klosterheilkunde mit der intensivsten ausleitenden Wirkung zählen.
- Bewährte durchspülungsfördernde Pflanzen im Tee für die nach der Qualitätenlehre trockenen **Choleriker** und **Melancholiker** sind Birke und Löwenzahn, deren Wirkung milder sein soll als die von Brennnessel und Schachtelhalm.

Zur Unterstützung der durchspülenden Wirkung sollte man zu jeder Tasse Tee 2 Gläser Wasser nachtrinken, auch wenn es schwer fällt.

Mittags gibt es Brühen bzw. Suppen mit ebenfalls entwässernd wirkenden Heilpflanzen (siehe Seite 155):

- Für **Sanguiniker** und **Choleriker** steht eine Kürbisbrühe auf dem Plan. Der Kürbis gilt als reizarme kühlende Pflanze, die wegen ihres günstigen Kalium-Natrium-Verhältnisses eine mild entwässernde Wirkung hat.
- **Phlegmatiker** bereiten sich eine Brühe aus der warmen und entwässernden Brennnessel zu.
- Brennnessel ist ebenfalls für den **Melancholiker** geeignet. Da diese meist mageren Typen jedoch am ehesten Energie benötigen, essen sie am besten eine pürierte Brennnesselsuppe.

Am 5. Fastentag

Weil während der Stoffwechselumstellung beim Fasten vermehrt Schadstoffe freigesetzt werden, die der Körper auch über die Atmung entgiften kann, ist es sinnvoll, die Selbstreinigung der Lunge mit sekretlösenden Tees (siehe Seite 151) zu unterstützen. Die für die Teemischungen empfohlenen Pflanzen wurden in erster Linie nach ihrer Heilwirkung ausgewählt. So wirken beispielsweise Schlüsselblume und Fenchel im Tee für die trockenen Fastentypen sekretlösend. Die Teemischung der feuchten Fastentypen enthält größere Mengen an sekretlösenden Pflanzen, um die nach der Temperamentenlehre größeren Mengen an Flüssigkeit im Körper ausleiten zu können. Das Mittagessen besteht aus einer Kartoffelbrühe mit Mangold, Blumenkohl, Pastinake oder Fenchel (siehe Seite 156). Diese Gemüsesorten enthalten u. a. Mineralstoffe in größeren Mengen und tragen dazu bei, dass der Mineralstoffspeicher und der Säure-Basen-Haushalt ausgeglichen wird.

Die verdünnten Säfte (aus dem Reformhaus) am Abend, die wiederum nach der Temperamentenlehre ausgewählt wurden, sind Kalorienlieferanten.

Am 6. Fastentag

Dass der Körper einen Großteil an Schadstoffen über die Haut entgiftet, wird jeder Fastende am eigenen Leib festgestellt haben. Denn ein unangenehmer Geruch ist fast immer die Folge. Um die Hautfunktion zu unterstützen, wird am sechsten Fastentag eine Schwitzkur durchgeführt, zu der ein Schwitztee aus Holunder- und Lindenblüten gehört (siehe Seite 151).

B. Entlastung

Die vorgequollenen Flohsamenschalen nimmt man am vierten und fünften Fastentag nur bei Hungergefühl ein. Am sechsten Tag wird eine Kur mit zweimal 2 Löffeln am Tag begonnen. Sie dient dazu, den Darm zu füllen und ihn langsam zu aktivieren. Wer jetzt noch unter Völlegefühl leidet, sollte am fünften Fastentag noch einmal mit einem Einlauf abführen.

C. Begleitende Anwendungen

Am 4. Fastentag

Am »Nierentag« sollen der Schneidersitz und die Massage des Steißbeinbereichs am Vormittag die Becken- und Nierenregion aktivieren. Zum Wohlfühlen dient eine Fußmassage (siehe Seite 111).

Am 5. Fastentag

Die Brustwickel an diesem Tag dienen der Stärkung der Lunge und unterstützen die Atmung. Die temperaturunempfindlichen Fastentypen Sanguiniker und Choleriker wenden einen kalten Brustwickel an, während Phlegmatiker und Melancholiker den Wickel mit warmem Wasser und einer Wärmflasche anlegen.

Am 6. Fastentag

Die heutigen Anwendungen sind ganz darauf abgestellt, die Haut beim Ausleiten von Giftstoffen zu unterstützen. Wichtigste Anwendung dabei ist die Schwitzkur, die aus dem morgendlichen Schwitztee, dem schweißtreibenden Wickel (siehe Kasten unten), der erwärmenden Trockenmassage besteht. Ergänzend steht am Abend ein ansteigendes Vollbad, Dampfbäder oder Saunagänge auf dem Programm.

D. Entspannung und Besinnung

Am fünften Fastentag, dem »Lungentag«, sind Übungen der Tiefenatmung wie die Sitzbeuge und der große Armkreis sinnvoll (siehe Seite 117). Damit man in seinen Körper hineinhorchen kann, aber auch, um den Kopf frei zu bekommen, hilft Meditation (siehe Seite 103).

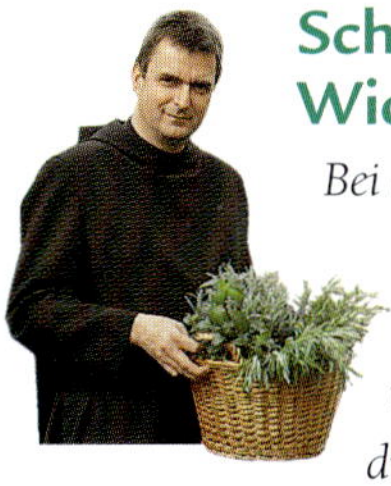

Schweißtreibender Wickel

Bei der Entgiftung des Körpers werden alle Schadstoffe ausgeschieden, die den Organismus belasten. Um die Giftstoffe durch die Haut aus dem Körper zu leiten, ist ein schweißtreibender Wickel empfehlenswert. Dazu taucht man ein weites Hemd aus grobem Leinenstoff in kaltes Wasser, wringt es gut aus und zieht es anschließend an. Der Körper sollte zuvor unbedingt gut erwärmt sein! Im Bett wickelt man ein großes Zwischentuch um sich, z. B. ein Bettlaken. Anschließend deckt man sich fest mit je einem Wolltuch an Oberkörper und Beinen zu. Gut eingewickelt sollte man mindestens 20 Minuten, aber nicht länger als 2 Stunden liegen bleiben.

Der 1. Aufbautag

Tageszeit	A. Essen / Trinken	B. Entlastung
Aufwachen	1 Tasse Morgentee Hagebutte (S) 1 Tasse Morgentee Ringelblume (C) 1 Tasse Morgentee Pfefferminze (P) 1 Tasse Morgentee Schlüsselblume (M)	
Früher Morgen		Bei Völlegefühl: Einlauf (S) (C) (P) (M)
Frühstückszeit	1 geriebener Apfel (S) (C) 1 trockenes Brötchen (P) (M) 1 Glas Milch (S) (C) (P) (M)	
Vormittag	2 Tassen Entblähungstee und 1 EL Artischockenpresssaft auf 1 Glas Wasser (S) (C) (P) (M)	1 Glas Wasser / 1 EL Flohsamen- schalen (S) (C) (P) (M)
Mittag	1 Apfel (S) (C) 1 trockenes Brötchen (P) (M) 1 Glas Milch (S) (C) (P) (M)	
Früher Nachmittag		
Teezeit	2 Tassen Fastentee oder Früchtetee nach Belieben, evtl. mit 1/2 TL Honig (S) (C) (P) (M)	1 Glas Wasser zur Unterstützung der Ausleitung (S) (C) (P) (M)
Später Nachmittag	1 EL Artischockenpresssaft auf 1 Glas Wasser (S) (C) (P) (M)	1 Glas Wasser (S) (C) (P) (M)
Abend	1 Apfel, 1 Scheibe Knäckebrot (S) (C) 1 trockenes Brötchen, 1 Glas Milch (P) (M) Alternativ: Mangoldsuppe (S) Gurkensuppe (C) Lauchsuppe (P) Spargelsuppe (M)	

»Wie der Durst das Getränk versüßt und der Hunger das Mahl würzt, so erheitert das Fasten den Genuss der Speisen.« Basilius der Große

C. Begleitende Anwendungen	D. Entspannung / Besinnung
Gymmastikübung: Bauchschnellen (S) (C) Gymmastikübung: Radfahren (P) (M)	Morgenritual (S) (C) (P) (M) Atemübung: Sitzbeuge (S) (C) Atemübung: großer Armkreis (P) (M)
Nach dem Abführen: Wechseldusche, kalt abschließen (S) (C) Warme Dusche, kalt abschließen (P) (M) Mundpflege, Ölziehkur, Hautpflege (Einölen), Bauchmassage (S) (C) (P) (M)	Nach dem Abführen kurzes Ruhen, dabei nach Belieben entspannende Musik hören (S) (C) (P) (M)
Ruhen mit kaltem Leberwickel (S) (C) Ruhen mit warmem Leberwickel (P) (M)	
Nach dem Spaziergang kurzes Ruhen (S) (C) (P) (M)	Kurzer Spaziergang (S) (C) (P) (M)
Gymmastikübung: Bauchschnellen (S) (C) Gymmastikübung: Radfahren (P) (M)	Bei einem kleinen Spaziergang bewusst die Natur genießen (S) (C) (P) (M)
Melissenbad (S) (C) Lavendelbad (P) (M)	Fastentagebuch führen (S) (C) (P) (M) Lektüreempfehlung: Karl Popper, »Alles Leben ist Problemlösung« (S) (C) (P) (M)

(S) = Sanguiniker (C) = Choleriker (P) = Phlegmatiker (M) = Melancholiker

1. Aufbautag: das Fastenbrechen

Das Ziel ist erreicht: Wer das Fastenprogramm bis heute durchgehalten hat, hat den Berg erklommen und kann stolz auf sich sein. Heute ist der Tag des Fastenbrechens, ein wahrer Festtag. Allerdings wird nicht mit einem großen Festmahl gefeiert, denn das würde den umgestellten Organismus noch überfordern. Vielmehr müssen nun die einzelnen Verdauungsorgane ganz behutsam wieder an den regulären Stoffwechsel gewöhnt und Verdauungssäfte neu gebildet werden. Diese Umstellung erfordert sogar mehr Zeit und muss mit mehr Achtsamkeit geschehen als die Umstellung in die Fastenzeit. Langsam und schrittweise wird deshalb eine gesunde und vor allem maßvolle Ernährung aufgebaut.

A. Essen und Trinken

Beim Fastenbrechen ist es entscheidend, dass der Blutzucker nicht zu schnell steigt, damit die Verdauungsorgane und -drüsen nicht überlastet werden. Während der Aufbautage nimmt man bis zu einem Kilogramm zu – das Gewicht der Darmfüllung.

Drei wichtige Regeln beim Essen sollte man unbedingt beherzigen: Für jede Mahlzeit sollte man sich genügend Zeit nehmen; die Mahlzeiten sind die wichtigsten Termine, die den Tag bestimmen. Außerdem sollte man sich bewusst machen, dass die Verdauung im Kopf beginnt. Jeder Bissen wird so lange gekaut, bis die Nahrung flüssig ist. Wer zudem beim Essen schweigt, der schenkt seine Aufmerksamkeit ganz der Nahrungsaufnahme und kann die Speisen genießen.

Morgens

Das Fastenbrechen beginnt gleich beim Frühstück. Diese erste Mahlzeit sollte man ausgiebig zelebrieren und besonders bewusst wahrnehmen.

- Die warmen Fastentypen **Sanguiniker** und **Choleriker** haben in der Regel eine stabilere Verdauung, die sich leichter wieder umstimmen lässt. Ideal zum Fastenbrechen ist für sie ein geriebener Apfel mit etwas Milch, Zimt oder Honig. Doch Apfel ist nicht gleich Apfel – unter den vielen Sorten wählt man am besten ausgereifte, rote Äpfel aus, die reich an Pektinen, also Ballaststoffen, sind. Geeignet sind z. B. Apfelsorten mit einem verhältnismäßig niedrigen Säuregehalt wie Jonagold, Braeburn und Berlepsch. Die im Apfel enthaltenen Pektine stellen ein saures Darmmilieu her, in dem sich die Darmbakterien besonders gut vermehren. Darüber hinaus quellen sie im Darm, erhöhen das Stuhlgewicht und führen so zu einer schnelleren Darmentleerung.
- Die kühleren Fastentypen **Phlegmatiker** und **Melancholiker** haben eine trägere Verdauung als die warmen Temperamente und beginnen den Nahrungsaufbau mit einem trockenen Weißmehlbrötchen, das leicht verdauliche Kohlenhydrate liefert. Wichtig ist wiederum ausgiebiges Kauen mit mindestens 30 Bissen und eine konsequente Einspeichelung des Brötchens.

Sowohl zum Apfel als auch zum Brötchen wird für die Eiweißzufuhr ein Glas Milch getrunken, und zwar in ganz kleinen Schlucken. Das langsame Trinken der Milch ist deshalb wichtig, weil sie wegen ihres hohen Eiweißgehalts (vor allem Kaseinogen) nicht leicht verdaulich ist. Die Verdaulichkeit wird erst erhöht, indem Kohlenhydratträger – der Apfel oder das Brötchen – zur Milch gegessen werden. Die Kohlenhydrate sorgen dafür, dass das Kaseinogen im Magen besser von den Enzymen zerlegt wird.

Nach dieser ersten festen Nahrungsaufnahme gilt es, eventuell auftretenden Verdauungsproblemen vorzubeugen. Das leistet neben dem Entblähungstee (siehe Seite 150) der verdauungsfördernde Artischockenpresssaft (aus dem Reformhaus).

Mittags

Der Speiseplan zur Mittagszeit sieht wie am Morgen aus – mit dem Unterschied, dass die warmen Fastentypen Choleriker und Sanguiniker diesmal einen nicht geriebenen Apfel nehmen. Er muss wiederum gut gekaut werden, um die gesamte Verdauung in Mund, Magen und Darm anzuregen.

Abends

Gegen 18 Uhr isst man noch einmal ein Brötchen mit einem Glas Milch oder einen Apfel, der zur leichten Erhöhung der Kohlenhydratzufuhr um ein Knäckebrot ergänzt werden kann. Wer mehr Abwechslung möchte, kann sich eine Gemüsesuppe genehmigen, deren Rezepte ähnlich wie die Teemischungen nach den Qualitäten der Temperamentenlehre zusammengestellt wurden (siehe Seite 156). So wird den Sanguinikern Mangold zugeordnet, der von der Klosterheilkunde als kühlend und trocknend eingestuft wurde. Zur Teezeit kann Buttermilch als nährwertreichere Alternative getrunken werden.

B. Entlastung

Leidet der Fastende unter Glieder- und Kopfschmerzen oder Kreislauf- bzw. Darmproblemen, ist auch am ersten Aufbautag das Abführen mit einem Einlauf ratsam. Da der Darm erst dann wieder richtig arbeitet, wenn er gefüllt ist, wird die Flohsamenkur ebenfalls weitergeführt.

C. Begleitende Anwendungen

Die Anwendungen an diesem Tag dienen dazu, den Verdauungsapparat, der allmählich wieder seine volle Tätigkeit aufzunehmen soll, möglichst gut zu unterstützen. Zur Kreislaufanregung und Entspannung der Bauchregion vor dem Einlauf sind gymnastische Übungen wie Radfahren und Bauchschnellen sinnvoll (siehe Seite 112–115); nach dem Abführen wird eine Bauchmassage empfohlen (siehe Seite 75). Zum Tagesprogramm gehört weiterhin der Leberwickel, der für eine gute Durchblutung der Bauchregion sorgt. Da mit der wieder einsetzenden Verdauung Schlafprobleme auftauchen können, kann man am Abend ein dem Fastentyp entsprechendes beruhigendes Bad nehmen (siehe Seite 120).

D. Entspannung und Besinnung

Weiterhin viel Zeit sollte man für die Phasen der Entspannung einplanen. Es ist sinnvoll, sich nach jeder Mahlzeit im Bett auszuruhen. Auch das Morgenritual mit Dehnen, Räkeln und Strecken ist wichtig, um dem Aufbautag mit genügend Ruhe zu begegnen.

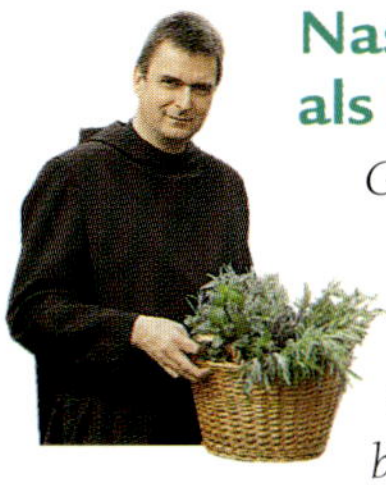

Nasse Socken als Einschlafhilfe

Gerade an den Aufbautagen des Fastenprogramms benötigt der Körper mehr Ruhe als sonst. Gesunder Schlaf ist jetzt besonders wertvoll. Wer bei der Stoffwechselumstellung jedoch unter Schlafproblemen leidet, sollte es einmal mit nassen Socken probieren. Ähnlich wie ein kalter Wickel wärmen sie durch den Kältereiz die Füße – ideal zum Einschlafen. Dazu taucht man ein Paar Baumwoll- oder Leinensocken in kaltes Wasser, wringt sie gut aus und zieht sie an. Darüber zieht man ein weiteres Paar Strümpfe, unter denen die nassen Socken vollständig verschwinden. Über diese beiden Schichten kommt ein Paar Wollstrümpfe, die oben gut abschließen, aber keine einschnürenden Bündchen haben sollten. Schon bald werden Sie in tiefen Schlaf fallen.

Der 2. Aufbautag

Tageszeit	A. Essen / Trinken	B. Entlastung
Aufwachen	1 Tasse Morgentee Hagebutte S 1 Tasse Morgentee Ringelblume C 1 Tasse Morgentee Pfefferminze P 1 Tasse Morgentee Schlüsselblume M	
Früher Morgen		1 Glas Wasser / 1 EL Flohsamenschalen S C P M
Frühstückszeit	Roggenflocken mit Joghurt u. Beeren S Dinkelflocken mit Joghurt u. Orange C Haferflocken mit Joghurt u. Rosinen P Weizenflocken mit Joghurt u. Datteln M	
Vormittag	2 Tassen Lebertee: Lebertee Mariendistel S P Lebertee Löwenzahn C M	1 Glas Wasser / 1 EL Flohsamenschalen S C P M
Mittag	Radieschensuppe mit Brot Alternativ: Gemüse mit Pellkartoffeln S C P M	2 Gläser Wasser zur Unterstützung der Ausleitung S C P M
Früher Nachmittag	1 EL Artischockenpresssaft auf 1 Glas Wasser S C P M	
Teezeit	2 Tassen Lebertee, evtl. mit 1/2 TL Honig: Lebertee Mariendistel S P Lebertee Löwenzahn C M	1 Glas Wasser zur Unterstützung der Ausleitung S C P M
Später Nachmittag	1 EL Artischockenpresssaft auf 1 Glas Wasser S C P M	1 Glas Wasser / 1 EL Flohsamenschalen S C P M
Abend	2 Scheiben Knäckebrot mit Kräuterquark und Tomaten S C P M 1 Tasse Schlaftee S C P M	

»Man sei Herr über sich, sowohl in der Weise zu essen wie auch in der Menge.« Ignatius von Loyola

C. Begleitende Anwendungen	D. Entspannung / Besinnung
Kalt-feuchtes Abreiben S P Luftbad am offenen Fenster C M Kurzes Nachruhen im Bett S C P M	Morgenritual S C P M Atemübung: Sitzbeuge S C Atemübung: großer Armkreis P M
Ausgiebiges Duschen oder Baden, kalt abschließen S C P M Mundpflege, Zungenschaber, Ölziehkur, Hautpflege (Einölen) S C P M	
	Atemübung: Sandsackatmung, anschließend sitzend oder liegend auf den Atem konzentrieren S C P M
Ruhen mit kaltem Leberwickel S C Ruhen mit warmem Leberwickel P M	
	Bei einem längeren Spaziergang langsam in den Alltag zurückkehren und den inneren Veränderungen nachgehen S C P M
Schlafsocken S P Nasse Socken C M	Fastentagebuch führen S C P M

S = Sanguiniker C = Choleriker P = Phlegmatiker M = Melancholiker

2. Aufbautag: sanfter Kostaufbau

Nachdem der Körper während des Fastens die Produktion von Verdauungssäften nahezu eingestellt hatte, muss er an den Aufbautagen wieder damit beginnen. Der behutsame Kostaufbau wird am zweiten Fastentag deshalb fortgesetzt und die Nahrungsmenge nur langsam gesteigert.

A. Essen und Trinken

Die Speisen des zweiten Aufbautags bestehen aus milder und ausgewogener Aufbaukost, die wiederum einen hohen Anteil an Ballaststoffen hat.

Morgens

Die Zusammensetzung der Getreideflocken mit Joghurt (siehe Seite 157) richtet sich wie immer nach den Temperamenten der Klosterheilkunde:

- Den ausgeglichenen **Sanguinikern** entsprechen die nur ganz leicht wärmenden Eigenschaften des Roggens. Die beigemengten Früchte, Johannis-, Him- oder Brombeeren, wirken kühlend und trocknend. Johannisbeeren können wegen ihres hohen Gehalts an Fruchtsäuren im Körper Wasser binden und ausleiten, weshalb sie leicht abführend und entwässernd wirken. Die Beeren enthalten außerdem sekundäre Pflanzenstoffe, die als Radikalfänger wirken.
- Für **Choleriker** empfohlen wird ein kühlendes und feuchtes Dinkelmüsli mit Orange. Die Inhaltsstoffe dieser Zitrusfrüchte schützen die Zellen vor freien Sauerstoffradikalen.
- Das auf **Phlegmatiker** abgestimmte Müsli aus Hafer und Rosinen ist wärmend und trocknend. Rosinen sind nicht nur wegen der enthaltenen Vitamine, sondern auch wegen ihres hohen Glukosegehalts eine wertvolle Müslizutat. Glukose geht rasch ins Blut über und zählt somit zu den schnell verfügbaren Kohlenhydraten.
- Für die kalten und trockenen **Melancholiker** geeignet ist das wärmende und feuchte Weizenmüsli, dem man Datteln beimengen kann. Diese exotischen Früchte enthalten wertvolle Mineralien und Vitamine und sind eine kalorienreiche Natursüße, weil sie reich an Glukose sind. Dieses Frühstück gibt dem Melancholiker genau das, was er am meisten braucht: schnell verfügbare Kohlenhydrate sowie Nähr- und Ballaststoffe.

Nachdem am vergangenen Aufbautag nach der ersten Mahlzeit mit dem Entblähungstee Magen und Darm gestärkt worden sind, ist es nun sinnvoll, die Leber in ihrer Verdauungsfunktion zu unterstützen. Empfohlen wird daher, Lebertee (siehe Seite 151) zu trinken, der die Gallensaftproduktion anregt und somit für die Verwertung der beispielsweise in der Milch enthaltenen Fette sorgt.

Mittags

Auf dem Speiseplan für das Mittagessen steht Radieschensuppe (siehe Seite 157). Die ätherischen Öle und Senfölglykoside dieser Gemüsesorten regen die Verdauungsdrüsen an und erhöhen die Gallenproduktion der Leber. Wer Radieschen oder Rettich jedoch nicht mag, kann alternativ auf seinen Fastentyp abgestimmtes, gedünstetes Gemüse mit Pellkartoffeln essen (siehe Seite 157).

Abends

Ein leichtes, vollwertiges und in der Nährstoffzusammensetzung ausgeglichenes Abendessen besteht aus Knäckebrot mit Kräuterquark und Tomaten.

B. Entlastung

Die Flohsamenschalenkur wird jeweils zur Darmreinigung weitergeführt. Die Flohsamenschalen müssen dabei in ausreichend Flüssigkeit vorquellen, um nicht zu verklumpen. Damit die Flohsamenschalen im Darm genügend quellen können, ist es ganz wichtig, nach der Einnahme der Quellstoffe 2 Gläser Wasser nachzutrinken.

C. Begleitende Anwendungen

Um den Kreislauf anzuregen und den Körper bei der Verdauung zu unterstützen, sollte man auch die inzwischen etablierten Anwendungen vom Luftbad über die Ölziehkur bis zum Leberwickel beibehalten.

D. Entspannung und Besinnung

Die Atemübungen (siehe Seite 116) tragen noch einmal zu einem positiven Lebensgefühl bei, das man sich möglichst erhalten sollte. Ein Spaziergang am Nachmittag bietet genau die passende Gelegenheit, an die Rückkehr in den Alltag zu denken.

Trotz aller guten Vorsätze, die neu erlernten Rituale und Erfahrungen aus der Fastenzeit beizubehalten, fällt dies den meisten schwer. Umso wichtiger ist es, sich das neu Erlernte noch einmal vor Augen zu halten. Versuchen Sie, wie an den anderen Tagen genau in den Körper hineinzuhorchen. Schließlich ist jetzt der geeignete Zeitpunkt gekommen, sich die Fastentage noch einmal bewusst zu machen und einen Blick zurück zum Beginn der Kur zu werfen. Sehr hilfreich ist es dabei, die persönlichen Erfolge auf einem Zettel oder im Fastentagebuch mit den Anfängen der Kur zu vergleichen. Spüren Sie einmal nach, ob sich durch das Fasten, die speziellen Tees, Speisen und Übungen etwas verändert hat.

- Als **Sanguiniker**, dem es schwer fällt, länger bei einer Sache zu bleiben, dürfen Sie besonders stolz sein, dass Sie das Fastenprogramm so lange durchgehalten haben und so weit gekommen sind. Ist es Ihnen auch gelungen, bei den Besinnungsübungen konzentriert zu sein?
- Sind Sie als **Choleriker** etwas ruhiger geworden, können Sie sich Zeit nehmen, eine Sache bedacht angehen? Können Sie die Ruhezeiten allmählich genießen?
- Oder wenn Sie **Phlegmatiker** sind: Fühlen Sie sich wärmer, agiler und neugieriger? Haben die kreislaufanregenden Übungen am Morgen den Start in den Tag erleichtert?
- Sind Sie als **Melancholiker** weniger stressanfällig und können Sie den Tag nun freudiger angehen? Ist der Schlaf durch das Fasten und die Einschlafhilfen tiefer geworden?

Langsam kauen

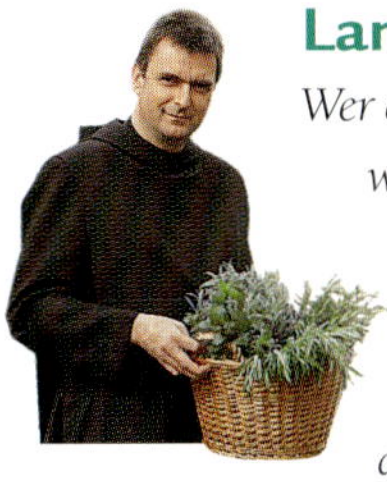

Wer einmal längere Zeit gefastet hat, wird danach auch das Essen mit anderen Augen betrachten. Er wird es nicht als etwas Selbstverständliches, sondern als etwas Besonderes, als Geschenk, wahrnehmen. Dazu gehört zunächst einmal, dass man die Nahrung in möglichst kleine Bissen zerteilt. Jeder dieser kleinen Bissen wird dann mindestens 30-mal langsam und bedächtig gekaut. Denn nur was gut zerkleinert ist, wird anschließend auch gut verdaut. Wer noch etwas Flüssigkeit zum Essen braucht, kann zwischen den Bissen auch in kleinen Schlucken trinken. Während des Kauens richtet sich die gesamte Aufmerksamkeit darauf, was man schmeckt und spürt: Auf diese Weise nimmt man Geschmack und Konsistenz der Speisen viel intensiver wahr. Betrachten Sie das Kauen als Danksagung für alles, was in der Nahrung steckt. Und auch Ihre durch das Kauen entspannte Nackenmuskulatur wird es Ihnen danken.

Der 3. Aufbautag

Tageszeit	A. Essen / Trinken	B. Entlastung
Aufwachen	1 Tasse Morgentee Hagebutte S 1 Tasse Morgentee Ringelblume C 1 Tasse Morgentee Pfefferminze P 1 Tasse Morgentee Schlüsselblume M	
Früher Morgen		1 Glas Wasser / 1 EL Flohsamenschalen S C P M
Frühstückszeit	Apfel-Roggen-Müsli mit Joghurt S Pflaumen-Dinkel-Müsli mit Joghurt C Feigen-Haferflocken-Müsli mit Joghurt P Trauben-Weizen-Müsli mit Joghurt M	
Vormittag	1 EL Artischockenpresssaft auf 1 Glas Wasser S C P M	1 Glas Wasser / 1 EL Flohsamenschalen S C P M
Mittag	Apfel-Möhren-Salat S C P M Linsensuppe mit Vollkornspätzle S Kichererbsensuppe mit Vollkornnudeln C Kartoffel-Lauch-Suppe mit Vollkorncroûtons P Rote-Bete-Suppe mit Naturreis M	
Früher Nachmittag		2 Gläser Wasser S C P M
Teezeit	1–2 Tassen Fastentee oder Früchtetee nach Belieben S C P M	
Später Nachmittag	1 EL Artischockenpresssaft auf 1 Glas Wasser S C P M	1 Glas Wasser zur Unterstützung der Ausleitung S C P M
Abend	1 Scheibe Gurkenbrot mit Käse, dazu 150 g Joghurt S C P M 1 Tasse Schlaftee S C P M	

»Um klar zu sehen, genügt oft schon ein Wechsel der Blickrichtung.«
Antoine de Saint-Exupéry

C. Begleitende Anwendungen	D. Entspannung / Besinnung
Trockenmassage S C P M	Morgenritual S C P M Atemübung: Sitzbeuge S C Atemübung: großer Armkreis P M
Ausgiebiges Duschen oder Baden S C P M Mundpflege, Zungenschaber, Ölziehkur, Hautpflege (Einölen) S C P M	
Bewegung im Freien, Schwimmen S C P M	Atemübungen vom Morgen wiederholen S C P M
Schwimmen S C P M	Atemübungen vom Morgen wiederholen S C P M
	Lektüreempfehlung: Mahatma Gandhi, »Mein Leben« S C P M
Melissenbad S C Lavendelbad P M Alternativ: Sauna S C P M	Lesen oder Musik hören, Fastentagebuch führen S C P M

S = Sanguiniker C = Choleriker P = Phlegmatiker M = Melancholiker

3. Aufbautag: Perspektiven für den Alltag

Nach der erfolgreich beendeten Fastenkur steht der letzte Aufbautag ganz im Zeichen der Einstimmung auf den kommenden Alltag. Denn spätestens jetzt werden die Weichen gestellt für neue Rituale und Essgewohnheiten in der Nachfastenzeit. Dass man auch nach dem eigentlichen Fasten mit wenig Nahrung auskommt, haben ja die ersten Aufbautage gezeigt. Durch die Rezepte hat man eventuell sogar neue Nahrungsmittel (etwa manche Getreide) kennen gelernt, die man weiterhin im alltäglichen Speiseplan nutzen kann. Vielleicht gehört zu den Erkenntnissen, die während des Fastens gewonnen wurden, auch die, sich in Zukunft grundsätzlich mit weniger begnügen zu können. Bei den Überlegungen zur künftigen Lebensweise sollte man sich jedoch unbedingt die Rückkehr in die Alltagssituation im Familien-, Arbeits- und Freundeskreis vergegenwärtigen und dabei bedenken, wie man die neuen Ideen umsetzen kann, ohne sich durch die Umgebung in die alten Bahnen zurückwerfen zu lassen.

A. Essen und Trinken

Morgens

Das heutige Frühstück sieht im Prinzip wie das am Vorfastentag aus. Anstelle von Milch kann man das Müsli genauso gut mit Joghurt anrühren. Joghurt zählt zu den Sauermilchprodukten, die die Darmflora stärken und damit noch vorteilhafter für die Verdauung als Milch sind.

Mittags

Das Mittagsmenü des dritten Aufbautags bildet den eigentlichen Auftakt für ein gesundes Ernährungsprogramm in der Nachfastenzeit mit normaler Kalorienzahl: Die Mahlzeit beginnt mit einem balaststoffreichen Apfel-Möhren-Salat. Als Hauptessen gibt es noch einmal Suppe, in die zur besseren Sättigung kohlenhydratreiche Lebensmittel wie Vollkornspätzle, Kartoffeln oder Reis hineingegeben werden (siehe Seite 158). Die Suppenbasis bei den nach der klösterlichen Temperamentenlehre warmen Fastentypen bilden Hülsenfrüchte, die einen hohen Ballaststoffanteil aufweisen. Für die kühleren Fastentypen mit ihrer trägeren Verdauung werden leichter verträgliche Gemüse als Hauptzutat verwendet.

- Da Linsen zu den kühlenden und trocknenden Hülsenfrüchten zählen, sind sie ideal für **Sanguiniker**. Linsen sind darüber hinaus von großem Nährwert – ein Viertel der Linse besteht aus Eiweiß, mehr als die Hälfte sind Kohlenhydrate. Diese Hülsenfrüchte enthalten neben wichtigen sekundären Pflanzenstoffen wertvolle Vitamine und Mineralstoffe. Zwar können Linsen zu Verstopfung führen, doch die robuste Verdauung des Sanguinikers wird in der Regel damit leicht fertig.
- Für den **Choleriker** wird Kichererbsensuppe empfohlen, wegen der kühlenden und feuchten Eigenschaften dieser Hülsenfrucht, die ebenfalls viele wertvolle Eiweißstoffe und Kohlenhydrate, Mineralstoffe und Vitamine enthält und zudem nur einen geringen Fettgehalt hat.
- Nach den Eigenschaften der klösterlichen Temperamentenlehre sind auch die beiden Suppen für **Phlegmatiker** und **Melancholiker** zusammengestellt. Lauch gehört zu den Würzgemüsen, die sich besonders gut für Phlegmatiker eignen. Seine Senföle steigern die Leistung von Leber und Galle, regen die Nieren an und wirken stark entwässernd. Die Rote-Bete-Suppe stimuliert den Melancholiker allein schon wegen ihrer kräftigen Farbe. Rote Bete enthält darüber hinaus reichlich Kohlenhydrate und wenige, dafür aber wertvolle Eiweißstoffe sowie zahlreiche Vitamine, Mineralstoffe und sekundäre Pflanzenstoffe.

B. Entlastung

Wer unter Verdauungsproblemen leidet, für den sollten Flohsamenschalen zum festen Bestandteil der Ernährung werden: Sie sind gut für die schlanke Linie und stärken Leber, Darm und Immunsystem.

C. Begleitende Anwendungen

Nachdem am ersten und zweiten Aufbautag Magen, Darm und Leber angeregt wurden, sollen heute noch einmal die Anwendungen für die entgiftenden Organe – Nieren und Haut – wiederholt werden, um für den Alltag wirklich gut gerüstet zu sein.

- Die Trockenmassage am Morgen (siehe Seite 111) fördert die Durchblutung und wirkt pflegend, weil dabei abgestorbene Hautzellen entfernt werden. Beim Einölen bzw. -cremen der Haut oder beim Baden werden Sie spüren, dass sie sich viel weicher und glatter als am Anfang der Kur anfühlt. Auch Ihre Gesichtsfarbe wird wesentlich gesünder sein. Verwöhnen Sie sich bei der Hautpflege noch einmal ausgiebig.
- Um die Nierenfunktion zu unterstützen, wird besonders Schwimmen empfohlen. Durch den gleichmäßigen Druck des Wassers werden die Durchblutung und die Ausleitungsfunktion dieser wichtigen Organe gestärkt.

D. Entspannung und Besinnung

Obwohl viele Fastende an den Aufbautagen mit einem Energieschub rechnen, ist man stattdessen gerade jetzt häufig besonders müde. Das liegt an der erhöhten Durchblutung im Verdauungstrakt, die zu einer Umverteilung der allgemeinen Blutversorgung führt. Genügend Ruhe nach den Mahlzeiten und Spaziergänge sind entscheidend, damit sich die Lebenskräfte schnell regenerieren können. Mit Übungen der Tiefenatmung (siehe Seite 116) wird die Lungenfunktion noch einmal gefördert. Während man sich bei den Entspannungsübungen gedanklich immer mehr auf die Nachfastenzeit einstellt, kann man sich heute klar machen, welche Ziele man im Alltag verwirklichen möchte. Streben Sie in Zukunft vor allem eine maßvolle Ernährung an? Oder haben Sie für sich vor allem das Genießen und damit vielleicht mehr Freude am Leben entdeckt? Oder sehen Sie eine Perspektive darin, sich selbst zu verwirklichen? Oft wird der Weg für die nächste Zeit noch gar nicht klar zu sehen sein. Manche Ziele waren für den Anfang möglicherweise auch zu hoch gesteckt. Die Fastenkur hat Ihnen jedoch sicherlich neues Körperbewusstsein und frische Energie gegeben und Sie so für den Alltag gestärkt.

Meditationsübung

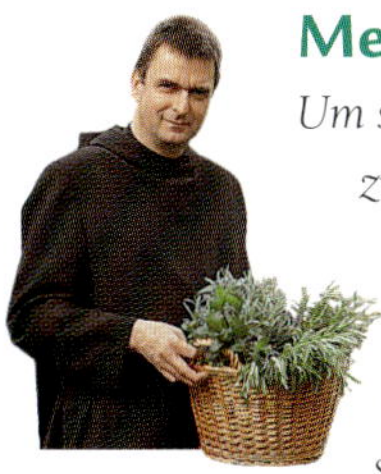

Um seinen Blick bewusst nach innen zu richten und sich auf die Reise zu sich selbst zu begeben, hat sich folgende Meditationsübung bewährt: Man setzt sich entspannt auf einen Stuhl und schließt die Augen. Man legt Zeige- und Mittelfinger auf die Augenlider, verschließt mit den Daumen die Ohren und hält mit den Ringfingern die Nasenflügel zu; die kleinen Finger berühren die Lippen. Dann konzentriert man sich auf ein langsames Ein- und Ausatmen und lässt die Luft weit in die Lungen und den Bauch strömen. Man hört tief in sich hinein. Dann wählt man einen Ort, der Kraft und Ruhe symbolisiert, und stellt sich vor, was es dort zu sehen, zu hören und zu riechen gibt. Versuchen Sie, dieses positive Gefühl zu spüren und genießen Sie etwa 7 Minuten die Ruhe.

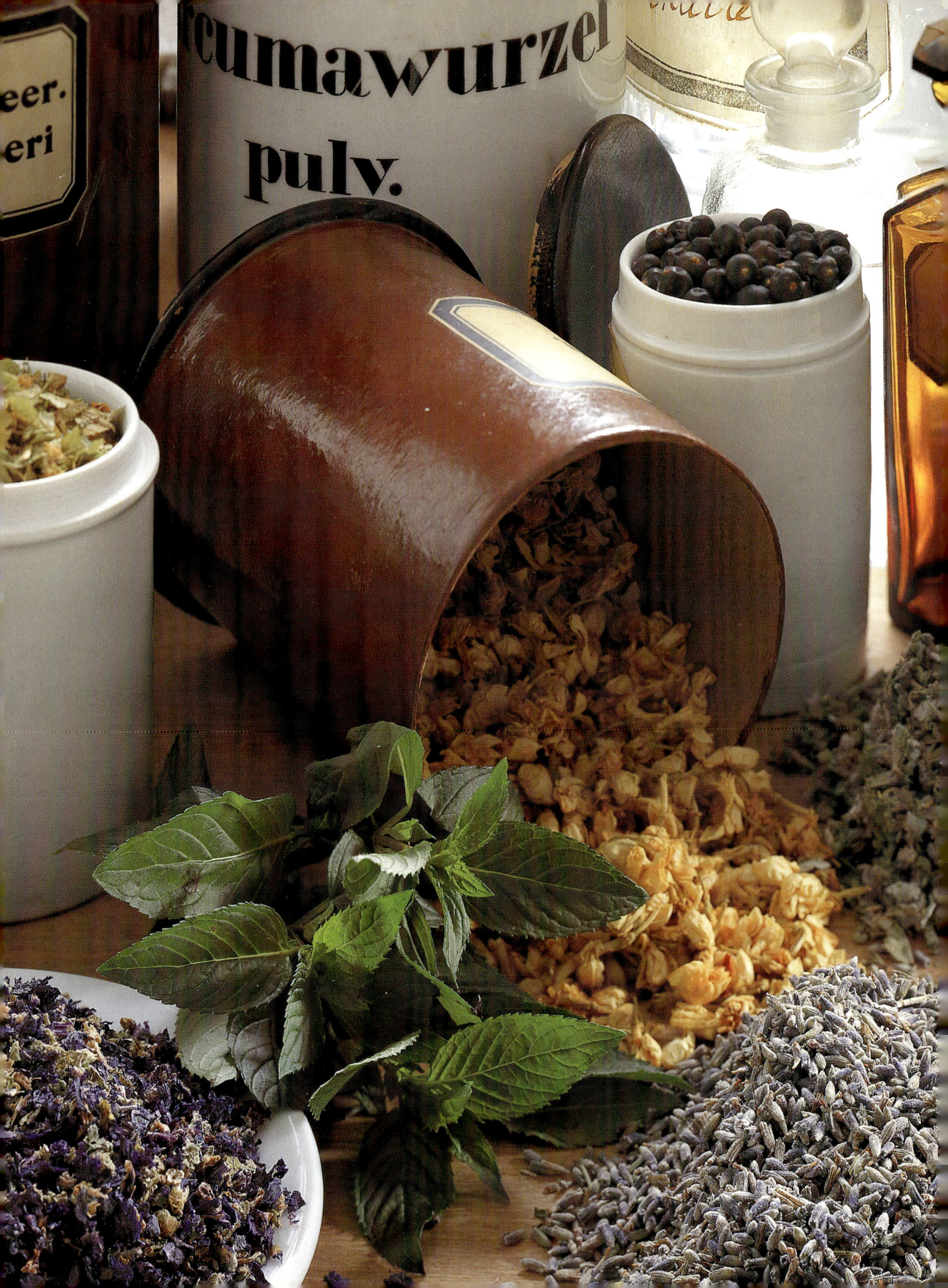
cumawurzel
pulv.

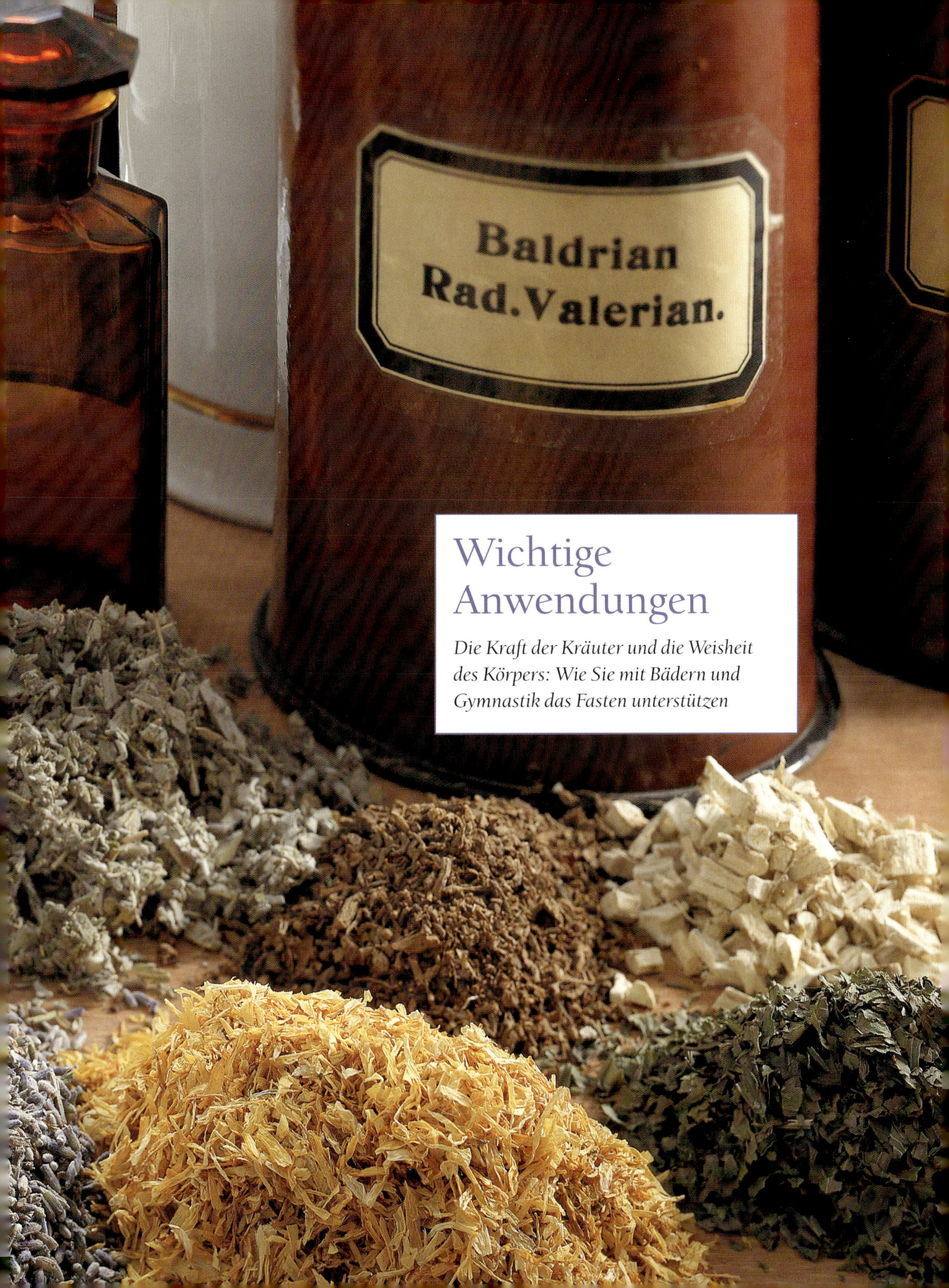

Wichtige Anwendungen

Die Kraft der Kräuter und die Weisheit des Körpers: Wie Sie mit Bädern und Gymnastik das Fasten unterstützen

Die Reinigung des Darms

Weil man während der Fastenkur keine feste Nahrung mehr zu sich nimmt, wird die Darmbewegung nach wenigen Tagen fast eingestellt. Trotzdem ist der Darm nicht völlig leer: Zwischen den Darmzotten sitzen noch Reste des alten Speisebreis, Gallensaft wird ständig gebildet, täglich lösen sich abgestorbene Zellen der Darmschleimhaut, und während sich die Darmflora erneuert, sammeln sich die alten Bakterien an. All diese Abfallstoffe müssen weiterhin ausgeschieden werden, denn blieben sie im Darm, würde er ihnen nach und nach Wasser entziehen. In der Folge käme es zur Bildung von giftigen Stoffen und zu Verstopfung.

Nur mit einer gründlichen Reinigung wird der Darm vom belastenden Inhalt befreit. Dadurch bleiben Hungergefühl, Kopf- und Gliederschmerzen aus, und auch die Leber und das Lymphsystem werden auf diese Weise geschont. Abführen ist deshalb ein zentrales Element einer erfolgreichen Fastenkur. Wenngleich die Darmreinigung für den Fastenanfänger noch sehr ungewohnt ist und man vielleicht zunächst Hemmungen davor hat, ist sie doch denkbar einfach durchzuführen. Zwei grundsätzliche Methoden des Abführens werden empfohlen: der Einlauf und das Abführen mit Salzen. Wirkungsvoll unterstützen kann man die Darmreinigung mit Quellstoffen wie Flohsamenschalen, und zwar am besten mit Indischen Flohsamenschalen. Sowohl das Einlaufgerät, den so genannten Irrigator, als auch die Abführsalze sowie die Flohsamenschalen erhält man in der Apotheke.

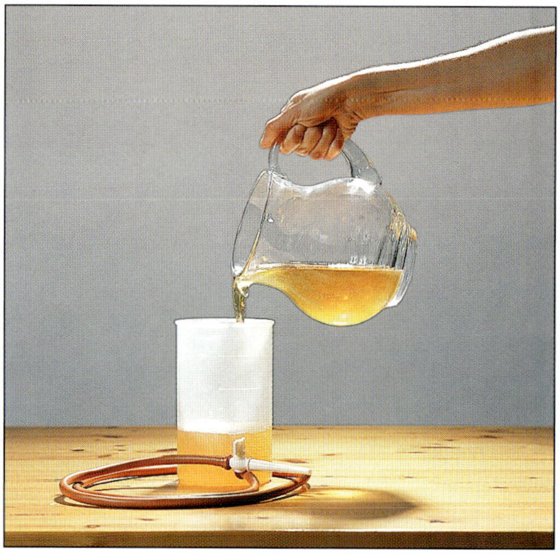

1. Für den Einlauf füllt man das Irrigatorgefäß mit dem vorher angesetzten Heilkräuterauszug. Die handelsüblichen Irrigatoren fassen in der Regel etwa 1 l Flüssigkeit.

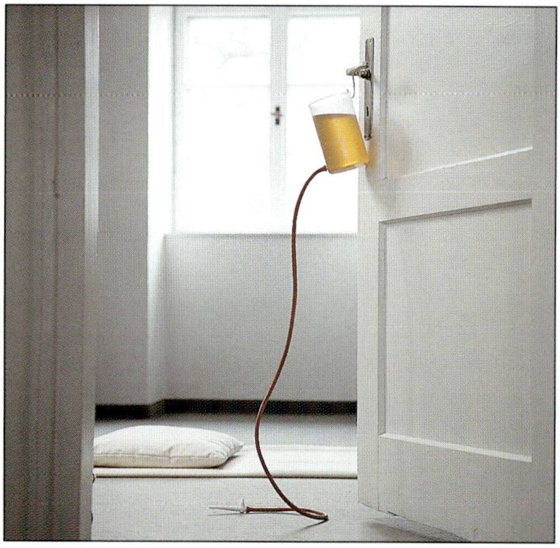

2. Damit die Flüssigkeit aus dem Irrigatorgefäß herauslaufen kann, hängt man es 1/2 Meter über dem Boden auf, am besten an einer Türklinke, und legt sich dann für den Einlauf hin.

Routinierte Fastende wissen meist, wann der richtige Zeitpunkt zum Abführen ist. Wer das erste Mal fastet, sollte sich an die Regel halten, jeden zweiten Tag eine Darmreinigung durchzuführen. Da die richtige Abführmethode entscheidend davon abhängt, wie gut die Verdauung bei jedem einzelnen Fastentyp ist, wird bei dem in diesem Buch geschilderten Fastenprogramm jeweils angegeben, für wen welche Abführmethode geeignet ist.

Der Einlauf

Wirkung

Diese Methode mag antiquiert erscheinen – sie ist jedoch nach wie vor die schonendste und effektivste Art der Darmpflege, da sie kaum Nebenwirkungen wie erhöhten Wasser- und Elektrolytverlust verursacht. Der Einlauf reinigt vor allem den Enddarm und einen Teil des Dickdarms. Da er sofort nach der Anwendung wirkt, muss man unmittelbar danach auf die Toilette. Um auch die oberen Darmabschnitte zu aktivieren, sind eine Bauchmassage und gymnastische Übungen wie das Bauchschnellen hilfreich (siehe Seiten 75 und 114).

Anwendung

Sanguiniker und Choleriker können nach der Klosterheilkunde einen Einlauf mit der feuchtkühlen Ringelblume durchführen. Der wässrige Auszug aus Ringelblumenblüten soll entzündungshemmend auf die Darmschleimhaut wirken. Zur Vorbereitung des Einlaufs übergießt man 3 TL Ringelblumenblüten (ohne Kelche) mit 1 Tasse heißem Wasser, lässt den Auszug 10 Minuten ziehen, seiht ihn ab und verdünnt ihn mit etwa 1 l lauwarmem Wasser. Da Sanguiniker und Choleriker zu den warmen Fastentemperamenten zählen, liegt die optimale Temperatur der Einlaufflüssigkeit bei 25 bis 30 °C. Nie sollte die Flüssigkeit für den Einlauf jedoch kälter als 20 °C sein, da dies zu schweren Kreislaufreaktionen führen kann.
Melancholikern und Phlegmatikern wird nach der Temperamentenlehre ein Einlauf mit der trocken-warmen Kamille empfohlen. Zur Vorbereitung des Einlaufs übergießt man 3 TL Kamillenblüten mit 1 Tasse heißem Wasser, lässt den Auszug 10 Minuten ziehen, seiht ihn ab und verdünnt ihn mit etwa 1 l lauwarmem Wasser. Die Einlaufflüssigkeit für die kälteempfindlichen Fastentypen hat optimalerweise eine Temperatur von 35 bis 38 °C.
Bevor man mit dem Einlauf beginnt, sollte man für eine angenehme Atmosphäre im Badezimmer sorgen: Man kann beispielsweise ein wohltuendes ätherisches Öl in einer Duftlampe verdampfen, außerdem sollte das Badezimmer gut geheizt sein. Um nicht auf dem kalten Boden liegen zu müssen, legt man ein dickes, älteres Handtuch unter.
Dann füllt man das Irrigatorgefäß mit dem zuvor angesetzten Heilkräuterauszug (die handelsüblichen Irrigatoren fassen etwa 1 l Flüssigkeit). Danach lässt man so viel Flüssigkeit über den Schlauch ablaufen, bis die Luft verdrängt ist, und verschließt anschließend den Schlauch. Zum leichteren Einführen kann man die Schlauchspitze mit Vaseline eincremen. Für das Einführen gibt es mehrere Körperhaltungen, wobei der Einlauf in Rückenlage leichter fällt. Zunächst positioniert man das Irrigatorgefäß einen halben Meter höher, als man selbst liegt, hängt es etwa an eine Türklinke

Die Reinigung des Darms *(Fortsetzung)*

oder stellt es auf eine Kommode. Mit gespreizten, angewinkelten Beinen legt man sich dann auf den Rücken und führt den Darmschlauch in den After ein. Für welche Körperhaltung man sich auch entscheidet, wichtig ist es in jedem Fall, eine Position zu finden, bei der die gesamte Bauchmuskulatur entspannt ist, damit auch die oberen Dickdarmabschnitte erreicht werden. Nach dem Einführen öffnet man den Zulauf des Irrigators und lässt das Wasser langsam einlaufen. Die Flüssigkeit gelangt nur dann in den Darm, wenn die Muskulatur von Po und Bauchdecke entspannt ist – eine ruhige, tiefe Atmung hilft dabei. Nach einer Weile, der Irrigator ist etwa zu einem Viertel geleert, dreht man sich auf die linke Seite. Diese Drehung sorgt dafür, dass auch der obere Abschnitt des Darms erreicht wird. Sobald der Dehnungsreiz spürbar wird, sollte versucht werden, den Darminhalt noch 5 Minuten zu halten, damit das Einlaufwasser den Stuhl aufweichen und umspülen kann. Mehrmals hintereinander entleert sich der Darm dann abrupt. Dabei sind kreisende Bewegungen mit der Taille hilfreich, um die Bauchmuskulatur zu entspannen.

Abführsalze

Wirkung

Nach der Temperamentenlehre sind Salze warm und trocken und eignen sich daher besonders für den kalt-feuchten Phlegmatiker. Aber auch die übrigen Temperamente, vor allem die zur Verstopfung neigenden Choleriker und Melancholiker, benötigen diese gründliche Form der Darmreinigung.

Die hohe Salzkonzentration bewirkt im Darm, dass Wasser zurückgehalten wird oder sogar in den Darm strömt, und zwar so lange, bis die Salzkonzentration im Darm wegen des osmotischen Drucks derjenigen im Blut entspricht. Der Darminhalt bleibt auf diese Weise sowohl im Dünn- als auch im Dickdarm verhältnismäßig flüssig, sodass er rasch aus dem Darm

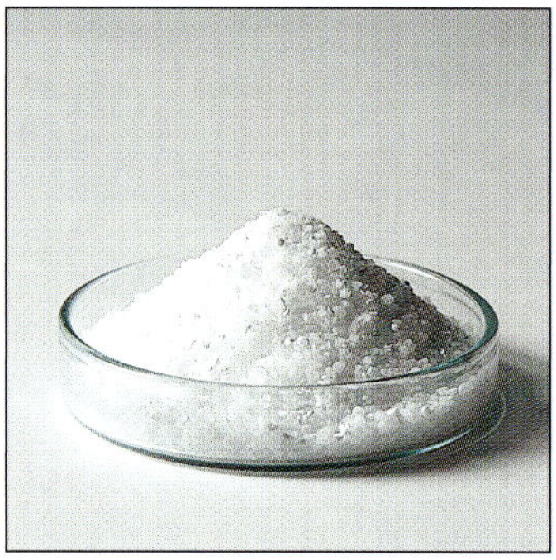

Glaubersalz, ein sehr starkes Abführsalz, führt einige Stunden nach der Anwendung zur Entleerung des gesamten Darms.

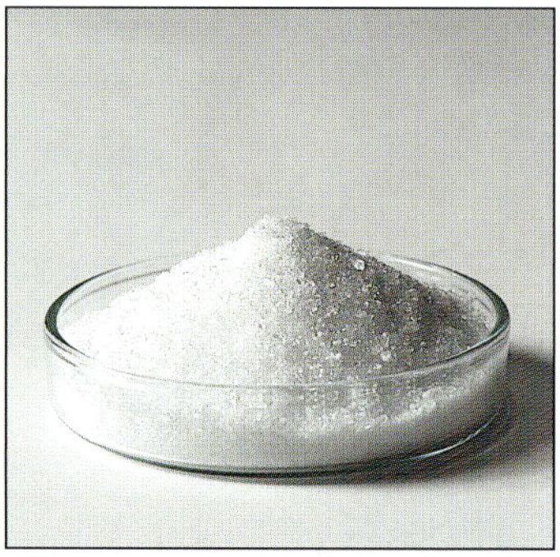

Bei Fastenkuren häufig verwendet wird auch geschmacksverbessertes Bittersalz, das allerdings weniger stark wirkt.

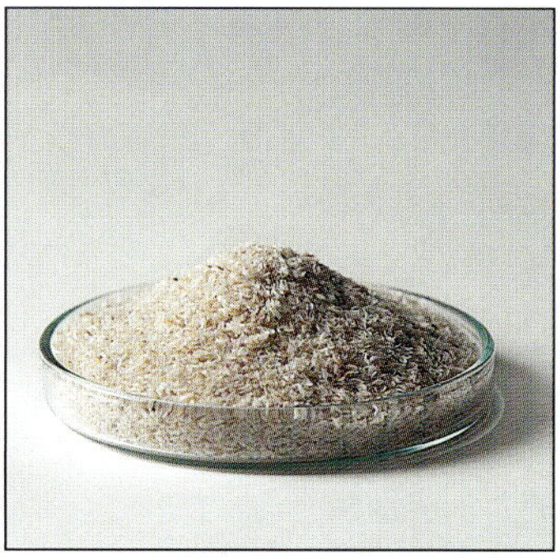

Indische Flohsamenschalen quellen zusammen mit Wasser im Darm und unterstützen die Darmreinigung wirkungsvoll.

ausgeschieden werden kann. Am häufigsten verwendet werden Glaubersalz (Natriumsulfat) und Bittersalz (Magnesiumsulfat), das wegen seines bitteren Geschmacks z. B. mit Carbonaten gemischt wird.
Anders als der Einlauf entleeren Abführsalze den gesamten Darm. Sie wirken jedoch nicht so schnell wie der Einlauf und führen erst nach 1 bis 3 Stunden zu einer dünnflüssigen Stuhlentleerung.

Anwendung

Man löst jeweils 1 bis 2 EL Glaubersalz in ½ l warmem Wasser. Die Flüssigkeit trinkt man sodann zügig aus. Man sollte jedoch unbedingt ½ bis 1 l Wasser nachtrinken, um nach 2 bis 4 Stunden eine Wirkung zu erzielen. Wird zu wenig getrunken, kann sich die Entleerung auf 8 bis 10 Stunden hinauszögern. Bis dahin sollte eine Toilette schnell erreichbar sein.

Vorsicht

Obwohl das Abführen mit Salzen ausdrücklich zum Fasten empfohlen wird, bedeutet es doch eine gewisse Belastung für den Flüssigkeits- und Mineralstoffhaushalt des Körpers. Daher ist es besonders wichtig, während der Kur viel Wasser zu trinken und nicht auf die Gemüsebrühen zu verzichten, die wertvolle Mineralstofflieferanten sind.
Medikamente, die während des Fastens eingenommen werden müssen, oder bei Frauen die Pille sollten insbesondere beim »Glaubern« nach dem Stuhlgang eingenommen werden. So können Medikamente nicht mit dem flüssigen Darminhalt oder einer möglichen Darmentleerung ausgeschieden werden.

Quellstoffe

Wirkung

Quellstoffe zählen nicht zu den schnell wirkenden Abführmitteln, können die Darmreinigung jedoch wirkungsvoll unterstützen. Diese komplizierten Zuckerverbindungen, die während der Verdauung nicht resorbiert werden, können sehr viel Wasser binden: Indische Flohsamenschalen und Apfelpektin etwa vermögen eine bis zu 100-fache Wassermenge zu binden, also 1 g Flohsamenschalen bis zu 100 g Wasser. Die beim Quellen entstehende Masse regt durch den Dehnungsreiz die Darmbewegung an. Im Dickdarm angekommen, ernähren sich die dort vorhandenen Darmbakterien teilweise von den Quellstoffen. Das Stuhlvolumen nimmt zu, und der Darminhalt wird dünnflüssig, sodass er den Körper leichter wieder verlassen kann.
Obwohl Quellstoffe beim Fasten weniger bekannt sind, bieten sie den Vorteil, dass sie das Hungergefühl deutlich dämpfen.

Anwendung

Man verrührt 1 EL Flohsamenschalen (4 g) in 100 ml Wasser und lässt sie 10 Minuten vorquellen. Dann gibt man etwa weitere 3 EL Wasser oder verdünnten Obstsaft dazu, bis die Masse sämig ist. Damit die Flohsamen im Darm richtig quellen können und nicht verklumpen, müssen unbedingt 2 Gläser Wasser nachgetrunken werden.

Das Morgenritual

Dieses Ritual im Bett ist nicht nur sinnvoll, um sich gleich am frühen Morgen mit viel Ruhe auf den Fastentag einstimmen zu können. Es dient auch dazu, den morgens gerade beim Fasten noch schwachen Kreislauf anzuregen. Den Wechsel von der Horizontalen in die Vertikale gestaltet man langsam, indem man sich ausgiebig streckt und dehnt, dann den Morgentee trinkt und das Ritual mit einer Entspannungsübung abschließt.

Strecken und Dehnen

Man gähnt tief, streckt Arme und Beine, sodass man einen möglichst großen Raum einnimmt, und lockert sie dann wieder.

Morgentee

Der Morgentee (siehe Seite 149), den man bereits am Vorabend zubereitet, dämpft das Hungergefühl und verdünnt die Verdauungssäfte. Dieser Heilkräutertee belebt und erfrischt – er ist ideal zum Aufwachen.

Entspannungsübungen

Die extrovertierten Fastentypen Choleriker und Sanguiniker machen den **Stern**, eine Übung zur Körperwahrnehmung. Dazu reibt man im Liegen zunächst die Handflächen aneinander. Anschließend streicht man mit der rechten Hand den linken Arm entlang und führt die rechte Hand bis zu den Schultern und dem Brustkorb. Mit der linken Hand wiederholt man die Übung an der rechten Körperseite. Danach massiert man den Fuß: von den Zehenzwischenräumen über den Bereich der Fußwurzelknochen, den Spann und die Sohle bis zur Ferse. Die eher introvertierten Fastentypen Melancholiker und Phlegmatiker üben mit dem **Langboot**, über sich hinweg zu schauen (siehe Abbildung unten). Ausgangsposition dieser Übung ist die Rückenlage, die Beine liegen dicht aneinander, die Handflächen liegen auf den Oberschenkeln. Danach legt man die Hände auf den Bauch und spürt dort der Atmung nach.

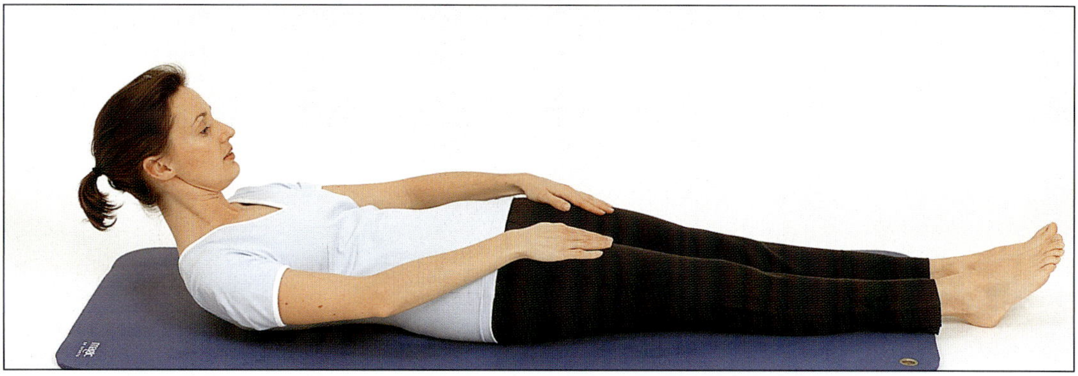

Für das Langboot den Rücken fest auf die Unterlage drücken, Kopf und Schulter leicht anheben, das Kinn zur Brust ziehen und über die Zehen hinweg weit in den Raum schauen. Die Hände leicht Richtung Füße ziehen. So einige Atemzüge verweilen, danach den Kopf vorsichtig ablegen.

Massagen zum Wohlfühlen

Massagen wirken gleich dreifach: Sie sind allgemein entspannend, durchblutungsfördernd und haben durch den Kontakt mit der Haut einen hohen emotionalen Wert.

Trockenmassage

Eine effektive Unterstützung der Entgiftung erreicht man mit der Trockenmassage. Sie aktiviert die Schweißsekretion und pflegt zudem die Haut, weil sie abgestorbene Hautzellen entfernt. Für die Trockenmassage benötigt man einen Massagehandschuh oder eine Bürste mit harten oder weichen Naturborsten (siehe Abbildungen rechts).

Fußmassage

Die Wirkung einer Fußmassage ist im ganzen Körper wohltuend spürbar. In Sitzposition legt man einen Fuß auf das Knie des anderen Beins und reibt zunächst mit der Handfläche die Fußsohle. Jeder einzelne Zeh wird anschließend mit den Fingern gedrückt und ein wenig gedreht. Mit dem Daumen die Fußsohle mit viel Druck kreisförmig massieren und sie zum Schluss wieder sanft ausstreichen.

Massage der Steißbeingegend

Diese Anwendung wirkt vor allem auf den Becken- und Hüftbereich durchblutungsfördernd. Dazu macht man im Sitzen eine Faust und streicht mit den Fingerknöcheln vom Steißbein aus jeweils bis zur Hüfte. Danach setzt man wieder neu am Steißbein an und streicht den Rücken rechts und links der Wirbelsäule entlang bis zum Rippenansatz. Die gesamte Übung wiederholt man noch einmal mit kreisförmigen Bewegungen der flachen Hand.

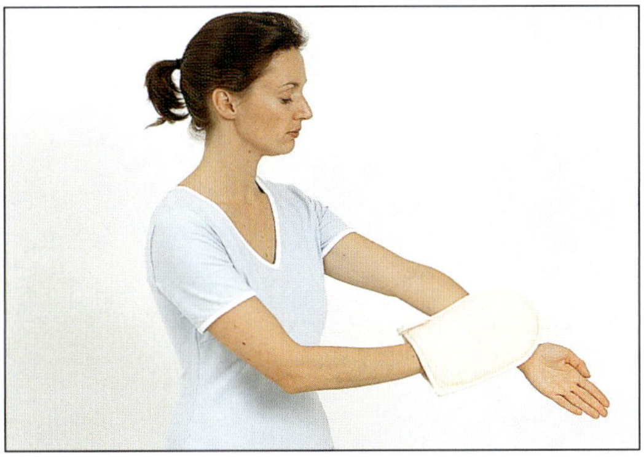

1. Für die Trockenmassage die Arme jeweils an den Händen beginnend Richtung Körpermitte mit kreisenden Bewegungen und sanftem Druck massieren. Anschließend die Beine ausgehend von den Füßen massieren. Jeweils mit der herzabgewandten Seite, also dem rechten Arm bzw. Bein, beginnen.

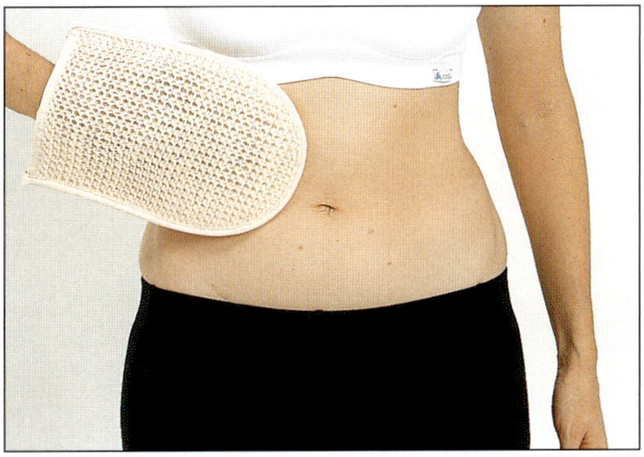

2. Nach der Massage von Armen und Beinen den Bauch mit kreisförmigen Bewegungen um den Nabel herum massieren, danach Brust, Rücken und Gesäß abreiben. Wer sehr trockene Haut hat, kann nach dem Trockenbürsten etwas Massageöl benutzen. Für diese Massage sollte man sich mindestens 5 Minuten Zeit nehmen.

Gymnastik für die Körpermitte

Bewegung gehört zu einer Fastenkur unbedingt dazu. Sie fördert die Atmung, indem mehr Kohlensäure ausgeleitet wird, und reguliert so den Säure-Basen-Haushalt des Körpers. Gezielte Gymnastikübungen für die Körpermitte mobilisieren darüber hinaus die Darmmuskulatur und lösen Verkrampfungen im Verdauungstrakt. Auf diese Weise verkürzt sich die Verweildauer des Darminhalts.

Für die Bauchgymnastik sollte der Magen möglichst leer sein, deshalb führt man die Übungen am besten vor den Mahlzeiten aus. Außerdem sollte man eine Decke oder eine Gymnastikmatte bereitlegen.

Übungen für Sanguiniker

Für Sanguiniker, deren Verdauung in der Regel recht stabil ist, ist die Übung **Katze und Pferd** ideal. Dabei handelt es sich um relativ kleine Bewegungen in Hockstellung, die das Verdauungssystem auf sanfte Weise anregen und die Atmung aktivieren (siehe Abbildungen unten). Bei dieser Übung kommt es darauf an, dass man beim Ausatmen den Rücken rund wie einen Katzenbuckel macht, den Bauch einzieht und dabei spürt, wie sich das Zwerchfell in den Brustraum hebt. Beim Einatmen streckt sich die Wirbelsäule, bis sie wie ein Pferderücken durchhängt, wobei sich die Verdauungsorgane wieder ausdehnen können. Für eine optimale Wirkung sollte man die Übung 20- bis 30-mal wiederholen.

Eine weitere empfehlenswerte Übung ist die **Wippe**, bei der abgesehen vom Darm auch der Kreislauf leicht stimuliert wird. Es handelt sich ebenfalls um relativ kleine Bewegungen. Dazu winkelt man im Liegen die Beine an, zieht sie an den Bauch und umfasst die Knie mit beiden Händen. Man hebt den Kopf und schaukelt dann vom Kopf zum Becken und wieder zurück. Die Übung wiederholt man mehrere Minuten.

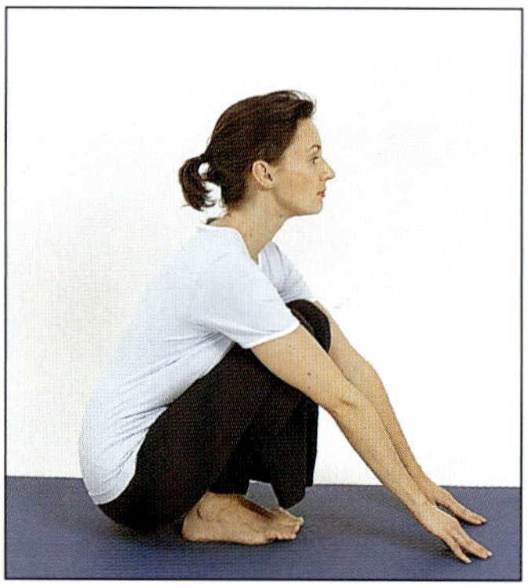

1. Für die Übung Katze und Pferd tief in die Hocke gehen, die Knie bleiben zusammen, die Hände vor den Knien abstützen.

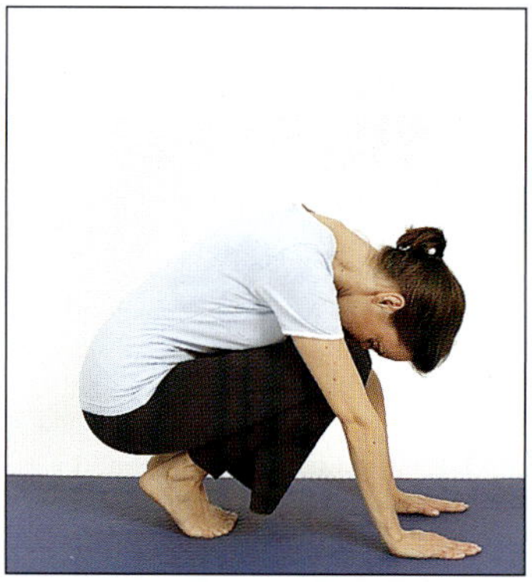

2. Beim Vorbeugen des Oberkörpers langsam ausatmen, den Bauch einziehen und spüren, wie sich das Zwerchfell hebt.

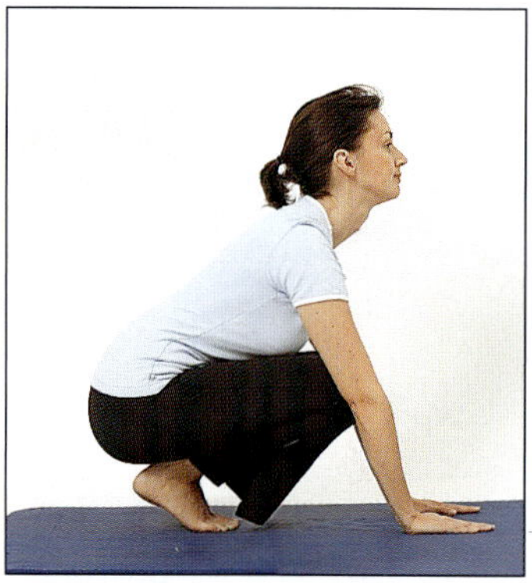

3. Einatmen, den Kopf heben und die Wirbelsäule strecken. Die entspannte Bauchdecke wölbt sich nach vorne.

Übungen für Choleriker

Die energiegeladenen Choleriker führen zunächst die Übung **Schiff** aus, die wie beim Sanguiniker die Darmmuskulatur anspricht, zusätzlich aber noch eine Kraftübung für die Bauchmuskeln darstellt. Für die Übung stellt man, auf dem Rücken liegend, beide Füße nahe zum Becken. Der gesamte Rücken berührt dabei den Boden. Dann hebt man das linke Bein angewinkelt an und legt den Knöchel auf das rechte Knie (siehe Abbildung unten). Um den Nacken zu entlasten, bettet man den Kopf in die ineinander verschränkten Hände. Danach atmet man aus und spannt Bauch- und Beckenmuskulatur so an, dass sich Schulterblätter und Brustbereich vom Boden abheben. Hände und Kopf folgen entspannt der Bewegung, und der untere Rückenbereich bleibt in festem Kontakt mit der Unterlage. Beim Einatmen legt man den Kopf ab und entspannt die Bauchmuskeln. Die Übung wiederholt man 2- bis 4-mal, wechselt dann die Beinstellung und führt die Übung genauso oft auf der anderen Seite aus.

Radfahren ist eine weitere sinnvolle Übung zur Stärkung der Bauchmuskulatur dieses Fastentyps, die zudem kreislaufanregend wirkt. Dazu liegt man mit zur Seite ausgestreckten Armen auf dem Rücken und hebt die Beine an. Man sollte kein Hohlkreuz machen. Dann bewegt man die Beine wie beim richtigen Fahrradfahren auf und ab. Man kann ruhig auch Kurven fahren, in dem man die Beine etwas zu den Seiten senkt. Die Schulterblätter sollten währenddessen auf dem Boden liegen bleiben. Um eine ausreichende Wirkung auf die Bauchmuskulatur zu erzielen, sollte man die Übung mindestens fünf Minuten ausführen.

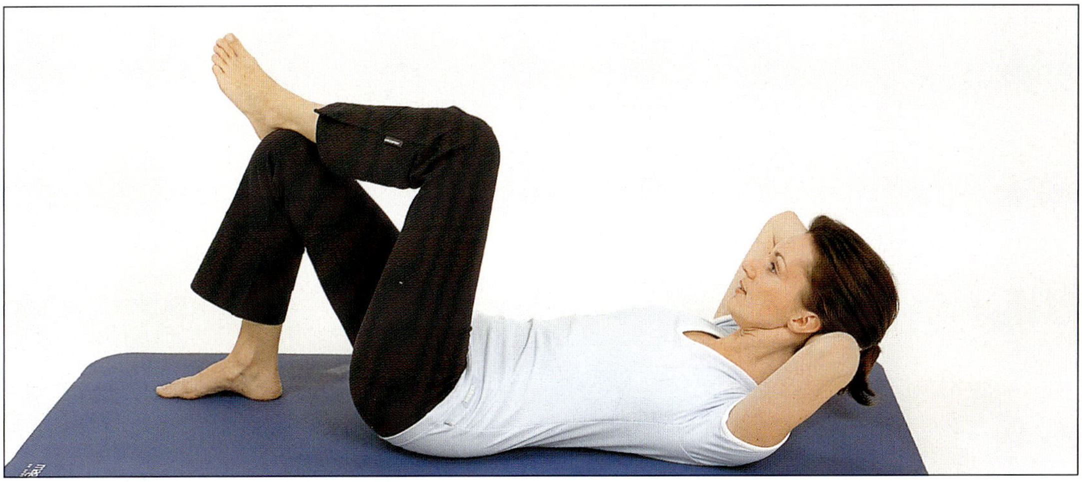

Schiff: Den Fußknöchel des linken Beins auf das rechte Knie und den Kopf in die ineinander verschränkten Hände legen. Beim Ausatmen Kopf und Brustbereich nach oben heben. Beim Einatmen den Kopf wieder ablegen und die Bauchmuskeln entspannen. Näheres siehe Text.

Gymnastik für die Körpermitte *(Fortsetzung)*

Übungen für Phlegmatiker

Phlegmatiker haben nach der Temperamentenlehre »zu viel Säfte, die nicht fließen«. Um diesen »Stau der Säfte« im Verdauungstrakt zu lösen, ist die Übung **Narzisse** hilfreich, die die Durchblutung im Bauch-, Hüft- und Beckenbereich fördert (siehe Abbildungen unten). Für die Übung setzt man sich mit geradem Rücken auf den Boden und zieht die Beine angewinkelt zu sich, die Füße stehen vor dem Körper. Dann senkt man die Knie nach außen in Richtung Boden. Vorsicht: Wer Knieprobleme hat, sollte die Knie nur sehr behutsam senken. Die sich berührenden Fußspitzen umfasst man und bringt die Fersen möglichst nahe zum Körper. Beim Einatmen bewegt man sich aus dem Becken heraus nach oben, lässt die Schultern dabei aber unten und hebt den Brustkorb. Beim Ausatmen beugt man sich über die Hüftgelenke nach vorne und drückt mit den Armen die Unterschenkel nach unten. Beim anschließenden Einatmen richtet man den Rücken wieder auf und streckt sich. Für eine optimale Wirkung der Übung wiederholt man sie 5-mal im Atemrhythmus.

Sinnvoll ist außerdem die Übung **Bauchschnellen**, die ebenfalls darauf abzielt, den Dickdarm zu aktivieren, damit der Darminhalt den Körper leichter verlassen kann. Dazu legt man sich auf den Rücken und stellt die Beine leicht angewinkelt auf. Die Arme liegen entspannt neben dem Körper. Man atmet aus und zieht dabei den Unterbauch stark an. Danach lässt man die Bauchdecke mehrmals vor- und zurückschnellen, und zwar so lange, bis man wieder einatmen muss. Diese Übung, die sich auch im Stehen durchführen lässt, kann man über den Tag verteilt mehrmals durchführen.

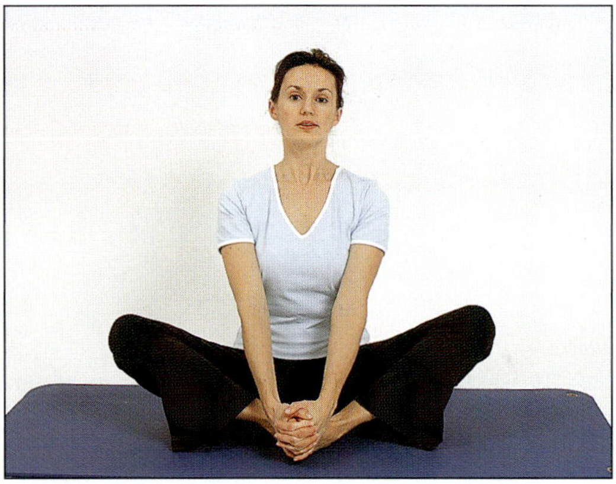

1. Für die Übung Narzisse die Knie Richtung Boden senken, die Fußspitzen mit den Händen umfassen, die Fersen sind nahe am Körper. Beim Einatmen sich aus dem Becken heraus nach oben strecken und den Brustkorb heben.

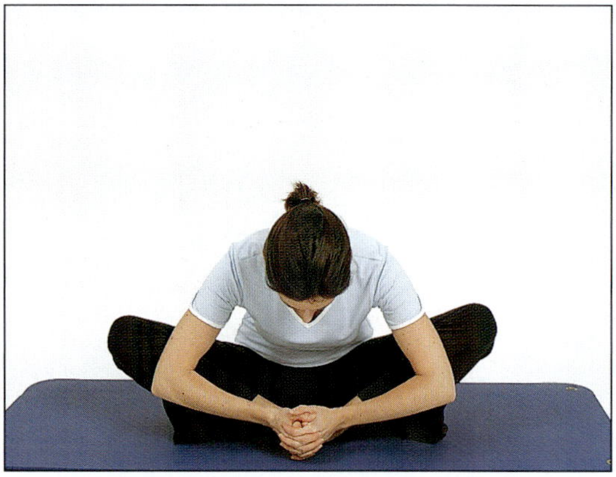

2. Sich beim Ausatmen nach vorne beugen und die Unterschenkel vorsichtig Richtung Boden drücken. Beim Einatmen wieder die Position von Abbildung 1 einnehmen. Vorsicht: Wer Knieprobleme hat, die Knie nur sehr behutsam senken!

Übungen für Melancholiker

Eine sinnvolle Gymnastikübung für diesen zu Bauchkrämpfen neigenden Fastentyp ist der **Storch.** Diese Übung, bei der man im Stehen mehrmals die Knie zu sich heranzieht und wieder senkt, lockert die Bauchdeckenmuskulatur und beugt damit Blähungen vor bzw. lindert Bauchkrämpfe (siehe Abbildungen unten). Außerdem atmet man dabei intensiv, was die Sauerstoffsättigung des Blutes erhöht und in der Folge den Darm anregt.

Bauchkrämpfen kann man auch mit folgender Bewegungsabfolge vorbeugen: Bei geschlossenen Beinen im Stand streckt man die Arme nach oben aus. Während man ausatmet, schwingt man beide Arme an den Beinen vorbei nach hinten und neigt gleichzeitig den Oberkörper um 90° nach vorne. Dabei geht man leicht in die Knie. Beim anschließenden Einatmen richtet man sich wieder auf. Für eine optimale Wirkung sollte man die Übung etwa 7-mal wiederholen.

Um die Darmbewegung bei den in der Regel kälteempfindlichen Melancholikern zu aktivieren, ist anstelle von Gymnastik häufig eine **Wärmflaschenmassage** hilfreich. Dazu legt man eine mit warmem Wasser gefüllte Wärmflasche auf den Bauch und bringt das Wasser mit der Hand in wellenförmige Bewegung. Die Wellen des Wassers werden auf diese Weise auf den Unterleib übertragen, wo sie schließlich die Darmbewegung fördern.

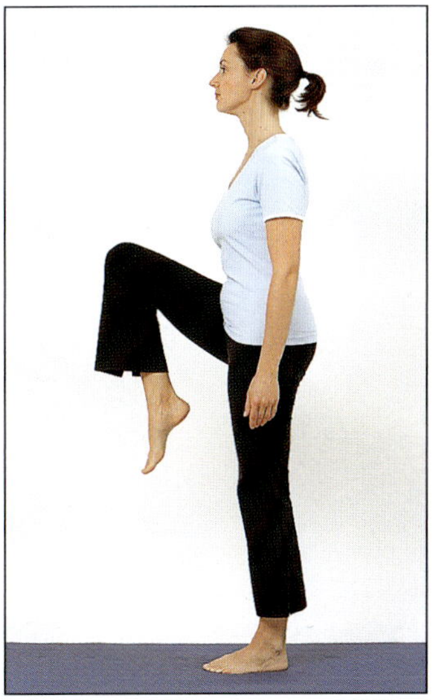

1. Für den Storch zunächst den linken Oberschenkel 5-mal hoch an den Bauch heranziehen, anschließend den rechten.

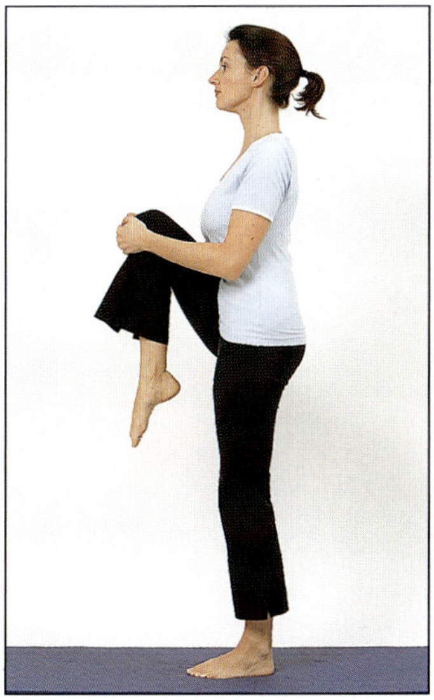

2. Beim Einatmen den linken Oberschenkel heben, mit beiden Armen umklammern und an den Oberkörper heranziehen.

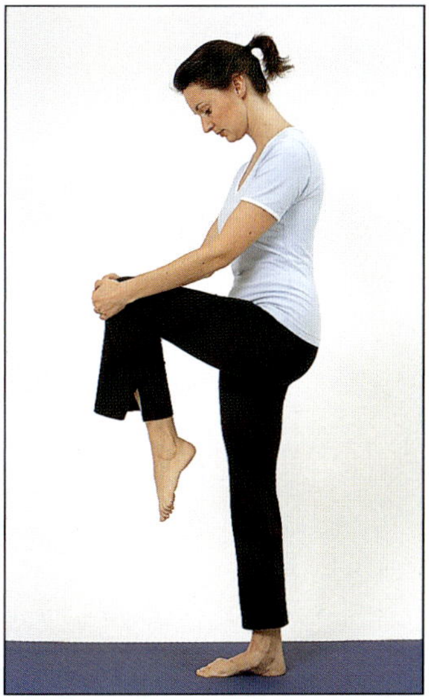

3. Ausatmen und den Rücken rund machen. Die Schritte 2 und 3 mit dem rechten und linken Bein 5-mal wiederholen.

Atemübungen

Unsere Atemwege sind ein wichtiges Entgiftungssystem: Das Kohlendioxid, das bei der Sauerstoffverbrennung in den Muskeln entsteht, wird mit dem Blut zur Lunge transportiert und dort ausgeatmet.
Richtiges Atmen ist beim Fasten also entscheidend, doch das will gelernt sein: Bei der Bauchatmung zieht sich das Zwerchfell zusammen, bewegt sich abwärts, und die Bauchdecke wölbt sich nach vorne. So entsteht ein Sog im Brustraum, der dazu führt, dass sich die Lunge entfaltet – man atmet ein. Bei der Brustatmung, die im Alltag am deutlichsten erlebt wird, werden die Rippen nach oben gezogen und voneinander entfernt. Dadurch vergrößert sich der Brustraum, und es entsteht wiederum ein Sog, der uns einatmen lässt. Beim Ausatmen entspannt sich das Zwerchfell, und die Rippen werden zusammengezogen – Kohlendioxid wird aus den Lungen gepresst.
Bei den Atemübungen aus der Klosterheilkunde geht es daher vor allem darum, wieder bewusst »richtig« zu atmen. Außerdem sollen die Übungen das Zusammenspiel von Zwerchfell und Zwischenrippen- sowie Bauchdeckenmuskulatur wieder stärken.

Tiefenatmung

Bei den Übungen der Tiefenatmung, bei der die ganze Konzentration auf die Atmung gerichtet ist, kann man sich sowohl geistig als auch körperlich entspannen. Die Übungen helfen außerdem, eventuell auftretende Hungergefühle zu unterdrücken.

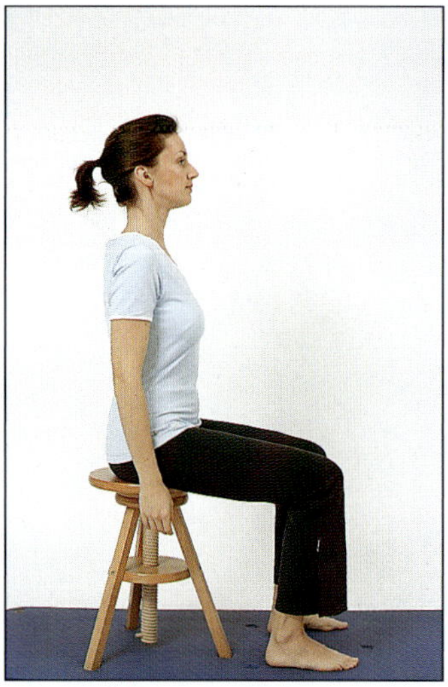

1. Ausgangsposition der Sitzbeuge: Auf der Stuhlkante sitzen, Beine hüftbreit positionieren, den Rücken gerade halten.

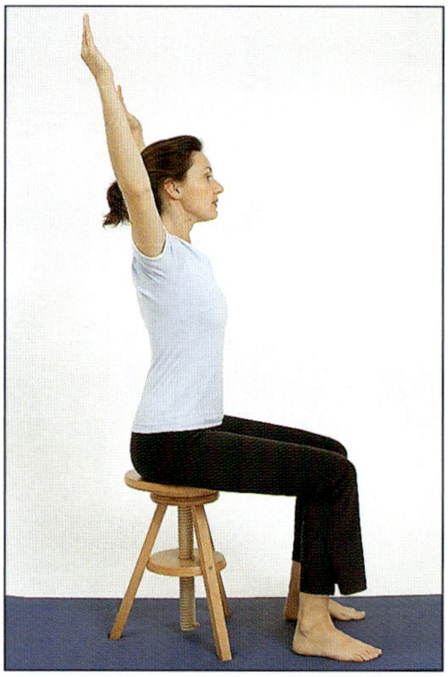

2. Einatmen, die Arme leicht gestreckt nach schräg oben heben und dann weit nach hinten ziehen. Die Luft kurz anhalten.

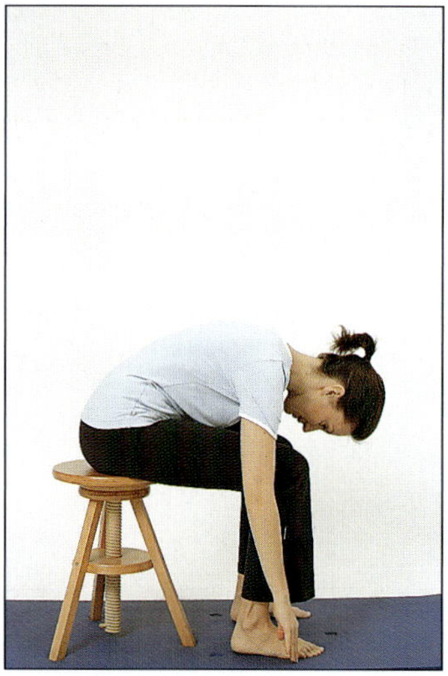

3. Ausatmen, sich dabei weit nach vorne beugen und die Arme mitnehmen. Schritt 2 und 3 mehrere Runden wiederholen.

Für die Fastentypen mit einem stabilen Kreislauf, die Choleriker und Sanguiniker, ist die **Sitzbeuge** eine empfehlenswerte Übung. Ziel dabei ist, durch Beugen den Brustkorb zu weiten und außerdem die Zwischenrippenmuskulatur zu dehnen. Trainiert werden soll, in Bauch und Brust hineinzuatmen (siehe Abbildungen Seite 116).

Für die anderen beiden Fastentypen, die zu niedrigem Blutdruck neigen, ist eine Übung zur Tiefenatmung ideal, die außerdem den Kreislauf anregt: der **große Armkreis.** Dazu macht man einen großen Ausfallschritt mit dem linken Bein nach vorne. Man belastet das vordere Bein und stützt die linke Hand auf das Knie. Der rechte Arm schwingt dann neben dem Körper zehn große Kreise. Wichtig dabei ist, immer beim Senken des Armes auszuatmen und elastisch in beiden Knien nachzugeben. Anschließend wiederholt man die Übung mit dem anderen Arm und anderen Bein.

Sandsackatmung

Diese Übung, die für alle Fastentypen geeignet ist, dient zur Intensivierung der Atmung und damit zur besseren Ausleitung der verbrauchten Restluft aus der Lunge. Außerdem trainiert sie die Zwischenrippen- und Bauchdeckenmuskulatur. Für die **Sandsackatmung** liegt man entspannt auf dem Rücken, den Nacken kann man mit einem Kissen stützen. Die Hände liegen in Nabelhöhe flach auf dem Bauch, auf dem sich ein 2 bis 3 kg schwerer Sandsack oder ein großes Buch befindet. Beim Ausatmen sinkt der Bauch ein, beim Einatmen dehnt er sich aus. Diese Übung ganz langsam im eigenen Rhythmus 10- bis 15-mal wiederholen.

Verdauungsatmung

Wenn das Zwerchfell während der Atmung eine ausreichend große Hoch-Tief-Bewegung ausübt, bewirkt das eine gleichförmige Massage der Bauch- und Beckenorgane – die Verdauungsorgane werden angeregt. Die Übung zur **Verdauungsatmung,** die ebenfalls empfehlenswert für alle Fastentypen ist, hat zwei Ziele: Sie schafft viel Raum für das Zwerchfell und fördert damit indirekt das Ein- und Ausatmen (siehe Abbildungen unten).

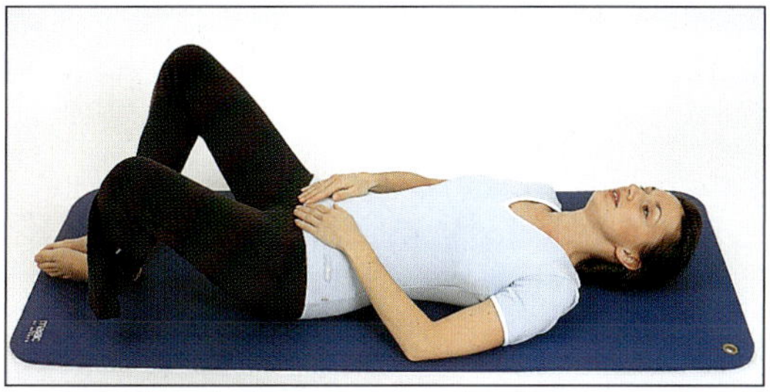

1. Mit leicht angestellten, nach außen gekippten Beinen auf dem Rücken liegen. Die Hände liegen auf dem Unterbauch. Beim Ausatmen sinkt der Bauch ein, beim Einatmen dehnt er sich aus.

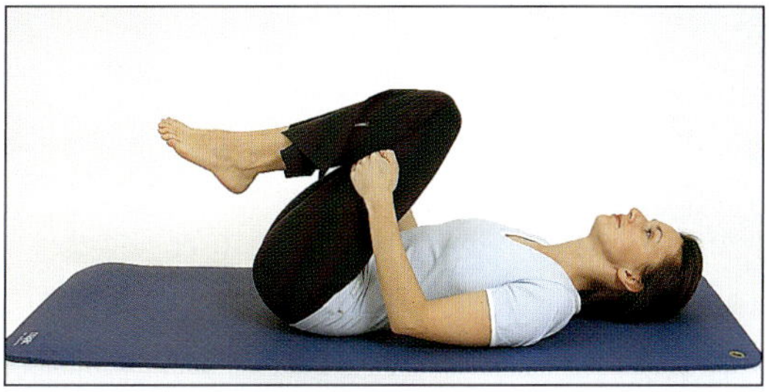

2. Dann Einatmen und die Knie leicht heranziehen, beim Ausatmen die angewinkelten Beine wieder abstellen. Die Übung mehrmals wiederholen. Der Atmung in beiden Positionen nachspüren.

Wickel richtig anlegen

Wickel zählen zu den ältesten Anwendungen der Klosterheilkunde und zu den erfolgversprechendsten. Im Allgemeinen bestehen sie aus zwei oder drei Lagen: dem feuchten Innentuch, dem trockenen Zwischentuch und dem wärmenden Außentuch zur Fixierung. Beim Fasten nutzt man Wickel insbesondere, um die Durchblutung und Stoffwechselleistung im Brust- und Bauchbereich zu fördern.

Brustwickel

Mit dieser Anwendung sollen Lunge und Atmung unterstützt werden (siehe Abbildung unten). Die warmen Fastentypen Sanguiniker und Choleriker legen den Brustwickel mit kaltem Wasser an, der über den Kältereiz die Eigenregulation des Körpers anregt und schließlich wärmend wirkt. Wichtig dabei ist, dass das ins kalte Wasser getauchte Tuch stark ausgewrungen wird. Ist das Tuch zu feucht, würde dem Körper Wärme entzogen werden. Der Fastende bleibt mit dem Wickel so lange liegen, bis er sich durchwärmt fühlt, was meist nach 45 Minuten der Fall ist. Kalte Wickel sollte man grundsätzlich nie anwenden, wenn man friert! Die temperaturempfindlichen Fastentypen Melancholiker und Phlegmatiker können einen warmen Brustwickel anlegen, bei dem man das Leinentuch ins warme Wasser taucht. Optimal ist eine Wassertemperatur zwischen 40 und 45 °C. Zur besseren Wärmespeicherung kann man zwischen die beiden äußeren Lagen des Wickels noch eine Wärmflasche legen. Den warmen Brustwickel so lange wirken lassen, wie er als warm empfunden wird.
Sowohl nach dem kalten als auch dem warmen Wickel sollte man mindestens eine halbe Stunde im Bett nachruhen.

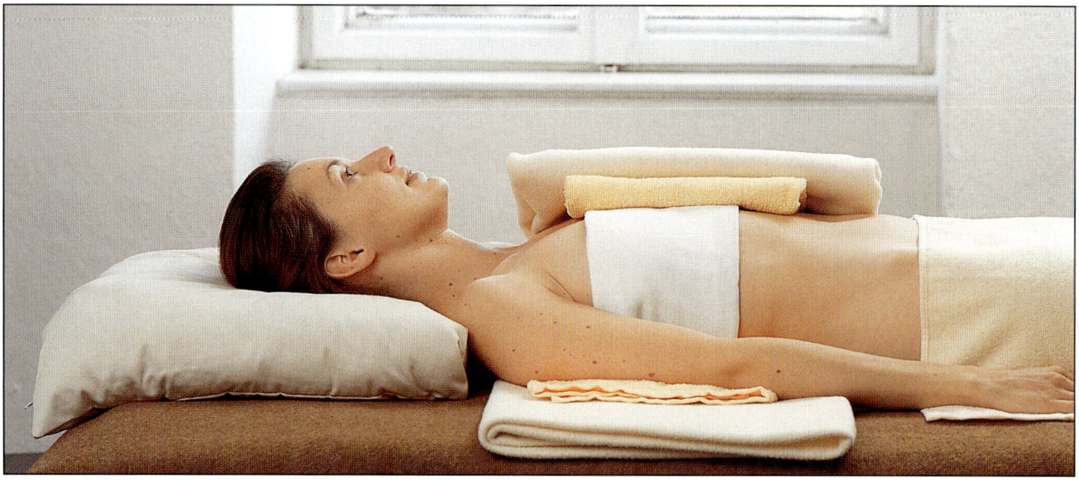

Je nach Fastentyp das Leinentuch in kaltes oder warmes Wasser tauchen (siehe Text), gut auswringen – besonders bei kaltem Wasser – und straff um die Region zwischen Achselhöhlen und Rippenbogen wickeln. Ein Baumwoll- und ein Wolltuch eng um die erste Lage mit dem Leinentuch legen.

Leberwickel

Dieser Wickel zählt zu den zentralen Anwendungen beim Fasten: Er hilft, die Leistung des wichtigsten Entgiftungsorgans, der Leber, zu verstärken. Außerdem fördert er die Durchblutung der Bauchregion und beugt damit zudem Darmkrämpfen, Verstopfung und Durchfall vor. Um den Leberwickel richtig anlegen zu können, ist eine zweite Person hilfreich (siehe Abbildungen unten).

Sanguiniker und Choleriker legen einen kalten Wickel an und nutzen dabei den Kältereiz, der die Durchblutung der Leber anregt.

Für Phlegmatiker und Melancholiker, die leichter frieren als die anderen beiden Fastentypen, ist ein warmer Leberwickel ideal. Für eine größtmögliche Wärmewirkung wird das Leinentuch nicht nur in heißes Wasser getaucht, vielmehr legt man eine Wärmflasche zwischen die zweite und dritte Lage des Wickels. Anstelle der Wärmflasche kann man auch einen Heusack verwenden (siehe Seite 79).

Optimal für den kalten und warmen Leberwickel ist eine Einwirkzeit von 1 Stunde. Nach der Anwendung sollte man mindestens 30 Minuten im Bett nachruhen.

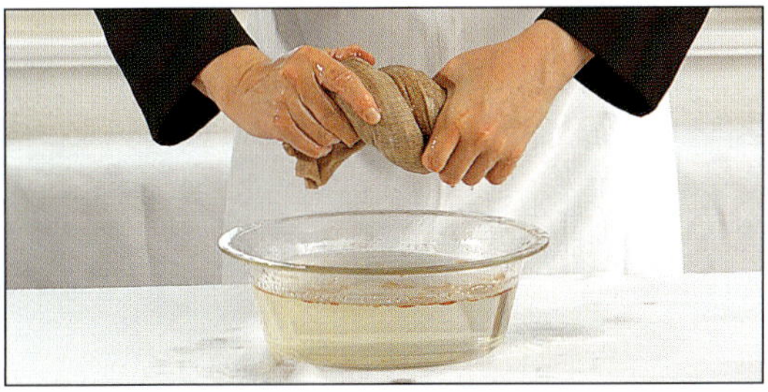

1. Je nach Fastentyp (siehe Text) ein größeres Leinentuch in kaltes oder heißes Wasser tauchen, aus dem Wasser nehmen und gut auswringen.

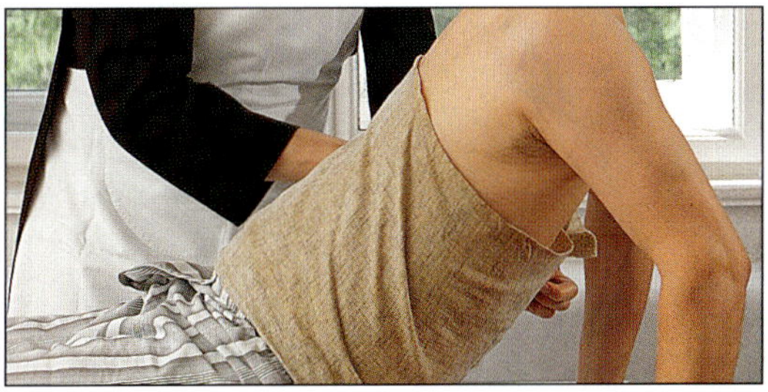

2. Das Leinentuch so um den Leib wickeln (lassen), dass es im Bereich von Leber und Darm (unterhalb des rechten Rippenbogens) fest anliegt.

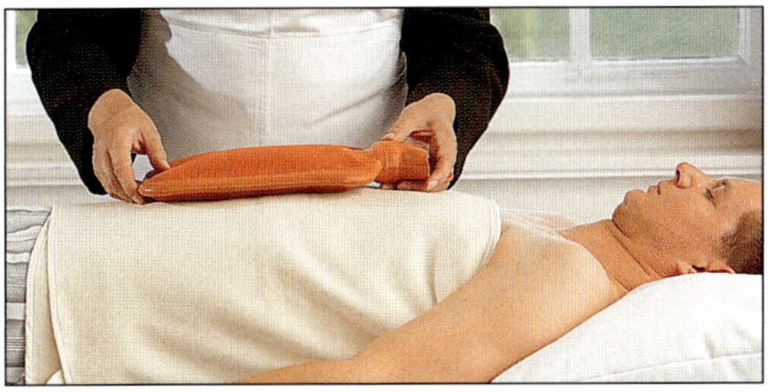

3. Ein trockenes Baumwolltuch um den Körper schlingen. **Nur beim warmen Wickel** auf die Auflage eine Wärmflasche legen.

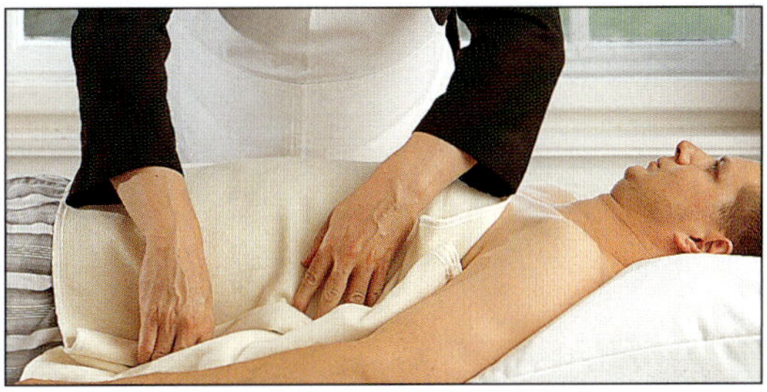

4. Danach als dritte Lage das Frotteetuch eng anliegend über die ersten Lagen und je nach Wickeltyp um die Wärmflasche legen.

Bäder zur Entspannung

Warme Bäder, altbewährte Mittel der Klosterheilkunde, verbessern den Stoffwechsel und tragen dazu bei, dass sich Verspannungen lösen. Diese Wirkung kann man durch Heilpflanzensude, Extrakte oder Öle verstärken.
Um den Kreislauf während der Kur nicht zu sehr zu belasten, sollte die Wassertemperatur optimalerweise zwischen 36 und 38 °C liegen und die Badedauer 15 bis 20 Minuten nicht überschreiten. Generell sollte man sich nach einem Bad zugedeckt ins Bett legen.

Entspannungsbäder

Für die beiden energiegeladenen Fastentypen Choleriker und Sanguiniker ist ein beruhigendes Melissenbad ideal. Das Bad kann man sehr gut auch vor der Nachtruhe nehmen, um eventuellen Einschlafproblemen vorzubeugen. Dazu übergießt man 80 g Melissenblätter mit 2 Liter kochendem Wasser, lässt den Sud 10 Minuten ziehen, seiht ihn ab und gibt ihn ins warme Badewasser.
Für die anderen beiden Fastentypen Phlegmatiker und Melancholiker wird ein Lavendelbad empfohlen, das milder wirkt als das Melissenbad. Dazu übergießt man 100 g Lavendelblüten mit 2 l heißem Wasser, lässt den Sud 5 Minuten ziehen, seiht ihn ab und gibt ihn ins warme Badewasser.

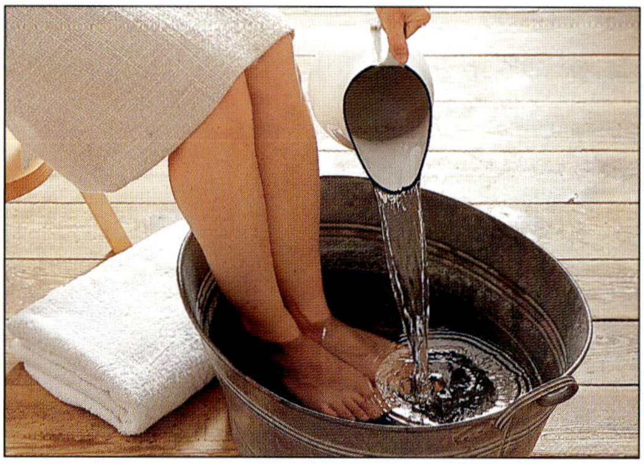

Die Füße in eine kleine Wanne mit ungefähr 1,5 l 35 °C warmem Wasser stellen. Die Badetemperatur schrittweise durch Hinzufügen von heißem Wasser erhöhen, bis eine Endtemperatur von etwa 39 bis 40 °C erreicht ist. Insgesamt 10 bis 15 Minuten die Füße baden. Anschließend gut abtrocknen.

Wohltuende Pflegebäder

Ein Kräuterbad mit ätherischen Ölen wirkt wohltuend auf Psyche und Nerven. Mischt man die ätherischen Öle mit etwas Pflanzenöl und einem natürlichen Emulgator wie Sahne oder Eigelb kann man sich selbst ein hautpflegendes Bad zubereiten. Dazu mischt man 1 EL Pflanzenöl mit 1 Becher Sahne und einigen Tropfen ätherischem Öl und gibt die Mischung ins Badewasser. Empfohlen werden beispielsweise Rosenöl (2 bis 4 Tropfen) für den Sanguiniker, Veilchenöl (2 bis 4 Tropfen) für den Choleriker, Zitronenmelissenöl (6 bis 10 Tropfen) für den Phlegmatiker und Nadelholzöl (4 bis 6 Tropfen) für den Melancholiker.

Temperaturansteigendes Fußbad

Bereits ein Fußbad kann entspannend sein. Es bewirkt eine Erwärmung des ganzen Körpers und ist deshalb auch eine ideale Einschlafhilfe. Am wirkungsvollsten sind temperaturansteigende Fußbäder (siehe Abbildung links). Man benötigt eine Fußbadewanne, ein Handtuch und dicke Socken. Anschließend sollte man sich gut abtrocknen, warme Wollsocken anziehen und 30 Minuten ruhen.

Körperpflege beim Fasten

Der beim Fasten häufig auftretende unangenehme Körpergeruch lässt ahnen, wie viele Schadstoffe über die Haut ausgeschieden werden. Auch eine belegte Zunge und ein unangenehmer Geschmack im Mund sind während der Kur völlig normal. Ausgiebige Körperpflege wird jedem Fastenden daher ein besonders großes Bedürfnis sein.

Mundpflege

Für eine optimale Mundhygiene ist allen Fastentypen nach dem gründlichen Zähneputzen das **Ölziehen** zu empfehlen. Nach wissenschaftlichen Erkenntnissen nimmt das Öl während der Kur die Giftstoffe auf, die sich im Mund angesammelt haben. Dazu spült man den Mund jeden Morgen gründlich mit 1 TL Oliven-, Weizenkeim- oder entzündungshemmendem Johanniskrautöl aus, wobei man das Öl für die Zahnfleischpflege auch durch die Zähne ziehen kann. Das Öl spuckt man anschließend sofort aus, auf keinen Fall sollte man es hinunterschlucken!

Für die Mundpflege während der Fastenkur lohnt sich die Anschaffung eines Zungenschabers. Mit ihm kann man die Zunge von der Spitze bis in die Wurzelgegend von dem häufig auftretenden Belag befreien.

Hautpflege

Während einer Fastenkur wird die Haut durch die Stoffwechselumstellung nach einigen Tagen vorübergehend schlaff und trocknet dann auch recht schnell aus. Man sollte die Haut deswegen möglichst täglich ausgiebig pflegen und sie vor allem nach dem Baden wieder gründlich mit Feuchtigkeit und Ölen versorgen.

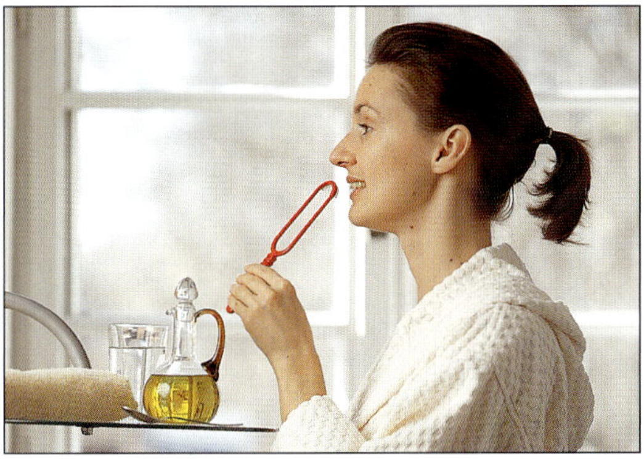

Den Zungenschaber kannte man bereits im Mittelalter, obwohl man damals wenig von Hygiene verstand. Er dient zur Entfernung des Zungenbelags und ist nicht nur bei einer Fastenkur nützlich.

Empfehlenswert ist eine Pflegemilch ohne Konservierungsstoffe, die man sich in der Apotheke nach folgender Rezeptur zusammenstellen lassen kann: 45 g Unguentum emulsificans aquosum, 5 g Propylenglykol und 50 g Wasser. Dieser geschmeidigen Milch gibt man zu Hause tropfenweise ätherisches Öl zu, das man vorsichtig einrührt. Besonders edel, wenn auch etwas teuer, ist das speziell für den Sanguiniker empfohlene Rosenöl, von dem schon wenige Tropfen genügen. Aber auch die anderen nach der Temperamentenlehre für die einzelnen Fastentypen bewährten ätherischen Öle – Veilchenöl für den Choleriker, Zitronenmelissenöl für den Phlegmatiker und Nadelholzöl für den Melancholiker – verleihen der Pflegemilch ein angenehmes Aroma. Man sollte von diesen Ölen jedoch mindestens 1 TL in die Pflegemilch geben. Achtung: Die cremige Milch ist nur wenige Tage haltbar, weil jegliche Konservierungsstoffe fehlen.

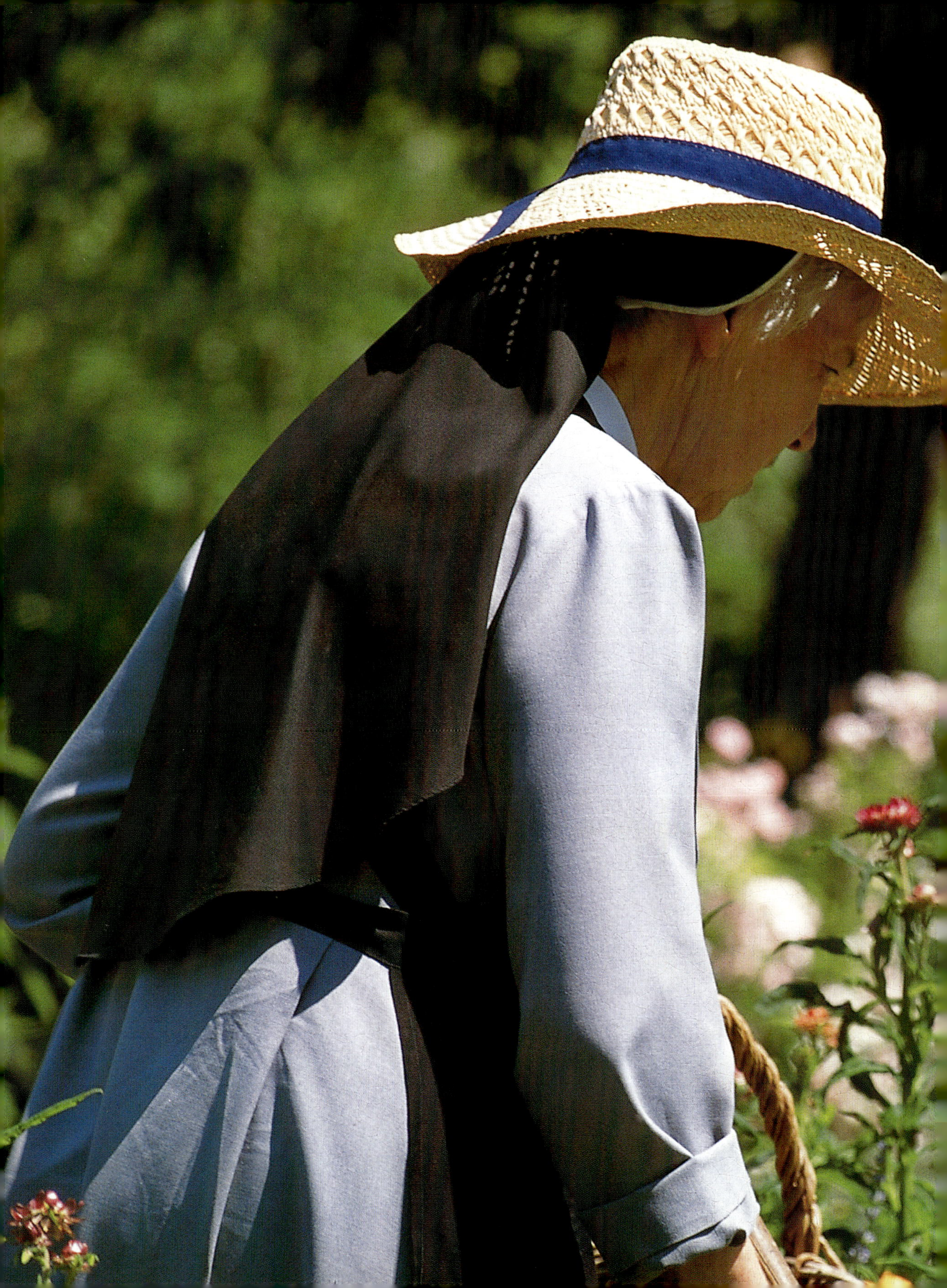

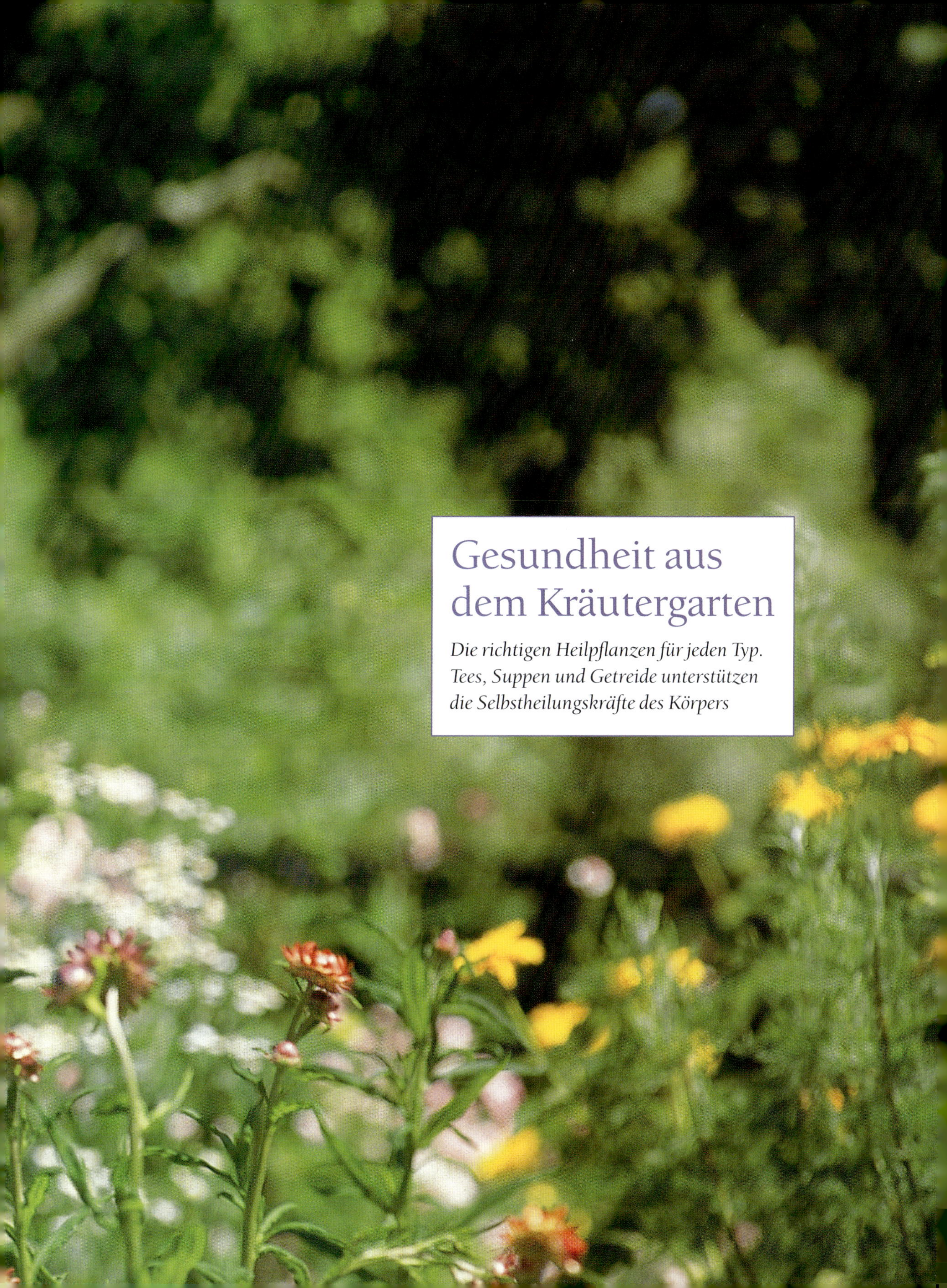

Gesundheit aus dem Kräutergarten

Die richtigen Heilpflanzen für jeden Typ. Tees, Suppen und Getreide unterstützen die Selbstheilungskräfte des Körpers

Ideale Pflanzen für Sanguiniker

Sanguiniker, bei denen warme und feuchte Säfte in einer ausgewogenen Mischung vorliegen, stehen dem schon in der Antike angestrebten Ideal der Ausgeglichenheit am nächsten – sie sind in der Regel gesund. Da dieser Zustand der Balance jedoch sehr labil ist, sollten sie beim Fasten besonders milde Heilpflanzen verwenden. Geeignet sind leicht kühlende und trocknende Pflanzen wie Rose, Spitz-

Brombeere

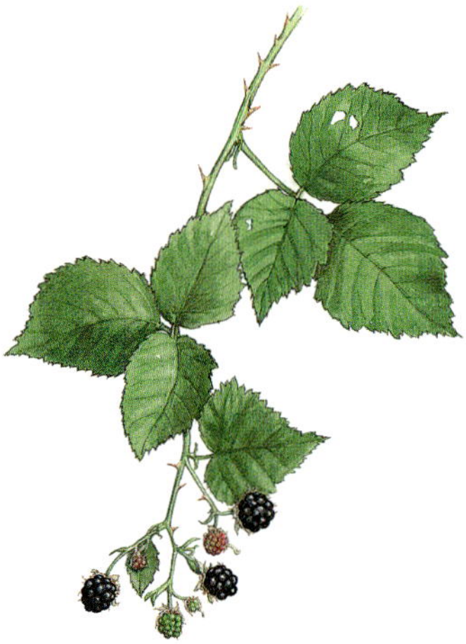

Geschichte: Die Brombeere gehört zu den ältesten Sträuchern, die Eingang in die Arzneikunde fanden: Medizinische Schriften aus dem alten Ägypten nennen die Brombeere bereits, und in der griechischen Medizin der Antike waren die Brombeertriebe als Mittel gegen Durchfall und starke Monatsblutung bekannt. In der Klosterheilkunde kamen als wichtige Anwendungsgebiete dieses beliebten Heilmittels Geschwüre, Brandwunden und Warzen hinzu.

Herkunft: Der Brombeerstrauch ist überall in den gemäßigten Zonen der nördlichen Halbkugel verbreitet. Die im Handel zu beziehenden Blätter stammen in der Regel von Sammelkräutern aus dem ost- und südeuropäischen Raum.

Inhaltsstoffe und Wirkung: Die Blätter des Brombeerstrauchs enthalten vor allem Gerbstoffe, die eine leicht zusammenziehende Wirkung haben, Fruchtsäuren und Flavonoide. Die Fruchtsäuren sollen den pH-Wert des Harns beeinflussen. Wissenschaftlich anerkannt ist die Anwendung der Brombeerblätter bei Durchfall und leichten Schleimhautentzündungen im Mund- und Rachenraum. Die Erfahrungsheilkunde empfiehlt die Brombeerblätter u. a. als Zutat in Fastentees, da sie die Ausscheidung der mit dem Eiweißabbau vermehrt anfallenden Säuren fördern sollen. Auch bei Husten und Menstruationsbeschwerden wird die Brombeere eingesetzt.

Eibisch

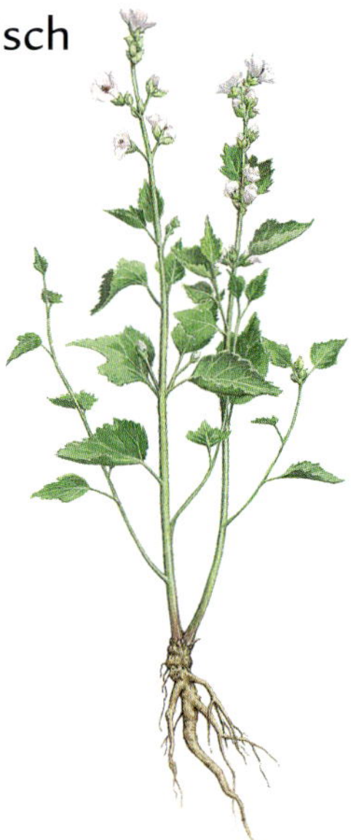

Geschichte: Sowohl in den medizinischen Schriften der Antike als auch im Mittelalter galt der Eibisch beinahe als Allheilmittel. Das wird bereits am alten Namen deutlich: *Althaea*, die lateinische Pflanzenbezeichnung, geht auf das griechische Wort *althaia* zurück, was »heilsam« bedeutet. Der Eibisch wurde äußerlich bei Bissen, Stichen, Geschwülsten und Wunden, aber auch innerlich gegen Husten, Durchfall und Harnwegserkrankungen eingesetzt.

Herkunft: Der Eibisch, der von den Klostergärten in die Bauerngärten kam, ist in ganz Europa bis Westasien heimisch. Kultiviert wird er hauptsächlich in Osteuropa, in geringen Mengen auch in Frankreich, Italien und Belgien. Heute ist der Eibisch nur noch selten als Wildpflanze zu finden. Die in der freien Natur vorkommenden Bestände sind geschützt und dürfen nicht gesammelt werden.

Inhaltsstoffe und Wirkung: In allen Pflanzenteilen des Eibischs sind Schleimstoffe enthalten: Die Blüten und Blätter besitzen etwa 5 bis 10 Prozent, die Wurzeln 10 bis 20 Prozent. Diese Stoffe haben eine reizlindernde, schleimhautschützende Wirkung und sollen auch entzündungshemmend sein. Wissenschaftlich anerkannt ist die Anwendung von Eibisch bei Schleimhautreizungen im Mund- und Rachenraum und Entzündungen der Magen- und Darmschleimhaut sowie bei trockenem Husten.

wegerich, Königskerze, Brombeere und Schachtelhalm. Sinnvoll sind aber auch nahezu neutrale Pflanzen wie Eibisch, Erdrauch oder Süßholz. Eibisch, eine wohlschmeckende Teebasis, schützt darüber hinaus auch den Magen. Die beim Fasten wichtige Entgiftung unterstützen Erdrauch, Schachtelhalm, Königskerze und Süßholz mit ihrer ausleitenden Wirkung.

Erdrauch

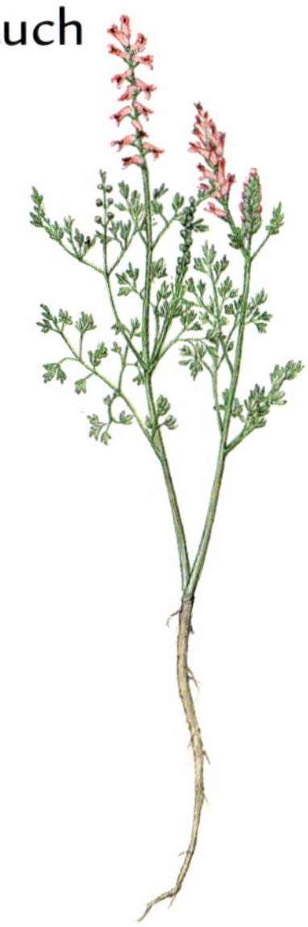

Geschichte: Die Araber schrieben dem Erdrauch als Erste eine wichtige Rolle als Arzneipflanze zu und schätzten ihn vor allem wegen seiner Wirkung als Blutreinigungsmittel. Über die Medizinschule von Salerno gelangte dieses Wissen schließlich nach ganz Europa. Die Klosterheilkunde nutzte den Erdrauch als Mittel gegen Hautkrankheiten: Als Trank zubereitet, wurde er bei Juckreiz, Krätze und Schorf eingenommen. Man setzte ihn aber auch zur Stärkung von Magen und Leber sowie als harntreibendes Mittel ein. Nachdem die Pflanze lange Zeit in Vergessenheit geraten war, wird sie heute wieder gerne verwendet.

Herkunft: Der Erdrauch ist in Europa und Asien heimisch und wächst an Wegrändern und Schutthalden, auf Äckern und Ödland.

Inhaltsstoffe und Wirkung: Das Erdrauchkraut besitzt Alkaloide, Schleim- und Bitterstoffe sowie Flavonoide. Hauptwirkstoff ist jedoch das Fumarin, das eine leicht krampflösende Wirkung auf die Gallenwege und die oberen Verdauungsorgane hat und die Sekretion des Gallensafts reguliert. Wissenschaftlich anerkannt ist die Anwendung des Erdrauchkrauts bei krampfartigen Beschwerden der Gallenblase und der Gallenwege sowie des Verdauungstrakts. Außerdem setzt man das Erdrauchkraut zur Förderung des Gallenflusses ein, weshalb er auch für die Fastenkur empfohlen wird.

Königskerze

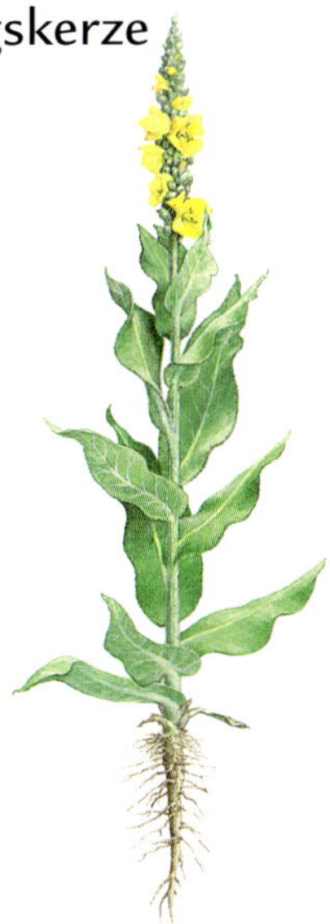

Geschichte: Wohl allein wegen ihrer auffälligen Erscheinung wurde die Königskerze frühzeitig in der Arzneikunde verwendet. Ihre Blüten und Wurzeln nahm man bei chronischem Husten, Durchfall und Bauchkrämpfen, die großen Blätter nutzte man für Umschläge bei Geschwüren, Ödemen und Verbrennungen. Die Stängel wurden in Wachs getränkt und als Fackeln verwendet. Hildegard von Bingen empfahl die Königskerze nicht nur gegen Heiserkeit und Brustschmerz, sondern auch als anregendes Mittel für Herz und Psyche.

Herkunft: Die Königskerze ist hauptsächlich in Mitteleuropa heimisch, kommt aber auch in Teilen Südeuropas und Nordafrikas vor. Für den arzneilichen Gebrauch wird sie in Ägypten, Bulgarien, Tschechien und der Slowakei kultiviert.

Inhaltsstoffe und Wirkung: Die Königskerzenblüten enthalten neben Flavonoiden und Iridoiden vor allem Schleimstoffe und Saponine. Die Schleime lindern die Reizung der Atemwege, während die Saponine den fest sitzenden Schleim in den Bronchien lösen und so das Abhusten erleichtern können. Die Iridoide wirken entzündungshemmend. Wissenschaftlich anerkannt ist die Königskerze als Heilmittel gegen Erkältungskrankheiten der oberen Atemwege. In der Erfahrungsheilkunde nutzt man die Königskerze u. a. bei Husten und zur Entwässerung sowie gegen juckende Hautkrankheiten und Durchfall.

Ideale Pflanzen für Sanguiniker

Rose

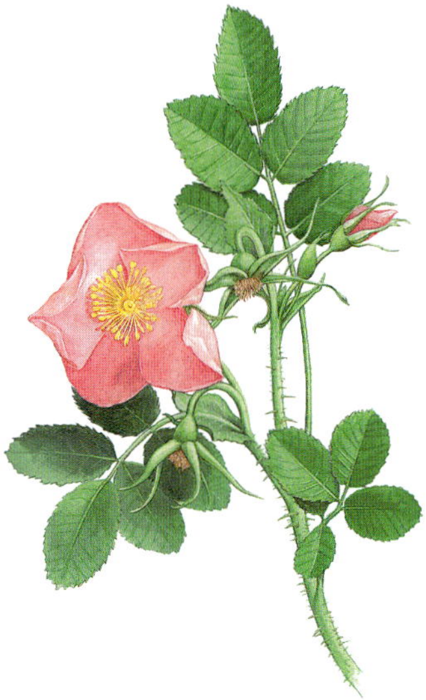

Geschichte: Schon allein wegen ihres Aussehens und ihres Duftes wird die Rose seit dem Altertum besonders geschätzt. Die griechischen Ärzte der Antike verwendeten vor allem die Essigrose gerne, die bis heute eine nicht unbedeutende Rolle als Heilpflanze spielt. Auch die Klosterheilkunde nutzte ihre Heilwirkung und setzte sie z. B. bei Fieber und Durchfall sowie bei Haut- und Zahnfleischentzündungen ein. Als Rosenöl oder ausgepresst als Rosensaft bildeten die Rosen eine wertvolle Basis für sehr viele Salben und Tränke.

Herkunft: Die Essigrose ist in ganz Süd- und Mitteleuropa bis nach Kleinasien beheimatet. Bis in eine Höhe von 1300 Metern findet man sie in den Alpen. Die Hundertblättrige Rose wurde noch in der Antike aus der Essigrose kultiviert und kommt heute in warmen Gegenden auch wild wachsend vor.

Inhaltsstoffe und Wirkung: Wirksame Inhaltsstoffe der Blütenblätter sind Gerbstoffe und ätherisches Öl, das Geraniol, Nerol und Citronellol enthält. Die Gerbstoffe haben einen mild trocknenden und zusammenziehenden Effekt, während das ätherische Öl entzündungshemmend wirkt. Außerdem besitzen die Blüten Anthocyane, die nicht nur für die rote Färbung sorgen, sondern in konzentrierter Form entzündlich wuchernde Zellen im oberen Magen- und Darmbereich regenerieren sollen. Wissenschaftlich anerkannt ist die Anwendung von Rosenblättern bei Schleimhautentzündungen im Mund- und Rachenraum. In der Aromatherapie gilt ihr ätherisches Öl darüber hinaus als ausgleichend, harmonisierend und innere Blockaden lösendes Mittel.

Schachtelhalm

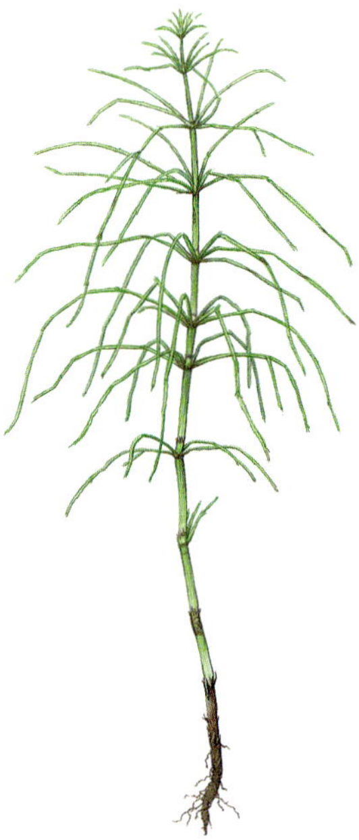

Geschichte: Die blutstillende Wirkung des Schachtelhalms war bereits in der Antike legendär: Damals glaubte man, dass es genüge, die Pflanze nur in der Hand zu halten, um eine Blutung zu stillen. Hildegard von Bingen hielt ihn zwar für unbrauchbar, doch andere Heilkundige des Mittelalters, wie der Dominikaner Albertus Magnus, nannten weiterhin die Blutstillung und Wundheilung als die bevorzugten Anwendungsgebiete dieser auch optisch ungewöhnlichen Pflanze. Wegen des hohen Gehalts an Kieselsäure polierte man das Zinngeschirr mit Schachtelhalm – deshalb wird er bis heute auch Zinnkraut genannt.

Herkunft: Der Ackerschachtelhalm, den man in der Pflanzenheilkunde nutzt, ist in ganz Europa, Asien und Nordamerika verbreitet. Für den arzneilichen Gebrauch wird er vor allem aus China eingeführt.

Inhaltsstoffe und Wirkung: Das Schachtelhalmkraut enthält Flavonoide und andere Phenolverbindungen sowie mineralische Bestandteile mit einem großen Anteil an Kieselsäure und Kalium. Seine entwässernde Wirkung lässt sich jedoch erst durch das Gemisch dieser verschiedenen Inhaltsstoffe erklären. Wissenschaftlich anerkannt ist die Anwendung des Schachtelhalmkrauts zur Durchspülungstherapie bei Erkrankungen der Harnwege, zur Ausschwemmung von Ödemen sowie bei Nierengrieß. Auch für die Fastenkur macht man sich die entwässernde Wirkung des Schachtelhalmkrauts zunutze, um wasserlösliche Abfallstoffe auszuleiten. Außerdem wird dem Kraut nachgesagt, dass es das Bindegewebe festigt und Gicht vorbeugt.

Spitzwegerich

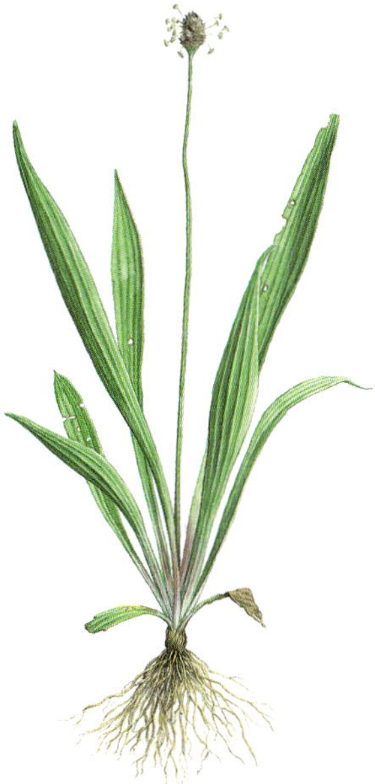

Geschichte: Als Arzneipflanze wird der Spitzwegerich erstmals in medizinischen Schriften der Assyrer erwähnt. Griechische Ärzte setzten ihn vor allem bei Hautproblemen und Verletzungen ein. Als Gemüse mit Salz und Essig gekocht, sollte der Spitzwegerich bei Magenkrankheiten helfen. Im berühmtesten Arzneibuch des Mittelalters, dem ›Macer floridus‹, heißt es: »Als kühlend und trocknend ordnet man Spitzwegerich im dritten Grade ein. Mit Honig vermischt, trocknet der Wegerich nässende und reinigt eiternde Wunden.«

Herkunft: Der Spitzwegerich, der ursprünglich wohl auf der nördlichen Erdhalbkugel beheimatet war, zählt heute zu den weltweit verbreiteten Pflanzen. Obwohl er sehr häufig vorkommt, wird er, um einen hohen Wirkstoffgehalt zu gewährleisten, für den arzneilichen Gebrauch kultiviert.

Inhaltsstoffe und Wirkung: Zu den wichtigen Inhaltstoffen der Spitzwegerichblätter gehören die reizlindernden und entzündungshemmenden Schleimstoffe sowie Gerbstoffe, die zusammenziehend wirken. Außerdem enthalten sind bakterienhemmende Iridoidglykoside sowie als Radikalfänger wirkende Flavonoide. Wissenschaftlich anerkannt ist Spitzwegerich als Heilmittel bei Katarrhen der Atemwege, entzündlichen Veränderungen der Mund- und Rachenschleimhaut sowie zur äußerlichen Anwendung bei Hautentzündungen. Die Erfahrungsheilkunde empfiehlt Spitzwegerichblätter u. a. bei Husten und Asthma sowie bei Furunkeln, zur Wundversorgung der Haut und bei Insektenstichen. Spitzwegerich gilt außerdem als probates Heilmittel gegen Durchfall.

Süßholz

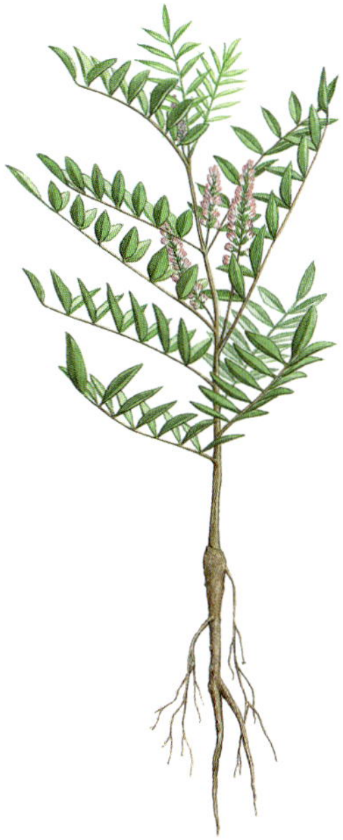

Geschichte: Die Süßholzwurzel wurde schon in der Antike als Heilmittel bei Husten, Heiserkeit, Asthma und Brustbeschwerden empfohlen. Auch bei Leber-, Blasen- und Nierenleiden setzte man sie ein. In der frühen Phase der Klosterheilkunde schenkte man der Heilpflanze kaum Beachtung. Erst im hohen Mittelalter, nachdem arabische Werke ins Lateinische übersetzt worden waren, nahm man die Heilpflanze wieder wahr. Neben den bisherigen Anwendungsgebieten verwendete man sie nun auch bei Verdauungsbeschwerden.

Herkunft: Süßholz, aus dessen Saft die Lakritze gewonnen wird, war ursprünglich im Mittelmeergebiet, in Kleinasien und in Russland heimisch. Für den arzneilichen Gebrauch baut man es in vielen Gegenden an – von Südeuropa bis zum Wolgagebiet, dem Irak und China.

Inhaltsstoffe und Wirkung: Die wichtigsten der zahlreichen Inhaltsstoffe der Süßholzwurzel sind Saponine (mit Glycyrrhizinsäure als Hauptkomponente), Flavonoide, Cumarine, Phytosterole sowie Polysaccharide. Die Glycyrrhizinverbindungen bewirken eine Erhöhung der Schleimhautsekretion in den Bronchien und fördern das Abhusten. Außerdem wirken sie entzündungshemmend und schleimhautschützend. Die enthaltenen Flavonoide hemmen das Wachstum von Bakterien, Viren und Pilzen. Wissenschaftlich anerkannt ist die Anwendung der Süßholzwurzel sowohl bei Katarrhen der Atemwege als auch zur Behandlung von Magen- und Darmgeschwüren. Die Erfahrungsheilkunde empfiehlt sie bei säurebedingten Magenbeschwerden und insbesondere auch bei Sodbrennen.

Ideale Pflanzen für Choleriker

Dieser warme, unruhige und energiegeladene Fastentyp benötigt nach der Temperamentenlehre kühlende und feuchte Pflanzen zum Ausgleich. Dazu gehören Birke, Löwenzahn, Huflattich, Ringelblume, Koriander und vor allem Malve. Die feuchten Eigenschaften etwa von Huflattich und Malve erklärt man sich aus heutiger Sicht durch die enthaltenen Schleimstoffe. Doch die Pflanzen, die für die

Baldrian

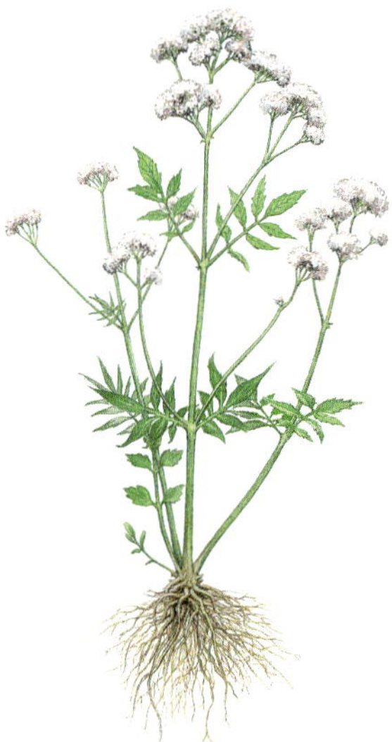

Geschichte: Schon in der Antike war der Baldrian eine geschätzte Heilpflanze, die man bei Harnleiden und Menstruationsproblemen einsetzte. Im Mittelalter galt er sogar als eine Art Allheilmittel: Nicht nur bei Asthma und Husten wurde er empfohlen, sondern auch gegen Magenschmerzen sowie Milz- und Leberleiden. Im 8. Jahrhundert kannte man bereits seine beruhigende und schlaffördernde Wirkung, die dann aber jahrhundertelang in Vergessenheit geriet.

Herkunft: Baldrian ist in ganz Mitteleuropa und Asien verbreitet und wurde im nordöstlichen Amerika eingebürgert. Als Arzneipflanze wird er hauptsächlich in England, Belgien, Deutschland und Osteuropa angebaut.

Inhaltsstoffe und Wirkung: Die Wurzel enthält hauptsächlich ätherisches Öl, Valepotriate und Sesquiterpene. Wissenschaftlich anerkannt ist ihre beruhigende und krampflösende Wirkung. Diese beruht jedoch nicht auf einzelnen Substanzen, sondern ist bedingt durch ein komplexes Zusammenspiel der Wirkstoffgruppen. Man verwendet die Baldrianwurzel bei allen Arten von Angst- und Spannungszuständen sowie nervöser Erschöpfung. Da es bei der Einnahme von Baldrian zu einer allgemeinen Entspannung kommt, ist er besonders bei Schlafstörungen geeignet. In der Erfahrungsheilkunde hat sich Baldrian auch bei Magenkrämpfen und Reizmagen einen Namen gemacht.

Birke

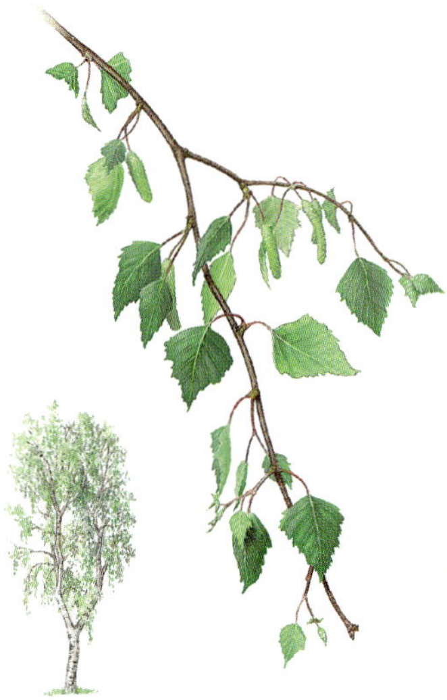

Geschichte: Zu Beginn des 12. Jahrhunderts entdeckte Hildegard von Bingen die Birke als Arzneimittel. Auch im 13. und 14. Jahrhundert nutzte man die Birke, und zwar vor allem den Saft, den man im Frühjahr aus der Rinde zapfte. Man setzte ihn als Mittel gegen Leberbeschwerden und zur Vorbeugung von Nierensteinen ein. Seit dem 18. Jahrhundert wird die Birke vor allem als harntreibendes Mittel geschätzt.

Herkunft: Die Birke kommt eher in den nördlichen Breiten vor und ist in den gemäßigten Zonen Europas und Asiens heimisch. Sie wächst hauptsächlich auf sauren, nährstoffreichen Böden. Da sie wegen ihres hohen Harzgehaltes sehr widerstandsfähig ist, gedeiht sie auch in sehr feuchtem Gelände.

Inhaltsstoffe und Wirkung: Die Birkenblätter enthalten u. a. Flavonoide, Salicylsäure und Vitamin C. Wissenschaftlich anerkannt ist ihre ausleitende Wirkung auf die Nieren. Diese wird auf die Flavonoide zurückgeführt, wobei der relativ hohe Vitamin-C-Gehalt diesen Effekt vermutlich noch unterstützt. In der Erfahrungsheilkunde zählen Birkenblätter zu den Heilpflanzen mit einem breiten Anwendungsspektrum, das von Gicht über Hautprobleme bis zu Magen-Darm-Beschwerden reicht. Bei der innerlichen Anwendung von Birkenblättern sollte man immer darauf achten, dass ausreichend Flüssigkeit nachgetrunken wird.

verschiedenen Tees beim Fasten eingesetzt werden, sind auch nach therapeutischen Kriterien ausgewählt worden: Birke begünstigt beispielsweise die Ausleitung über den Harn, Löwenzahn die Ausleitung über die Galle und die Nieren. Koriander löst Verkrampfungen in Magen und Darm. Baldrian und Hopfen passen wegen ihrer beruhigenden Wirkung zu dem überaktiven Choleriker.

Hopfen

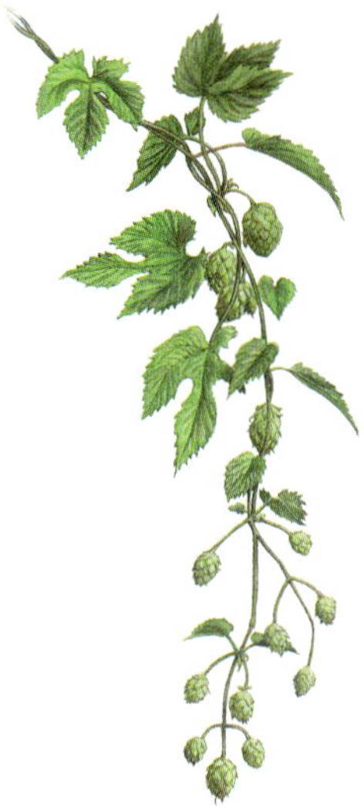

Geschichte: In der Antike wurden die Hopfenspitzen wie Spargel genutzt. Erst viel später, im Mittelalter, erkannten Mönche, dass der Hopfen Getränke länger haltbar macht. Deshalb verwendeten sie die Hopfenblüten, die so genannten Hopfenzapfen, beim Bierbrauen und zum Konservieren von Wein. Der Hopfen war beim einfachen Volk schon immer sehr geschätzt. Er wurde u. a. bei Leber- und Magenleiden, aber auch als Anaphrodisiakum empfohlen.

Herkunft: In den Auenwäldern Mitteleuropas ist der Hopfen weit verbreitet. Er ist zwar eine relativ junge Kulturpflanze, wird aber für die Lebensmittel- und Arzneimittelindustrie in vielen Ländern der gemäßigten Zone kultiviert. Die bekanntesten Anbaugebiete in Europa sind Bayern, Baden und Böhmen. Außerdem wird er in den wärmeren gemäßigten Zonen Amerikas und Chinas kultiviert.

Inhaltsstoffe und Wirkung: In den Hopfenzapfen sind neben Gerb- und Aromastoffen, Flavonoiden und ätherischem Öl vor allem die Bitterstoffe Humulon und Lupulon enthalten. Diese Bitterstoffe regen u. a. die Magensaftsekretion an und haben einen beruhigenden und schlaffördernden Effekt. Wissenschaftlich erwiesen ist, dass Hopfen bei Unruhe, Übererregbarkeit und nervösen Einschlafstörungen hilft. In der Erfahrungsheilkunde wird Hopfen vor allem bei Verdauungsstörungen sowie Blasen- und Nierenleiden verwendet.

Huflattich

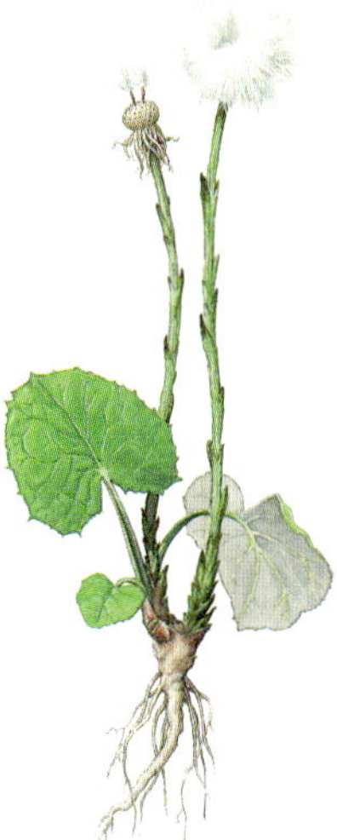

Geschichte: Schon in der Antike war das Huflattichkraut ein Heilmittel für die Atemwege. Damals wurde empfohlen, den Rauch der angezündeten Blätter zu inhalieren. Im Laufe des Mittelalters kamen noch andere Anwendungsgebiete hinzu, wobei die Blätter des Huflattichs zur Linderung vieler »warmer Erkrankungen« wie Entzündungen der Haut, eingesetzt wurden. Die Verwendung von Huflattich als Hustenmittel blieb von der Antike bis in die Gegenwart erhalten.

Herkunft: Huflattich ist in allen europäischen Ländern heimisch. Er ist in Schweden ebenso zu finden wie in Südspanien. Mittlerweile hat er sich auch in Nordamerika eingebürgert. Die Arzneipflanzen stammen entweder aus geprüften Wildsammlungen in Italien und den Balkanländern oder sind Züchtungen.

Inhaltsstoffe und Wirkung: Huflattichblätter enthalten in großen Mengen Gerb-, Bitter- und Schleimstoffe, die bakterienhemmend und reizlindernd wirken. Die Schleimstoffe legen sich wie ein Schutzfilm auf die Schleimhäute der Bronchien. Wissenschaftlich anerkannt ist ihre Anwendung bei Reizungen der oberen Atemwege. Auch auf gereizte Schleimhäute des Magen-Darm-Trakts haben Huflattichblätter eine günstige Wirkung. Je nach Vorkommen enthält Huflattich jedoch lebertoxische und krebserregende Pyrrolizidinalkaloide. Deswegen sollte man die Pflanze keinesfalls sammeln, sondern nur in der Apotheke beziehen.

Ideale Pflanzen für Choleriker

Koriander

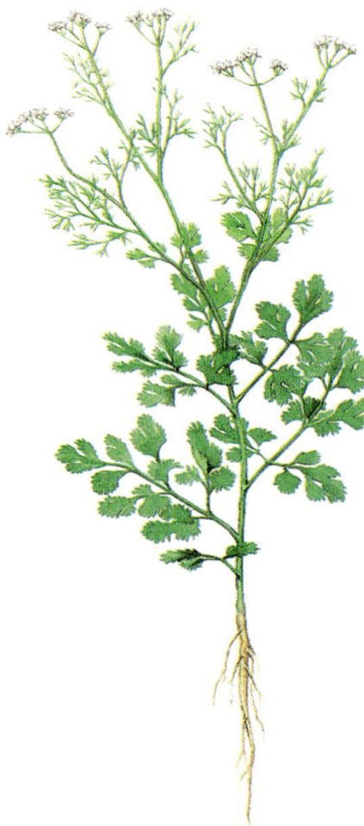

Geschichte: Koriander taucht in frühen medizinischen Schriften verschiedener Kulturen auf: in China und Indien, in ägyptischen Papyrusschriften und im Alten Testament. In Europa galt er als edles Magenmittel gegen aufsteigende »giftige Dämpfe«, also heftiges Aufstoßen. Man war sich jedoch uneinig, ob die Pflanze leicht wärmend oder kühlend und feucht sei. Seltsamerweise galt sie auch als sehr giftig, ihr gekochter Saft sollte, in größeren Mengen getrunken, sogar tödlich sein. Dies spricht für eine kalte Qualität, denn die starken Gifte wurden als sehr stark kühlend eingeordnet, da sie die Lebenswärme »einfrieren«.

Herkunft: Der Koriander, den man in vielen Ländern als Gewürz kennt, stammt ursprünglich aus Nordafrika und Vorderasien. Von dort gelangte er in die Klostergärten. Da die Pflanze eher anspruchslos ist, wird sie in vielen Gegenden angebaut, vor allem in Marokko und Ägypten.

Inhaltsstoffe und Wirkung: Der wichtigste Inhaltsstoff der Korianderfrüchte (im Volksmund auch Koriandersamen genannt) ist das ätherische Öl, das entspannend auf die Muskeln des Verdauungsapparats wirkt, krampflösend ist und die Verdauung insgesamt stärkt. Das ätherischen Öl hemmt außerdem das Wachstum von Bakterien. Weitere wichtige Inhaltsstoffe sind Gerbstoffe, fette Öle, Eiweiß und Vitamin C. Wissenschaftlich anerkannt ist die Anwendung der Korianderfrüchte bei verschiedenen Verdauungsbeschwerden, etwa leichten Krämpfen im Magen-Darm-Bereich. Aber auch gegen Blähungen und Völlegefühl sind sie ein hervorragendes Mittel.

Löwenzahn

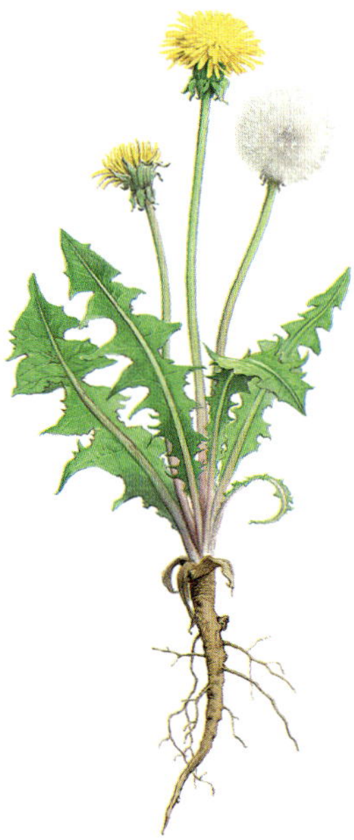

Geschichte: In der Klosterheilkunde spielte der Löwenzahn erst recht spät eine Rolle. *Taraxacum,* der botanische Name dieser gelb blühenden Pflanze, stammt aus arabischen Werken, die man im 12. Jahrhundert ins Lateinische übersetzte. Man nimmt an, dass es sich dabei um eine Verbindung aus den arabischen Wörtern *tarak* und *sahha* handelt, was soviel wie »pissen lassen« bedeutet. Der Name könnte also darauf hindeuten, dass die großen arabischen Ärzte den Löwenzahn schon als Heilmittel einsetzten. Tatsächlich schätzt man noch heute die entwässernde Wirkung des Löwenzahnkrauts und der -wurzel.

Herkunft: Löwenzahn ist in allen gemäßigten Gebieten auf der Nordhalbkugel zu finden – in fast ganz Europa und in Westasien. Er zieht stickstoffreiche Böden vor und wächst auf Wiesen und Weiden, in Gärten und Parkanlagen.

Inhaltsstoffe und Wirkung: Hauptwirkstoffe des Löwenzahnkrauts und der -wurzel sind Sesquiterpen-Bitterstoffe, deren gallenflussaktivierende Wirkung wissenschaftlich anerkannt ist. Aber auch den enthaltenen Flavonoiden und der ungewöhnlich hohen Kaliummenge schreibt man eine ausleitende Wirkung zu. Löwenzahn wird vor allem zur unterstützenden Behandlung bei Leber- und Gallenblasenerkrankungen angewendet. In der Erfahrungsheilkunde hat sich Löwenzahn als nierenanregendes Mittel bewährt, wird aber auch bei Rheuma und Gicht eingesetzt. Außerdem setzt man ihn erfahrungsgemäß zur Entschlackung bei Fastenkuren ein. Bei frischen Pflanzen können ganz selten Kontaktallergien durch den Milchsaft auftreten.

Malve

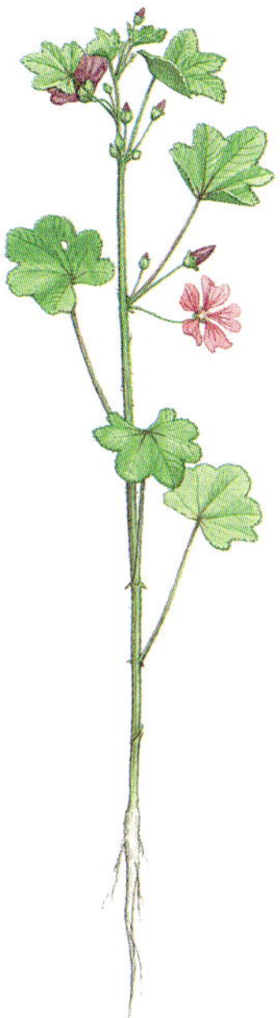

Geschichte: Bereits in der Antike nutzten griechische Ärzte die Pflanzenschleime der Malve als Mittel gegen Vergiftung, die Blätter setzten sie als Umschläge bei Insektenstichen, Brandwunden, Entzündungen und Schorf ein. Bei den Römern spielte die Pflanze als Husten- und Abführmittel eine wichtige Rolle. Im Mittelalter leitete man den Namen Malve vom lateinischen *molliat alvum* ab, was übersetzt »es erweicht den Bauch« bedeutet. Die Klosterheilkunde verwendete die Malve deshalb vor allem als Abführmittel. Darüber hinaus wurde sie bei Schwindsucht, Milchmangel, Fieber und Augengeschwüren eingesetzt.

Herkunft: Die Wilde Malve ist in allen warm-gemäßigten Regionen beheimatet. Man findet sie in Spanien ebenso wie im Süden Schwedens, auch im Kaukasusgebiet gedeiht die Pflanze. Sie wächst auf jedem Boden, bevorzugt aber stickstoffreiche, sonnige Plätze. Kultiviert wird die Heilpflanze heute vor allem in Ungarn, Tschechien und den Balkanländern.

Inhaltsstoffe und Wirkung: Wichtigste Inhaltsstoffe der Malvenblüten und -blätter sind die Schleimstoffe, die die Magenschleimhaut vor reizenden Verdauungssäften abschirmen, die auch in der Fastenzeit in kleinen Mengen gebildet werden. Außerdem enthält die Malve in den Blättern und den Blüten Gerbstoffe. In den Blütenblättern sind zudem Anthocyane vorhanden, die auch für die rotviolette Farbe verantwortlich sind. Wissenschaftlich anerkannt ist die Wirkung der Malve lediglich bei Reizungen der Mund- und Rachenschleimhaut. In der Erfahrungsheilkunde nutzt man sie auch innerlich bei Durchfall und Reizmagen.

Ringelblume

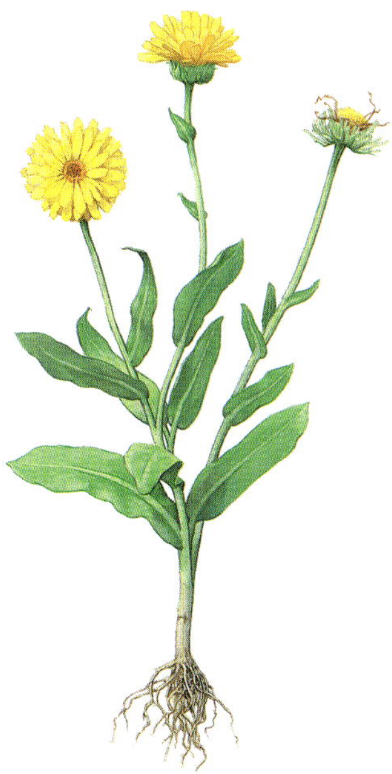

Geschichte: Hildegard von Bingen war es, die im hohen Mittelalter die Heilwirkung der Ringelblume erkannte. Sie nannte die Pflanze »Ringele« und verwendete sie sowohl innerlich gegen Vergiftungen und Verdauungsstörungen als auch äußerlich bei Hautbeschwerden. Auch Albertus Magnus, der große Gelehrte aus dem Dominikanerorden, pries die Ringelblume als Heilpflanze. Er empfahl sie äußerlich bei Wunden, jedoch auch innerlich gegen Milz- und Leberbeschwerden. Bis heute hat sich ihre Anwendung bei Entzündungen und zur Förderung der Verdauung erhalten.

Herkunft: Genaues ist über die Herkunft der Ringelblume nicht bekannt, wahrscheinlich stammt sie aus Südosteuropa. Zur arzneilichen Verwendung wird die Pflanze hauptsächlich in Ägypten, Ungarn und der Slowakei kultiviert, in kleinen Mengen auch in Deutschland.

Inhaltsstoffe und Wirkung: Die Ringelblumenblüten enthalten ein kompliziertes Vielstoffgemisch, dessen Wirkweise bis heute nicht vollständig geklärt werden konnte. Die wichtigsten Wirkstoffe sind ätherisches Öl, Carotinoide, Flavonoide, Saponine und Polysaccharide. Wissenschaftlich anerkannt ist lediglich die Anwendung von Ringelblumenblüten zum Gurgeln oder Spülen bei entzündlichen Veränderungen der Mund- und Rachenschleimhaut. Außerdem werden sie bei schlecht heilenden Wunden empfohlen. Die Erfahrungsheilkunde setzt sie auch innerlich gegen Magen- und Darmkrämpfe und bei Leberleiden ein. In seltenen Fällen können Ringelblumen Allergien hervorgerufen.

Ideale Pflanzen für Phlegmatiker

Der Heilpflanzenschatz der Klosterheilkunde bietet den kalt-feuchten Phlegmatikern die größte Auswahl, denn die meisten Pflanzen wurden als wärmend und zugleich trocknend beschrieben. So gilt etwa die Brennnessel als sehr stark wärmend und trocknend, hat nach heutigem Wissensstand aber auch eine entzündungshemmende Wirkung und erhöht die Harnmenge. Die für das Fasten wichtige

Anis

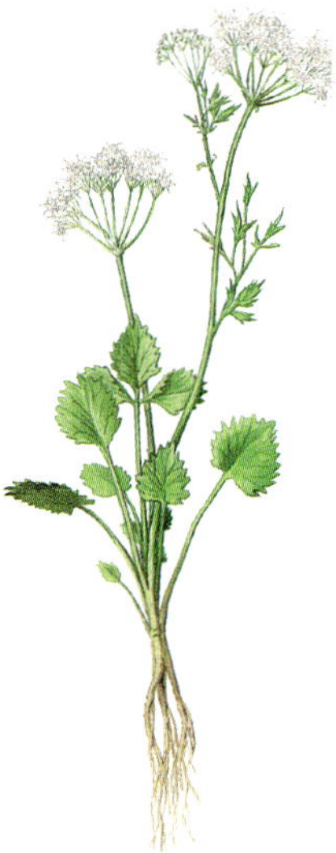

Geschichte: Mit Anis versuchte man bereits im alten Ägypten eine Vielzahl von Krankheiten zu heilen – ob Husten oder Schlangenbiss. In der Klosterheilkunde war er als Gewürz- und Heilpflanze gleichermaßen geschätzt. Nicht umsonst ordnete Karl der Große den Anbau der Pflanze per Gesetz an. Anis galt damals vor allem als Mittel gegen Blähungen und Bauchschmerzen und zur Anregung der Verdauung. Bis heute haben sich diese Anwendungsgebiete sowie der aus der Antike überlieferte Einsatz bei Atemwegserkrankungen erhalten.

Herkunft: Der Anis ist vermutlich im östlichen Mittelmeerraum heimisch. Man kultiviert ihn heute in den Mittelmeerländern, aber auch in Deutschland, in den Ländern der ehemaligen Sowjetunion, in den USA und in Indien.

Inhaltsstoffe und Wirkung: Wichtigster Inhaltsstoff der Anisfrüchte ist das ätherische Öl Anethol. Dieses Öl wirkt krampf- und schleimlösend, da es die Bronchialsekretion steigert und die schleimabtransportierenden Härchen in den Bronchien aktiviert. Auch die bakterienhemmende Wirkung des Öls ist beachtlich. Wissenschaftlich anerkannt ist die Anwendung von Anisfrüchten bei Verdauungsproblemen wie Blähungen und Katarrhen der Atemwege. In seltenen Fällen können Anisfrüchte allergische Reaktionen der Schleimhäute und Atemwege hervorrufen.

Brennnessel

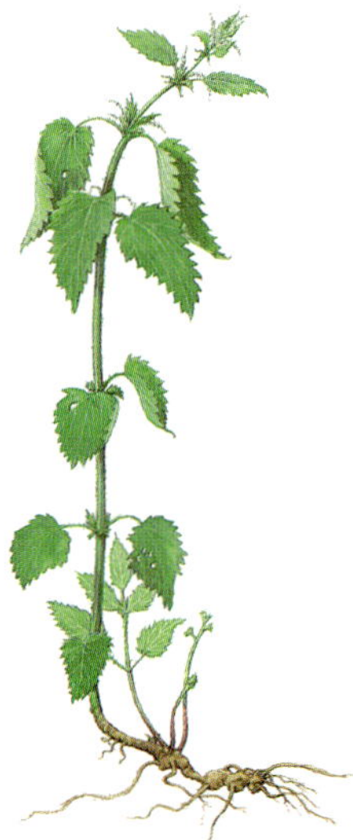

Geschichte: Der Brennnessel wurden von den griechischen Ärzten der Antike zahlreiche Heilwirkungen zugesprochen. Im Mittelalter stieg ihr Ansehen sogar noch: Mit Wein getrunken sollten die Früchte die Liebeskraft und die Empfängnisbereitschaft steigern. Die Brennnessel wurde aber auch als Arzneipflanze gegen Geschwüre, Abszesse, gegen Asthma, Lungen- und Brustfellentzündung eingesetzt. Darüber hinaus verwendete man sie zum Abführen und Entwässern.

Herkunft: Die Große Brennnessel, die in der Kräuterheilkunde meist verwendet wird, ist weltweit in den gemäßigten Zonen verbreitet. Sie wächst vor allem in der Nähe von Wohngebieten. Für die arzneiliche Verwendung sammelt man sie aus Wildvorkommen in Mittel- und Osteuropa. Auch die Kleine Brennnessel wird arzneilich verwendet.

Inhaltsstoffe und Wirkung: Die Brennnesselblätter, das -kraut und besonders die -wurzel enthalten Kaffeoylchinasäuren, ungesättigte Fettsäuren, Kieselsäure und Mineralsalze, die eine entwässernde und entzündungshemmende Wirkung haben. Wissenschaftlich anerkannt ist der Einsatz von Brennnesselkraut und -blättern vor allem bei Harnwegserkrankungen, die Wurzel erhöht den Harnfluss und lindert Prostatabeschwerden. Außerdem kann man mit Brennnesselkraut rheumatische Beschwerden behandeln.

Ausleitung von Schadstoffen über Haut, Lunge oder Nieren fördern außerdem die Wirkstoffe von Holunder, Thymian, Pfefferminze und Anis. Da Phlegmatiker zu Magen-Darm-Problemen neigen, sind für sie darüber hinaus Kümmel, Pfefferminze, Anis und Kamille ideal. Leicht anregend auf das Gemüt des Phlegmatikers wirkt der Rosmarin.

Holunder

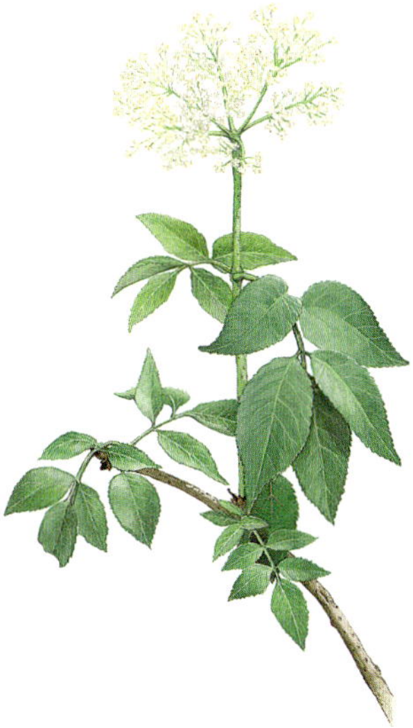

Geschichte: Anders als heute nutzte man in der antiken Medizin nicht nur die Holunderblüten und -beeren, sondern auch die -blätter und -wurzeln. Damals setzte man sie wegen ihrer wassertreibenden Eigenschaften ein. In der mittelalterlichen Klosterheilkunde war der Holunder fast eine Art Universalmedizin: Er galt als abführend, entwässernd, fiebersenkend, schmerzlindernd und magenstärkend. Hildegard von Bingen beschrieb zudem eine Schwitzkur mit einem Dampfbad, bei dem Holunderblätter auf heiße Steine gelegt wurden.

Herkunft: Holunder ist in fast ganz Europa, Asien und Nordafrika beheimatet und wächst an Bachufern, in Auenwäldern und an Waldrändern.

Inhaltsstoffe und Wirkung: Die Holunderblüten besitzen ätherisches Öl mit einem hohen Anteil an freien Fettsäuren. Zu den Hauptwirkstoffen zählen außerdem Flavonoide, Schleim- und Gerbstoffe sowie Mineralsalze mit einem hohen Gehalt an Kalium. Die Inhaltsstoffe wirken schweißtreibend und schleimlösend. Wissenschaftlich anerkannt sind Holunderblüten und -beeren zur Steigerung der Bronchialsekretion und als schweißförderndes Mittel bei Krankheiten wie Grippe, Schnupfen, Husten und Lungenentzündung. Während des Fastenprogramms sind sie als Zutat im Schwitztee hilfreich, um die Reinigung des Körpers über die Haut zu unterstützen.

Kamille

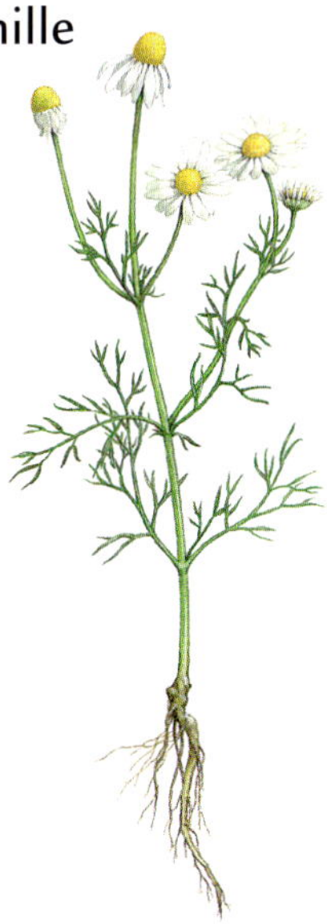

Geschichte: Die Kamille gilt seit alters als die Heilpflanze schlechthin. Schon in Ägypten wurde sie als Blume des Sonnengotts verehrt. Zur Zeit Karls des Großen bereiteten Mönche ein Kamillenöl zu, mit dem sie Mundspülungen bei Zahnfleischentzündungen vornahmen. Man glaubte, dass die Kamille schlechte Säfte, das sind nach heutigem Kenntnisstand Entzündungen, entferne. In späteren Zeiten vergrößerte sich das Anwendungsspektrum immer weiter.

Herkunft: Die Kamille war ursprünglich in Süd- und Osteuropa sowie Vorderasien beheimatet. Inzwischen ist sie in ganz Europa, Nordamerika und Australien verbreitet. Die Handelsware stammt vor allem aus Ungarn, Bulgarien und Argentinien.

Inhaltsstoffe und Wirkung: In den Kamillenblüten sind Flavonoide, Schleimstoffe und ätherisches Öl (mit vielen Einzelkomponenten wie Bisabolol und Matricin) enthalten. Der therapeutische Wert der Kamille resultiert aus dem Zusammenspiel dieser verschiedenen Inhaltsstoffe, deren antioxidative, zellschützende und entzündungshemmende Wirkung inzwischen von der Forschung bestätigt wurde. Wissenschaftlich anerkannt ist die innerliche Anwendung von Kamillenblüten bei Krämpfen, Reizungen der Magen- und Darmschleimhäute sowie entzündlichen Magen-Darm-Erkrankungen. Belegt ist auch der äußerliche Einsatz bei Haut-, Schleimhaut- und Zahnfleischentzündungen.

Ideale Pflanzen für Phlegmatiker

Kümmel

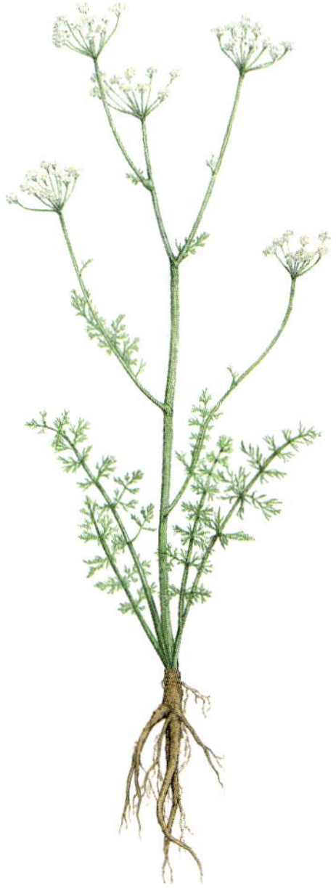

Geschichte: Während heute unter Kümmel die Frucht des Wiesenkümmels verstanden wird, nutzten die antiken Ärzte den nahe verwandten Kreuzkümmel. Die wichtigsten Anwendungen waren damals Atem- und Oberbauchbeschwerden. Im Mittelalter setzte man den Wiesenkümmel vor allem bei Völlegefühl, Blähungen, Aufstoßen, Koliken und Erbrechen ein. Er galt sogar als ein Mittel gegen schnelles Zunehmen. Die Klosterheilkunde bezeichnete Kümmel als sehr stark wärmend und trocknend. Damit stufte man ihn zu Recht als das stärkste verdauungsfördernde Gewächs unter den Doldenblütlern ein.

Herkunft: Kümmel ist in ganz Mitteleuropa heimisch, wo er sonnige Plätze mit feuchten, tiefen Böden bevorzugt. Für den arzneilichen Gebrauch kultiviert man ihn u. a. in Deutschland, den Niederlanden, Polen und Ägypten.

Inhaltsstoffe und Wirkung: Die Früchte des Kümmels enthalten als Hauptwirkstoff ätherisches Öl. Die übrigen Inhaltsstoffe spielen für die Wirkung nur eine untergeordnete Rolle. Das ätherische Öl regt die Sekretion des Magensafts an, hat einen krampflösenden Effekt auf Magen und Darm und wirkt zudem keimhemmend. Wissenschaftlich anerkannt ist die Anwendung von Kümmelfrüchten bei Völlegefühl, leichten Krämpfen im Magen-Darm-Bereich und besonders bei Blähungen. Bei Letzteren gelten Kümmelfrüchte sogar als das beste pflanzliche Heilmittel. In der Erfahrungsheilkunde werden Kümmelfrüchte, die keine Nebenwirkungen haben, zur Förderung der Muttermilch und bei Verdauungsbeschwerden von Kleinkindern eingesetzt.

Pfefferminze

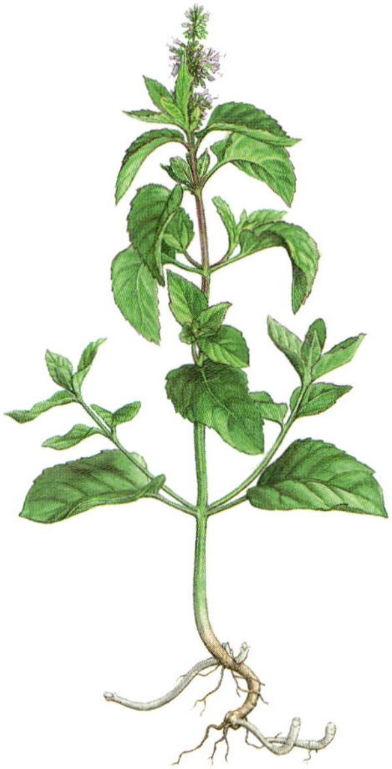

Geschichte: Minze-Arten waren schon in der Antike bekannte Heilpflanzen. Tatsächlich kann man die zahlreichen Arten kaum zählen und schon gar nicht im Laufe der Geschichte auseinander halten. Eines jedoch ist gewiss: Die Echte Pfefferminze war im Mittelalter noch nicht bekannt. Sie ist eine Kreuzung, die erstmals 1696 in England erwähnt wurde. Schnell entdeckte man damals, dass sie in ihrer Wirkung die anderen Minze-Arten übertraf. Man setzte sie u. a. bei Magenkrämpfen, Blähungen und »verstopfter Leber« ein.

Herkunft: Die Pfefferminze für den arzneilichen Gebrauch kommt in freier Natur nicht vor, sondern wächst ausschließlich in Kulturen. Selbst die beim Anbau ausgewilderten Pflanzen kreuzen sich bald wieder zurück.

Inhaltsstoffe und Wirkung: Der Hauptwirkstoff der Pfefferminzblätter ist das stark mentholhaltige ätherische Öl. In den Blättern sind zudem Gerbstoffe und Flavonoide enthalten. Das ätherische Öl und die Flavonoide steigern die Gallensaftproduktion und fördern damit die Fettaufnahme im Darm und die Ausscheidung fettlöslicher Stoffwechselprodukte aus dem Körper. Menthol, der Hauptinhaltsstoff des ätherischen Öls, wirkt zunächst kühlend, fördert sodann die Durchblutung und wirkt desinfizierend. Wissenschaftlich anerkannt ist die Pfefferminze zur innerlichen Anwendung bei Erkältungskrankheiten, Entzündungen der Mundschleimhaut und krampfartigen Beschwerden im oberen Verdauungstrakt und in den Gallenwegen. Zur äußerlichen Anwendung kann man sie bei Schmerzen einsetzen.

Rosmarin

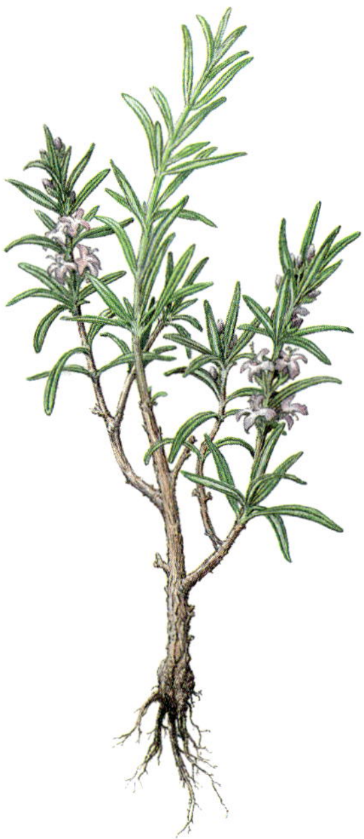

Geschichte: In der antiken Medizin spielte der Rosmarin nur eine unbedeutende Rolle. Es ist ein Verdienst der Klosterheilkunde, den Rosmarin als Heilpflanze entdeckt zu haben. Den Erfolg des Rosmarins zu Heilzwecken bestätigt nicht nur der Befehl Karls des Großen, dieses Kraut auf seinen Krongütern anbauen zu lassen; auch der berühmte St. Gallener Klosterplan aus dem Jahr 830 führt Rosmarin an. Er galt als beliebtes Stärkungsmittel und wurde besonders bei Magenverstimmungen, Blähungen, Asthma und Rheuma empfohlen.

Herkunft: Rosmarin ist in den Mittelmeerländern heimisch. Da der immergrüne Strauch nicht winterhart ist und warme, sonnige Standorte benötigt, gedeiht er bei uns nur selten. Angebaut wird er als Gewürz und für den arzneilichen Gebrauch z. B. in Italien, Südfrankreich und Spanien.

Inhaltsstoffe und Wirkung: Die wie Nadeln aussehenden Rosmarinblätter enthalten ätherisches Öl, Gerb- und Bitterstoffe, Flavonoide, Triterpensäuren sowie Triterpenalkohole. Das Rosmarinöl, das einen hohen Anteil an Campher besitzt, regt das zentrale Nervensystem an und hat eine leicht durchblutungsfördernde Wirkung. Die Blätter wirken krampflösend und hemmen das Wachstum von Bakterien und Viren. Wissenschaftlich anerkannt sind Rosmarinblätter und -öl zur innerlichen Anwendung bei krampfartigen Magen-Darm- und Gallenbeschwerden. Für den äußerlichen Einsatz ist ihre Wirkung bei Rheuma und Kreislaufproblemen belegt. Das Öl setzt man auch zur Förderung der Hautdurchblutung und zur Behandlung von Zerrungen und Verstauchungen ein.

Thymian

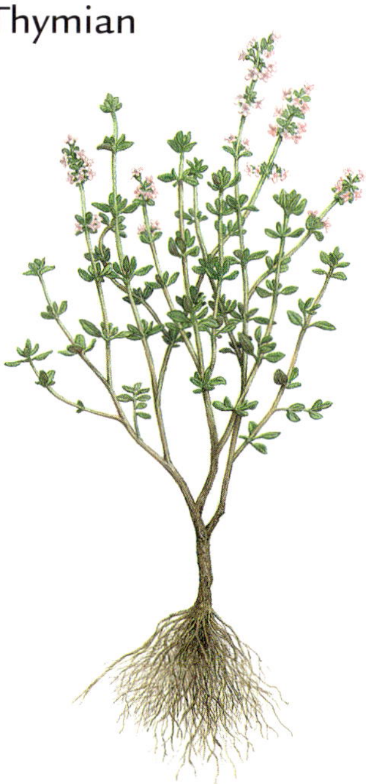

Geschichte: Der Thymian stand als Arzneipflanze schon früh in großem Ansehen. Griechische Ärzte der Antike behandelten kranke Atemwege und verschleimten Magen mit der Pflanze, die sie als *thymíama*, das Räucherwerk, bezeichneten. Das Kraut, das durch Benediktinermönche bei uns heimisch wurde, schätzte auch Hildegard von Bingen – vor allem wegen seiner Wirkung bei Keuchhusten. Im 18. Jahrhundert erhielt der Thymian einen noch höheren Stellenwert, als man seinen wichtigsten Wirkstoff, das Thymol, entdeckte.

Herkunft: Zu den Ursprungsländern des Thymians zählen Mittel- und Südeuropa sowie die Balkanländer. Diese aromareiche Pflanze, die trockene, sonnige Plätze benötigt, ist typisch für die Vegetation der Felsenheide im Mittelmeerraum. Heute wird sie u. a. in Ostafrika, Indien und Nordamerika angebaut.

Inhaltsstoffe und Wirkung: Das Thymiankraut ist reich an ätherischem Öl – dessen Hauptbestandteil Thymol ist – und enthält außerdem größere Mengen an Gerbstoffen und Flavonoiden. Das ätherische Öl fördert die Bildung des Bronchialsekrets, aktiviert die schleimabtransportierenden Härchen in den Bronchien, hemmt das Wachstum von Bakterien und Viren und lindert Entzündungen. Äußerlich angewendet, regt es außerdem die Durchblutung der Haut an. Wissenschaftlich anerkannt ist die innerliche Anwendung von Thymian bei Katarrhen der oberen Atemwege und Bronchitis. In der Erfahrungsheilkunde wird Thymian z. B. auch bei Entzündungen im Mund- und Rachenraum, Keuchhusten, bei Pilzerkrankungen und zur Durchspülung der Harnwege eingesetzt.

Ideale Pflanzen für Melancholiker

Für den kalt-trockenen Fastentyp des Melancholikers sind wärmende und feuchte Pflanzen ideal. Dazu zählt der Ingwer, der nach der Klosterheilkunde als warm im dritten und feucht im zweiten Grad gilt. Ingwer ist beim Fasten außerdem hilfreich, weil er die Durchblutung des Magens fördert. Wegen ihrer krampflösenden und magenberuhigenden Eigenschaften sollten auch Gewürznelke, Kardamom

Fenchel

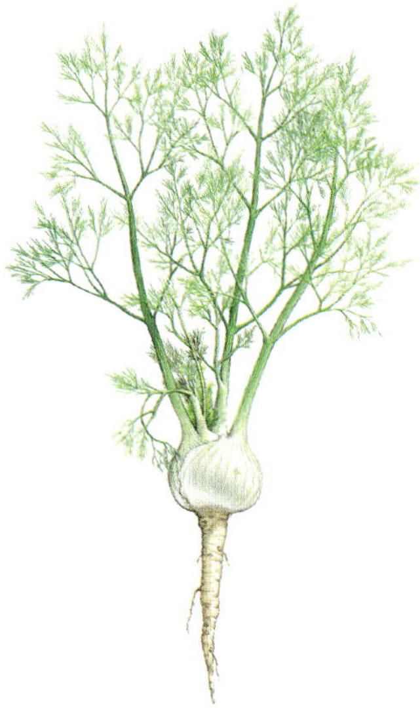

Geschichte: Zwar wurde Fenchel bereits zur Zeit der antiken Hochkulturen als Gewürz- und Heilpflanze genutzt, aber erst seit Mitte des 9. Jahrhunderts wusste man etwas über die Heilwirkungen, für die der Fenchel heute noch geschätzt wird, nämlich Blähungen und Husten. Seit damals gehört Fenchel zu den wichtigsten Heilpflanzen der Klosterheilkunde. Hildegard von Bingen zählte ihn sogar zu ihren Lieblingspflanzen. Sie schreibt, er mache den Menschen fröhlich, vermittle angenehme Wärme, fördere die Verdauung, unterdrücke üblen Mundgeruch und bringe auch die Augen zu klarem Sehen.

Herkunft: Das ursprüngliche Verbreitungsgebiet des Fenchels liegt im Mittelmeergebiet. Heute werden die beiden Varietäten, der Bittere Fenchel und der Süße Fenchel, in Europa, Asien, Afrika und Südamerika kultiviert.

Inhaltsstoffe und Wirkung: Die Fenchelfrüchte enthalten ätherisches Öl, Flavonoide und natürliche Antioxidantien, die in ihrer Kombination krampflösend, entzündungshemmend, harntreibend und keimhemmend wirken. Die Inhaltsstoffe sind außerdem schleimlösend und unterstützen die Reinigung der Atemwege. Wissenschaftlich anerkannt ist die Anwendung von Fenchelfrüchten bei Katarrhen der oberen Atemwege sowie bei Verdauungsbeschwerden wie Blähungen und Völlegefühl.

Gewürznelke

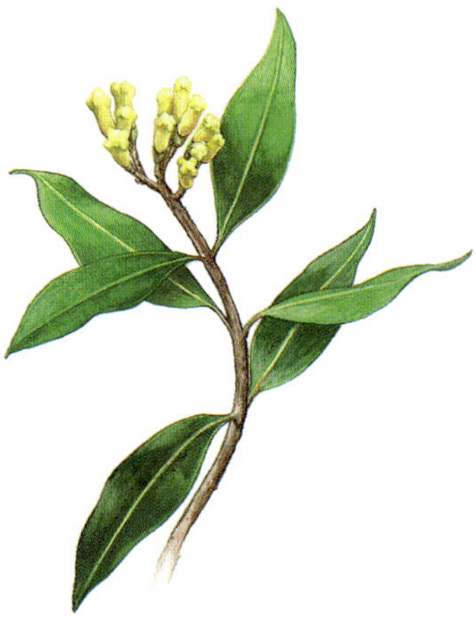

Geschichte: Die Gewürznelke, die arabische Händler im frühen Mittelalter nach Europa brachten, war spätestens seit dem 13. Jahrhundert in der Klosterheilkunde fest etabliert. Auch Hildegard von Bingen wusste ihre Wirkung zu schätzen: »(Sie) ist sehr warm und hat auch eine gewisse Feuchtigkeit in sich, durch die sie sich (...) ausdehnt wie die angenehme Feuchtigkeit des Honigs.« Man verwendete die Gewürznelke hauptsächlich bei Magen- und Darmproblemen, wegen ihrer Form hielt man sie auch für ein Aphrodisiakum für den Mann.

Herkunft: Die Heimat des immergrünen Baums liegt auf den südostasiatischen Inseln und Halbinseln sowie in Madagaskar, Indonesien, Sri Lanka und Malaysia. Je nach Herkunft werden die Gewürznelken im Handel z. B. als Madagaskar-Nelken oder Sansibar-Nelken bezeichnet.

Inhaltsstoffe und Wirkung: Die Blütenknospen enthalten Gerbstoffe und einen hohen Anteil an ätherischem Öl. Dieses Öl hemmt das Wachstum von Bakterien und Pilzen, lindert Entzündungen und ist schmerzstillend. Außerdem wirkt es entspannend auf die Magen- und Darmmuskulatur. Wissenschaftlich anerkannt ist der Einsatz von Gewürznelken als krampflösendes und magenberuhigendes Mittel. Außerdem haben sich die Nelken u. a. bei entzündlichen Veränderungen der Mund- und Rachenschleimhaut und zur Mundhygiene bewährt.

und Fenchel im Rahmen einer Fastenkur immer wieder zum Einsatz kommen. Der Spargel fördert die Nierenfunktion, während die Schlüsselblume die Lungenfunktion stärkt – beim Fasten wichtig, um die Entgiftungsarbeit des Körpers und das Abatmen von Kohlendioxid zu verstärken. Johanniskraut und Melisse können das Gemüt des Melancholikers aufhellen.

Ingwer

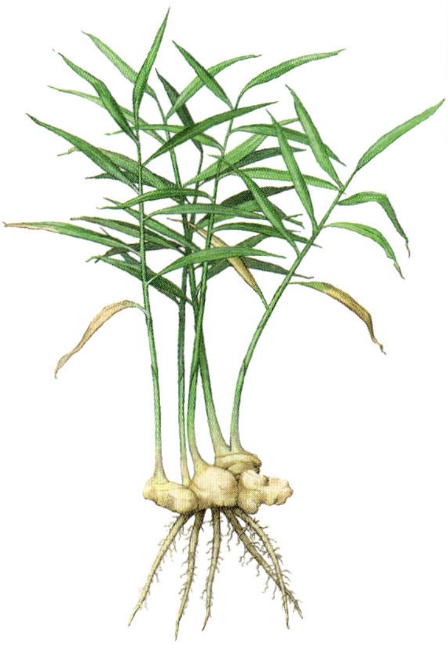

Geschichte: Ingwer kam bereits in der Antike aus China und Indien über die Fernhandelswege in den Mittelmeerraum. Schon bald etablierte sich die scharfwürzige Knolle im Arzneimittelschatz der Klosterheilkunde, wo sie zu den am häufigsten genannten Heilpflanzen zählt: Man schätzte Ingwer als ausgezeichnetes Mittel bei Verdauungsbeschwerden, Leberleiden, Husten und anderen Erkrankungen der Atemwege sowie bei Augentrübung.

Herkunft: Die Heimat des Ingwers ist nicht genau bekannt. Sicher ist nur, dass er schon seit alters in China, Malaysia und Indien angebaut wird. Heute wird Ingwer als Gewürz und für die Heilmittelproduktion hauptsächlich in China, Indien, der Karibik und den USA angebaut.

Inhaltsstoffe und Wirkung: Der Wurzelstock des Ingwers enthält ätherisches Öl und Scharfstoffe wie Gingerol und Shogaol. Diese Inhaltsstoffe fördern die Sekretion des Speichels sowie des Magen- und Gallensafts und regen die Darmtätigkeit an. Das ätherische Öl hat sich bei der Linderung von Übelkeit bewährt, fördert die Durchblutung des Magens und wärmt so den ganzen Körper. Wissenschaftlich anerkannt ist die Anwendung des Ingwers zur Behandlung der Reisekrankheit und bei so genannten funktionellen Störungen des Magen-Darm-Trakts, die nicht auf konkret fassbare organische Erkrankungen zurückgehen.

Johanniskraut

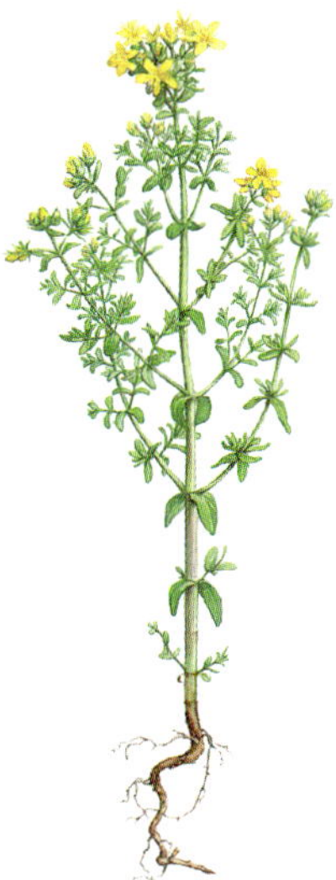

Geschichte: Johanniskraut, das heute zu den großen Arzneipflanzen zählt, spielte auch in früheren Zeiten eine nicht geringe Rolle. Seit der Antike verwendete man es zur Wundbehandlung, und bereits im frühen Mittelalter wurde es bei Melancholie empfohlen. Zu Beginn der Neuzeit diente die Pflanze als Requisit für Exorzisten, denn man vermutete den Teufel hinter bedrückenden Stimmungen. Johanniskraut hieß damals auch *fuga daemonum*, zu deutsch Teufelsflucht.

Herkunft: Johanniskraut ist in ganz Europa heimisch. Es wächst an Straßenrändern, Böschungen, auf Heiden und Trockenrasen. Kultiviert wird es für den arzneilichen Gebrauch in Ungarn, Südafrika, Neuseeland und in Teilen Asiens.

Inhaltsstoffe und Wirkung: Die wichtigsten Inhaltsstoffe der oberirdischen Teile des Johanniskrauts sind Hyperforin, Hypericine und Flavonoide. Außerdem sind Gerbstoffe und etwas ätherisches Öl enthalten. Wissenschaftlich anerkannt ist die innerliche Anwendung von Johanniskraut bei nervöser Unruhe und depressiven Verstimmungen. Außerdem besitzt das rotbraun gefärbte Öl eine entzündungshemmende Wirkung. Auch die äußerliche Wirkung des Johanniskrauts gegen Muskelschmerzen, zur Hautpflege und zur Beschleunigung von Heilungsprozessen ist belegt. Die Erfahrungsheilkunde setzt es außerdem bei Magen-Darm-Beschwerden an.

Ideale Pflanzen für Melancholiker

Kardamom

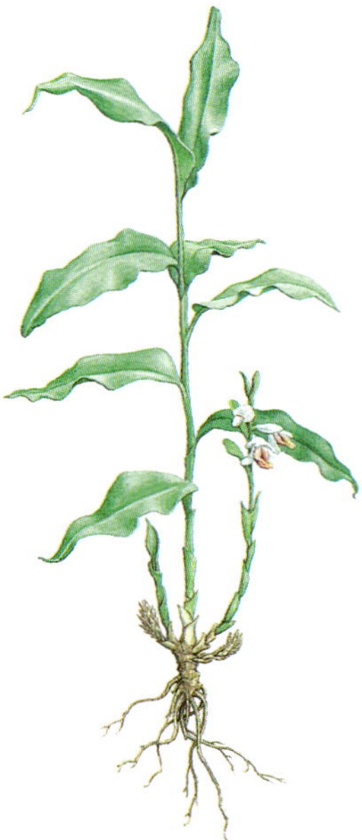

Geschichte: Kardamom bezog man bereits in der Antike aus Indien – Karawanen brachten ihn über Kabul und Kandahar nach Babylon. Von dort gelangte er über Syrien ins Römische Reich. Schon damals wurde die wärmende Gewürzpflanze u. a. bei Husten und Verdauungsbeschwerden eingesetzt. In Indien war und ist er ebenfalls ein beliebtes Magenmittel, das z. B. Currymischungen beigegeben wird. Auch die Klosterheilkunde nutzte Kardamom hauptsächlich zur Stärkung der Verdauung und als Mittel gegen Aufstoßen und Übelkeit. Im 13. Jahrhundert empfahl der dominikanische Gelehrte Albertus Magnus Kardamom darüber hinaus gegen den »feuchten Kopf«, also bei Fieber.

Herkunft: Kardamom ist an der Malabarküste Westindiens heimisch. Noch heute wächst der Hauptanteil der weltweiten Kardamomernte auf den Feldern dieser Region und auf der Insel Ceylon. Malabar-Kardamom wird bis in unsere Zeit oft als Echter Kardamom bezeichnet, obwohl der Ceylon-Kardamom in seiner Qualität praktisch gleichwertig ist.

Inhaltsstoffe und Wirkung: Hauptwirkstoff ist das in den Samen enthaltene ätherische Öl mit den Bestandteilen Cineol und Alphaterpinolen, das die Verdauungssäfte stimuliert und die Magenschleimhaut anregt. Wissenschaftlich anerkannt ist die Anwendung bei Verkrampfungen der Magen- und Darmmuskulatur sowie bei Blähungen und Völlegefühl. In der Erfahrungsheilkunde hat sich Kardamom als Aromamittel bei Mundgeruch bewährt. Da Mundgeruch während des Fastens häufig auftritt, wird Kardamom gerne bei Fastenkuren verwendet.

Melisse

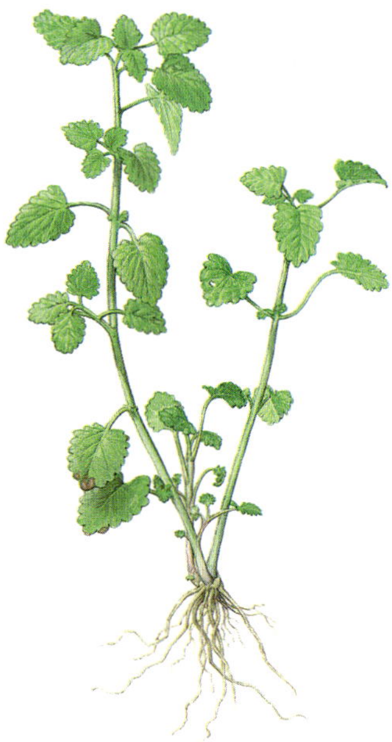

Geschichte: Die Melisse fand erst im 11. Jahrhundert Eingang in den klösterlichen Arzneischatz, war dann aber bald sehr geschätzt. Hildegard von Bingen war von der beruhigenden Wirkung der Melisse so überzeugt, dass sie meinte, »die Pflanze trage die Kräfte 15 anderer Kräuter in sich«. Außerdem schrieb die Äbtissin, dass Melisse »das Herz fröhlich mache«. Die Bezeichnung »Herzkraut« in späteren Werken der Klosterheilkunde deutet darauf hin, dass die Heilpflanze auch bei Herzbeschwerden eingesetzt wurde.

Herkunft: Ursprünglich stammt die Melisse aus Westasien und dem östlichen Mittelmeerraum. Sie gedeiht gut an warmen, geschützten Plätzen auf lockeren und nahrhaften Böden. In Europa findet man sie nicht in der freien Natur, hier wird sie als Arzneipflanze in Kulturen angebaut.

Inhaltsstoffe und Wirkung: Die Melissenblätter enthalten vor allem antimikrobiell und antiviral wirkende Gerbstoffe, darunter die bekannte Rosmarinsäure. Außerdem besitzen sie Flavonoide und Bitterstoffe. Am begehrtesten ist ihr ätherisches Öl, das leider nur in sehr geringen Mengen enthalten ist (0,05 bis 0,8 Prozent). Wissenschaftlich anerkannt ist die Anwendung von Melissenblättern gegen Magen-Darm-Beschwerden, die nicht durch organische Erkrankungen bedingt sind, und zur Beruhigung bei nervlicher Belastung. In der Erfahrungsheilkunde setzt man sie auch bei nervösen Herzbeschwerden und zur Stärkung bei Erkältung ein. Melissenöl nutzt man wegen seiner ausgleichenden und beruhigenden Wirkung in der Aromatherapie.

auch die relativ schwer verdaulichen Linsen, die einen geeigneten Fleischersatz darstellen und von einem sanguinischen Magen gut vertragen werden. Der Mangold, ein naher Verwandter des Spinats, ist von temperierter Wärme und deshalb leicht verdaulich; er hilft dem Sanguiniker, seine warmen und feuchten Säfte in einer ausgewogenen Mischung zu halten.

Mangold

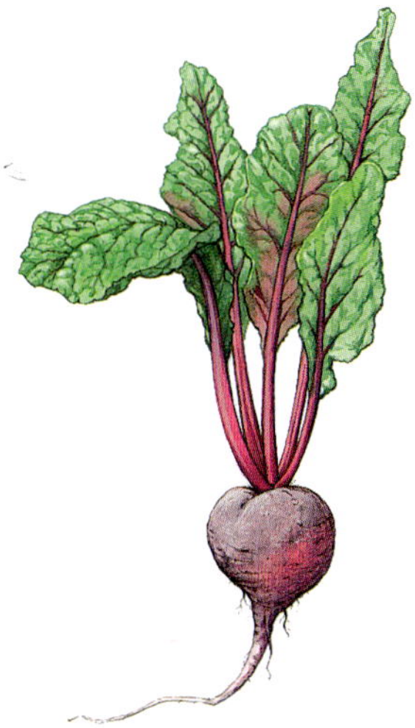

Geschichte: *Beta*, die Mutterpflanze des Mangolds und vieler weiterer Gemüsepflanzen, war schon den Griechen und Römern sowie im Mittelalter bekannt. Die Blätter nutzte man als Gemüse, die Wurzel als Heilmittel. Angebaut wurden verschiedene Arten wie der Blatt- oder Stielmangold, der Schnittmangold mit grünen Blättern und grünen Stielen und der Rippenmangold, der weiße, selten auch blutrote Rippen besitzt.

Herkunft: Die Stammpflanze des Mangolds ist vermutlich die Wildbete, auch Seemangold genannt, eine Pflanze, die wild an den Mittelmeerküsten, der europäischen Atlantikküste sowie auf den Kanaren und auf Madeira vorkommt. Die verzweigte Wurzel der Wildbete ist jedoch ungenießbar.

Inhaltsstoffe und Wirkung: Mangold ist eng verwandt mit dem Spinat, er schmeckt nur etwas würziger und bitterer. Auch in ihren Inhaltstoffen sind sich die beiden Pflanzen sehr ähnlich. Mangold enthält jedoch mehr Wasser als Spinat. Beide besitzen Saponine, das nierenanregende Asparagin, Raphanol und Betain, eine Aminosäure, die wichtig für die Fettverdauung ist und die Leber entlastet. Mangold gehört – wiederum wie Spinat – zu den Pflanzen, die sehr viel Nitrat binden, wenn sie auf überdüngten Böden gezogen werden. Deshalb sollte man beide unbedingt aus gesichertem biologischem Anbau verwenden.

Roggen

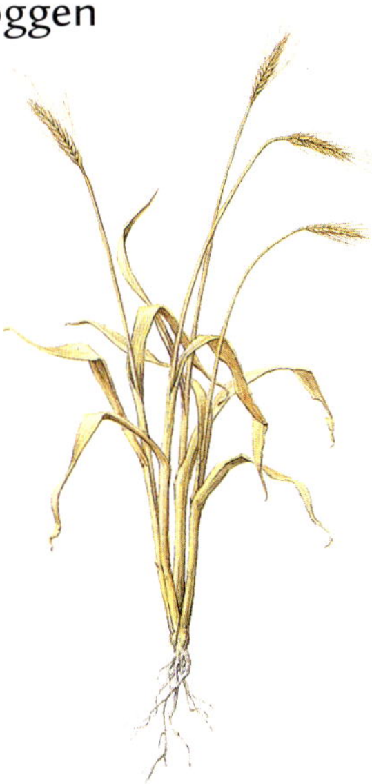

Geschichte: Jahrhundertelang galt Roggen als Getreide zweiter Klasse, schon im antiken Rom wurde er als »unfein« angesehen. Hildegard von Bingen lobte das Roggenbrot zwar als Nahrung für gesunde, nicht aber für schwache Menschen, denn sie glaubte, dass ein »kalter Magen« den Roggen nicht verdauen könne.

Herkunft: Roggen kommt aus Asien und wurde erstmals in den Ländern um das Kaspische Meer angebaut. Er ist genügsam und gedeiht auch in Hochlagen (bis zu 2000 Metern). Er verträgt Frost, aber keine große Nässe. Sein Hauptanbaugebiet ist heute Mittel- und Osteuropa.

Inhaltsstoffe und Wirkung: Was die Inhaltsstoffe angeht, ist Roggen keineswegs ein Getreide zweiter Wahl, ganz im Gegenteil: Er besitzt im Vergleich zu Weizen 25 Prozent mehr der wichtigen Aminosäuren (Lysin, Threonin und Valin). Vor allem ist Roggen ein ausgezeichneter Lieferant von Spurenelementen, Mineralstoffen und B-Vitaminen, wie z. B. Kalium, Magnesium, Mangan, Eisen und Zink. Zwei Scheiben Roggenbrot liefern schon ein Zehntel der meisten Mineralstoffe, die der menschliche Körper pro Tag braucht. Roggen besitzt zudem zahlreiche wertvolle sekundäre Pflanzenstoffe, die Herz- und Krebsschutz bedeuten. Außerdem enthält das Roggenkorn Lignane, die ebenfalls in dem Ruf stehen, die Gefahr von Darmkrebs vermindern zu können.

Gemüse und Getreide für Choleriker

Ähnlich wie Choleriker haben Sanguiniker im Allgemeinen eine relativ gute Verdauung – es sei denn, sie schlingen die Mahlzeiten zu schnell hinunter und der Organismus reagiert über, was sich beispielsweise in Durchfall äußern kann. Das ideale Getreide für diesen Fastentyp ist Dinkel, der in den Quellen der Klosterheilkunde als kühl und feucht beschrieben wird. Hildegard von Bingen, die den Dinkel

Dinkel

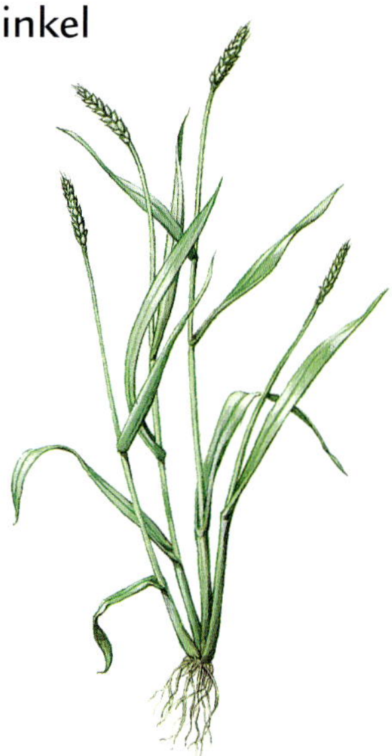

Geschichte: Wegen seines Geschmacks war Dinkel bereits in der Antike geschätzt, man nutzte den Schrot für Brot und Brei. Auch Hildegard von Bingen lobte den Dinkel sehr. Sie nannte ihn »das beste Getreide«, weil er gutes Fleisch und Blut und einen frohen Sinn bereite. Die ganzen Körner sollten sogar für Schwerkranke taugen, die sonst gar nichts mehr zu sich nehmen konnten.

Herkunft: Dinkel stammt ursprünglich aus Asien, wo man ihn schon 1000 v. Chr. kultivierte, wurde dann aber in weiten Teilen Mitteleuropas heimisch. Dinkel ist eine Weizenart, die im Gegensatz zu diesem anspruchslos ist und auch auf kargen, steinigen Böden angebaut werden kann.

Inhaltsstoffe und Wirkung: Vollkornprodukte von Getreidearten wie Dinkel bilden das Fundament einer gesunden Ernährung: Das Dinkelkorn besitzt große Mengen an Kohlenhydraten, davon 56 Prozent Stärke, hinzu kommen verdauungsregulierende Ballaststoffe. Im Eiweiß, das etwa 12 Prozent des Dinkelkorns ausmacht, sind alle wichtigen Aminosäuren zumindest in Spuren vorhanden. Wie alle Getreidesorten enthält Dinkel nur wenig Fett (etwa 3 Prozent), das vorwiegend aus ungesättigten Fettsäuren besteht. Was den Gehalt an Vitaminen und Mineralstoffen wie Kalium, Magnesium und Calcium angeht, übertrifft Dinkel selbst die beste Weizensorte.

Gurke

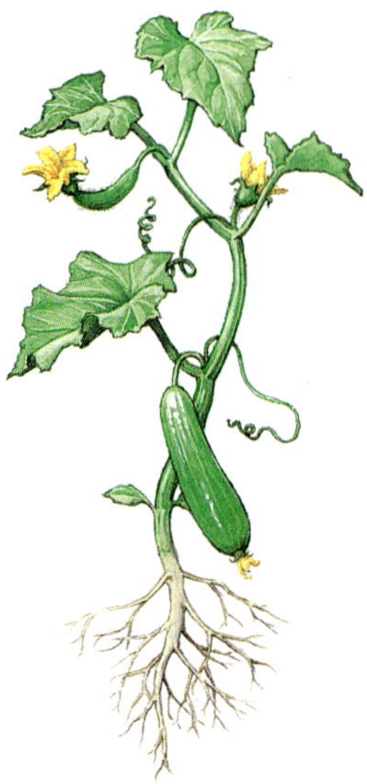

Geschichte: Als Nahrungsmittel spielte die Gurke im Mittelalter keine große Rolle, weil die alten Gurkensorten schwer anzubauen waren und das fruchtbare Ackerland für das kalorienarme Gemüse zu wertvoll war. Als Arzneipflanze stand sie jedoch hoch im Kurs: Man verwendete die Gurkensamen als harntreibendes Mittel bei Blasen- und Nierenerkrankungen und zur Hautreinigung.

Herkunft: Wie alle Kürbisgewächse war auch die Gurke ursprünglich in tropischen Regionen beheimatet. Die ältesten Gurkensamen wurden in einer Höhle an der thailändisch-burmesischen Grenze entdeckt und auf die Zeit von 9750 v. Chr. datiert. Gute Bedingungen mit ausreichend Feuchtigkeit und Wärme lassen Gurken heute auch in den gemäßigten Regionen gedeihen.

Inhaltsstoffe und Wirkung: Die Gurke ist das ideale Gemüse für die Vorbereitungs- und Aufbautage einer Fastenkur. Sie ist mit einem Wassergehalt von 95 Prozent ausgesprochen kalorienarm und besitzt wertvolle Inhaltsstoffe wie das zellschützende Betacarotin und Vitamin C sowie verdauungsfördernde Bitterstoffe, die vor allem in der grünen Schale sitzen. Außerdem enthält die Gurke an Ballaststoffe gebundenes Wasser, das in dieser Verbindung bis in die unteren Darmabschnitte gelangt, überschüssige Substanzen an sich bindet, den Stuhl aufweicht und ausleitend wirkt.

besonders rühmte, war vermutlich selbst Cholerikerin. Dieselben Qualitäten wie Dinkel haben die schmackhaften Kichererbsen, die den eiligen cholerischen Typ zum ausgiebigen Kauen zwingen. Die Gurke spendet dem Choleriker Kühle und Frische. Auch Pilze enthalten viel Wasser und wenig Kalorien und eignen sich besonders für die Aufbautage.

Kichererbse

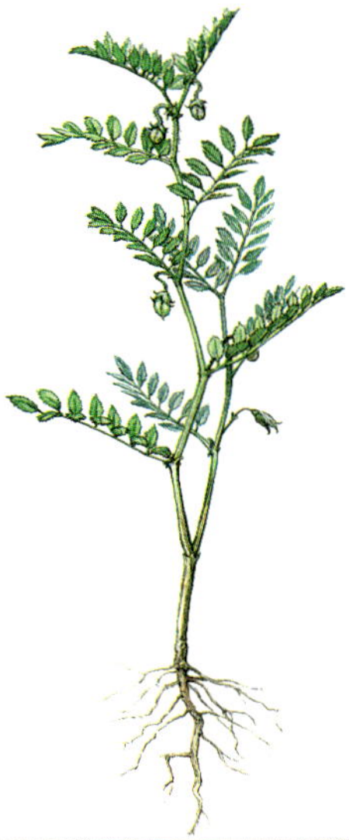

Geschichte: Kichererbsen hatten auf dem Speiseplan der Antike einen größeren Stellenwert als heute. Ihre lateinische Bezeichnung *cicero* kam in vielen angesehenen römischen Familien als Eigenname vor, was auf ihre Beliebtheit schließen lässt. Man setzte die Hülsenfrucht damals aber auch als harntreibendes Heilmittel und bei Nierensteinen ein. Am Ende des Mittelalters überwog die medizinische Bedeutung: »(Sie) werden in der Apotheke mehr gebraucht dann in der Küchen, vornehmlich gegen den Stein.«

Herkunft: Die Kichererbse stammt vermutlich aus dem östlichen Mittelmeergebiet. Auch heute noch liegt ihr Hauptanbaugebiet in den Mittelmeerländern, sie gedeiht aber weltweit in den wärmeren Regionen.

Inhaltsstoffe und Wirkung: Kichererbsen zählen zu den Hülsenfrüchten mit hoher physiologischer Wertigkeit: Sie enthalten große Mengen an langsam verdaulichen Kohlenhydraten (60 Prozent), viele Eiweiße (20 Prozent) mit einem hohen Anteil an lebensnotwendigen Aminosäuren, zahlreiche darmregulierende Ballaststoffe und eine kleine Menge Fett. Sehr hoch ist außerdem ihr Gehalt an nierenanregendem Kalium; zudem finden sich Magnesium, Calcium, Phosphor und Eisen. Die gekeimten Kichererbsen sind besonders reich an B-Vitaminen, den zellschützenden Vitaminen A, C und E sowie an Enzymen.

Pilz

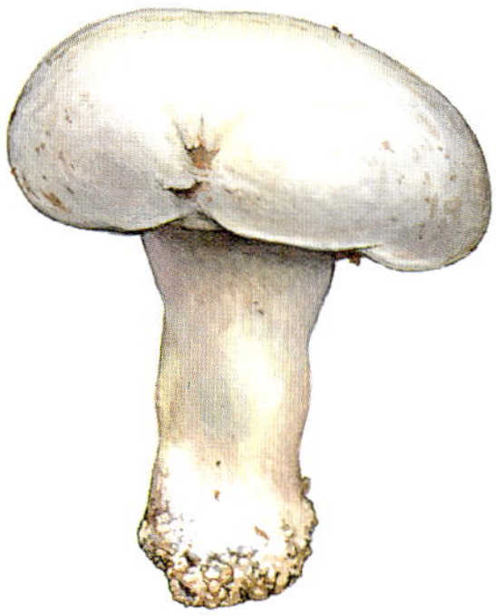

Geschichte: In der Antike schätzte man Pilze als angenehme Suppenwürze, sie galten aber nach dem griechischen Arzt Dioskurides als schwer verdaulich. In der Klosterheilkunde beschäftigte sich vor allem Hildegard von Bingen mit den Pilzen; besonders lobte sie den »Pilz, der bei der Weide entsteht« – vielleicht der Champignon. Er wurde sogar als Heilmittel bei inneren Leiden empfohlen.

Herkunft: Die meisten unserer Speisepilze zählen zur Pilzgattung *Agaricus* – darunter auch die Champignons. Die ersten Champignons wurden im 17. Jahrhundert in Frankreich in Kulturen angebaut. Heute werden sie bei uns überwiegend aus den USA und China eingeführt.

Inhaltsstoffe und Wirkung: Pilze sind so eiweißreich wie Milchprodukte und enthalten viele lebensnotwendige Aminosäuren. Sie sind besonders reich an B-Vitaminen (wie z. B. dem in der Pflanzenkost seltenen Vitamin B12), an Betacarotin und an Vitamin D. Darüber hinaus enthalten sie Kalium, Natrium und Magnesium sowie viel Wasser und viele Ballaststoffe. Wegen des hohen Eiweißgehalts sind sie relativ schwer verdaulich; sie eignen sich also nicht für die Fastenkur, sind aber für die Nachfastentage sehr zu empfehlen. Champignons wiederum enthalten leichter verdauliches Eiweiß; sie müssen allerdings gut gekaut werden, sonst passieren sie den Verdauungstrakt unverdaut und verklumpen.

Gemüse und Getreide für Phlegmatiker

Phlegmatiker essen sehr gerne, bewegen sich im Allgemeinen jedoch nur mäßig und setzen deshalb leicht Fettpölsterchen an, zumal auch die Verdauung eher langsam arbeitet. Der warme, trockene und leicht verdauliche Hafer ist das ideale Getreide für diesen Fastentyp. Als Alternative bietet sich noch der weniger bekannte Amaranth an, der dieselben Qualitäten wie der Hafer besitzt. Auch bei den Gemüse-

Amaranth

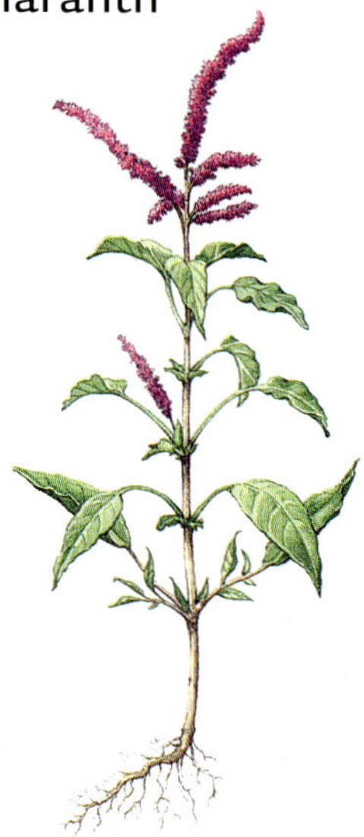

Geschichte: Die Griechen der Antike gaben der Pflanze, die bereits damals auf ihrem Speiseplan stand, den Namen *amaranthos* – übersetzt bedeutet das »unverwechselbar«. Sie galt als Blume der Unsterblichkeit, weil ihre Blüten so lange hielten. Im späten Mittelalter lernte man auch die Heilwirkungen der Pflanze schätzen: Man nutzte ihre Blätter zur innerlichen Anwendung gegen Stuhldrang; äußerlich setzte man sie gegen Hämorrhoiden und bei Brandwunden ein.

Herkunft: Amaranth zählt zu den ältesten Kulturpflanzen der Welt – auf dem amerikanischen Kontinent wurde er bereits 5000 v. Chr. als Kornfrucht angebaut. Er gehört zu den Fuchsschwanzgewächsen, die mehr als 60 Gattungen mit über 1000 Arten bilden. Heute ist sein Anbau in Amerika rückläufig; in China, Indien und Afrika wird er noch immer als Gemüsepflanze kultiviert.

Inhaltsstoffe und Wirkung: Amaranth enthält viele Proteine (etwa 18 Prozent), vor allem die Aminosäure Lysin ist reichlich vorhanden, die die Calciumeinlagerung in die Knochen fördert und wichtig für den Aufbau des Bindegewebes ist. Daneben finden sich größere Mengen an Ballaststoffen, ungesättigten Fettsäuren, reichlich Vitamin C und auch das sonst seltene Vitamin B12. An Mineralstoffen sind auch Kalium, Calcium und Phosphor enthalten. Mit seinem hohen Eisengehalt steht Amaranth an der Spitze der Pflanzenwelt.

Hafer

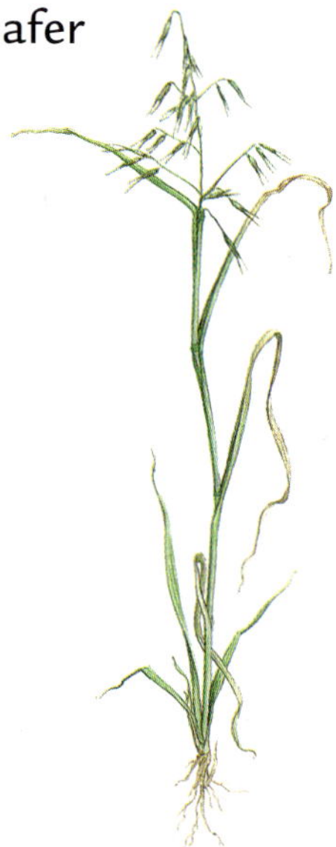

Geschichte: Der Hafer wurde in der Antike nicht geachtet; es hieß, er sauge die Böden aus. Ganz anders wurde das Getreide von Hildegard von Bingen beurteilt, die von einer »beglückenden und gesunden Speise für gesunde Menschen« sprach, die nur für sehr Kranke ungeeignet sei. In der Klosterheilkunde wurde der Hafer außerdem als Heilmittel genutzt, vor allem äußerlich gegen Fisteln, Geschwüre und Gicht. Man lobte ihn als ein nützliches Getreide für Mensch und Vieh, als eine kräftige Nahrung und »edle Arznei«.

Herkunft: Die Heimat des Kulturhafers ist vermutlich in Asien zu suchen. Von dort aus wurde er von den Germanen, Slawen und Kelten zunehmend auch in Mitteleuropa verbreitet. Das heutige Hauptanbaugebiet reicht von Kanada über Irland und Schweden bis fast an den Baikalsee.

Inhaltsstoffe und Wirkung: Mit 100 g Hafer und etwas Milch kann der gesamte Tagesbedarf an Aminosäuren gedeckt werden – Hafer ist mit Abstand das eiweiß- und fettreichste Getreide (12 bis 20 Prozent Eiweiß, 10 Prozent Fett, darunter überwiegend ungesättigte Fettsäuren). Während der Reifung und Lagerung des Korns spalten Enzyme die Stärke, wodurch leicht verdauliche Kohlenhydrate entstehen. Um das fettreiche Korn vor Oxidation zu schützen, enthält es auch Vitamin E, das im menschlichen Körper als Radikalfänger wirkt.

sorten können die etwas schärferen dem phlegmatischen Temperament entgegenwirken. Die Petersilienwurzel ist eine stark entwässernde Pflanze, was für die feuchten Phlegmatiker gerade in den Fastentagen besonders wichtig ist. Lauch fördert den Gallenfluss und lindert Verdauungsbeschwerden, die bei diesem Fastentyp häufiger auftreten.

Lauch

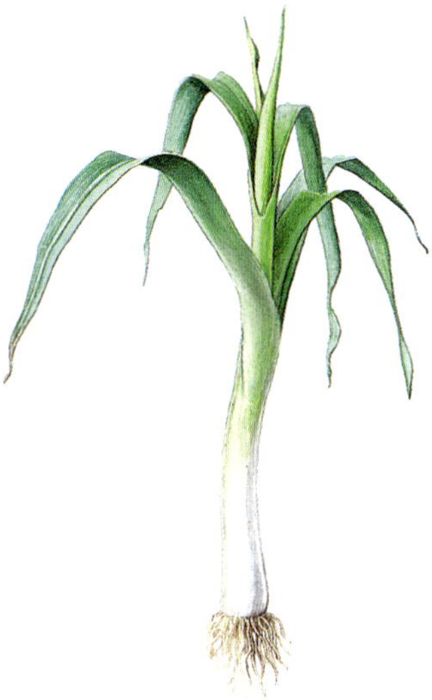

Geschichte: Der Lauch ist seit der Antike sowohl Gemüse- als auch Arzneipflanze. Allerdings meinte der griechische Arzt Dioskurides, dass er Blähungen und schlechte Träume hervorrufen könne. Zur äußerlichen Anwendung nutzte man den Lauch bei frischen Wunden – als Pflaster zusammen mit Salz. Hildegard von Bingen schrieb dem Lauch keinerlei Heilwirkung zu und warnte sogar davor, diese Pflanze roh zu essen.

Herkunft: Eine Wildform des Winter- oder Breitlauchs ist unbekannt; er stammt wahrscheinlich vom Sommerlauch ab. Sein Ursprungsgebiet sind die Länder im östlichen Mittelmeerraum. Heute ist der anpassungsfähige und in zahlreichen Kulturformen existierende Porree fast weltweit verbreitet.

Inhaltsstoffe und Wirkung: Die für alle Zwiebelgewächse typischen schwefelhaltigen Verbindungen (Allicine) geben dem Lauch einen hohen Stellenwert in der Gesundheitsküche: Sie sind wirksam gegen Bakterien und Pilze, lindern Verdauungsbeschwerden und fördern den Gallenfluss. Außerdem senken sie den Blutdruck und beeinflussen die Blutfettwerte positiv. Darüber hinaus enthält Lauch zellschützendes Vitamin C und das für den Kohlenhydrat- und Fettstoffwechsel wichtige Vitamin B1 sowie Eisen, Magnesium, Calcium und Phosphor. Auch zahlreiche Ballaststoffe und Flavonoide sind vorhanden.

Petersilie

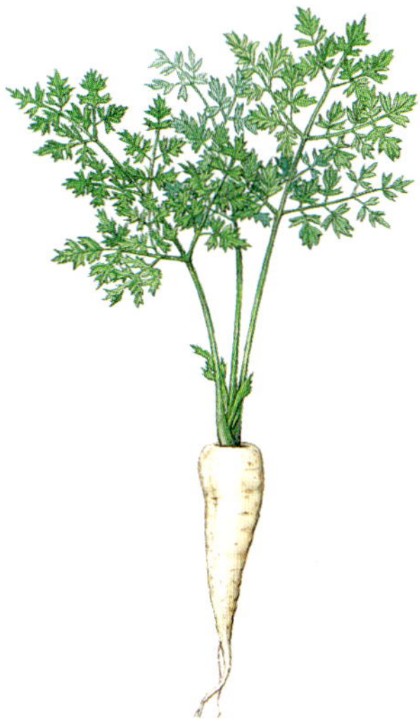

Geschichte: Die Petersilie war in der Antike vor allem als Kräftigungsmittel von Bedeutung. So reichte man sie in Rom Gladiatoren vor dem Kampf, weil man annahm, sie würde nicht nur deren Mut, sondern auch die Kraft verdoppeln. Im Mittelalter nutzte man die Petersilie vor allem als Heilmittel. Der große Dominikaner und Gelehrte Albertus Magnus berichtete, dass sie den Harn treibe und so gegen den (Nieren- oder Blasen-)Stein vorbeuge, den Magen stärke und bei Blähungen helfe. Auch Hildegard von Bingen waren diese Wirkungen bekannt.

Herkunft: Die Gattung *Petroselinum* ist im östlichen Mittelmeergebiet heimisch und zum Teil heute noch wild wachsend zu finden. Die aromatische Gewürzpflanze ist wenig kälteempfindlich und kann bei passenden Bodenbedingungen heute überall angebaut werden.

Inhaltsstoffe und Wirkung: Petersilienwurzeln und -kraut enthalten bis zu 1 Prozent bzw. etwa 0,1 Prozent ätherisches Öl, darunter Apiol, Myristicin und Terpinolen. Dieses ätherische Öl wirkt verdauungsanregend, leicht entwässernd und eignet sich für eine milde Ausleitung über die Nieren. In hohen Dosen ist das Öl giftig, weshalb die Früchte nicht verwendet werden. Weitere sekundäre Pflanzenstoffe sind die antimikrobiell wirkenden Polyacetylene und Cumarine. Vitamin C und Carotinoide, die in den Blättern vorhanden sind, fehlen der Wurzel.

Gemüse und Getreide für Melancholiker

Der Melancholiker hat das empfindlichste Verdauungssystem. Ihm wird daher das beste Getreide – der Weizen – empfohlen, auch wenn Weizen als warm und leicht trocknend gilt. Da der Melancholiker selbst zu den trockenen Typen gehört, sollte er besonders darauf achten, immer viel zu trinken, wenn er Weizen zu sich nimmt. Als weiterer Kohlenhydratträger eignet sich die warme und feuchte Pastinake,

Möhre

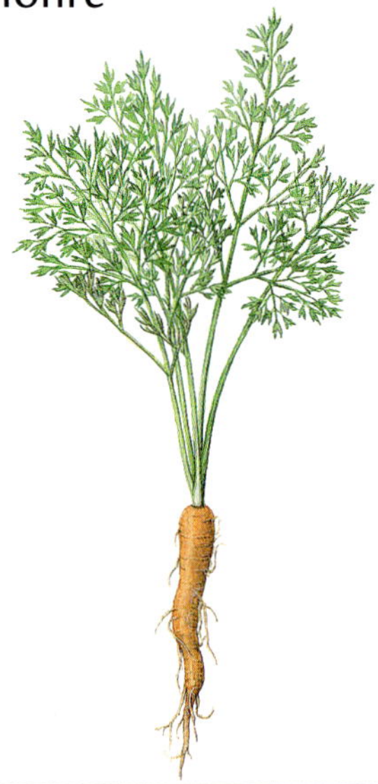

Geschichte: Viele der frühen Mediziner wie Dioskurides und Galen lobten die Möhre in ihren Schriften. Vor allem schrieb man ihr eine gute Bekömmlichkeit zu. Auch im Mittelalter schätzte man diese »freundliche und anmutige Speise«, die, mit Ingwer und Zucker gebeizt, eine verdauungsfördernde Wirkung haben sollte. Allein die Äbtissin vom Rupertsberg, Hildegard von Bingen, war der Ansicht, dass sie nur den Bauch fülle.

Herkunft: Die Möhre gehört zu den zahlreichen Doldenblütlern, die auf feuchten Wiesen wachsen. Sie ist nahezu überall in Europa heimisch. Aus ihr wurden verschiedene Gartenformen gezüchtet.

Inhaltsstoffe und Wirkung: Die Wurzel der Möhre zählt zu den vitaminreichsten Gemüsen schlechthin: Sie enthält große Mengen an Vitamin B1, B2 und C, Folsäure und Carotinoiden, den Vorstufen von Vitamin A. Besonders wichtig sind die Carotinoide, die die Zellen vor freien Radikalen schützen. Außerdem besitzen sie Pektine, die den Magen beruhigen, den Aufbau einer gesunden Darmflora unterstützen und Durchfall lindern. Darüber hinaus finden sich ätherisches Öl und Flavonoide sowie Eisen, Magnesium, Calcium und Phosphor. Damit die fettlöslichen Inhaltsstoffe, vor allem das Provitamin A, richtig verwertet werden können, sollten Möhren mit etwas Fett, Butter oder Öl gegessen werden.

Pastinake

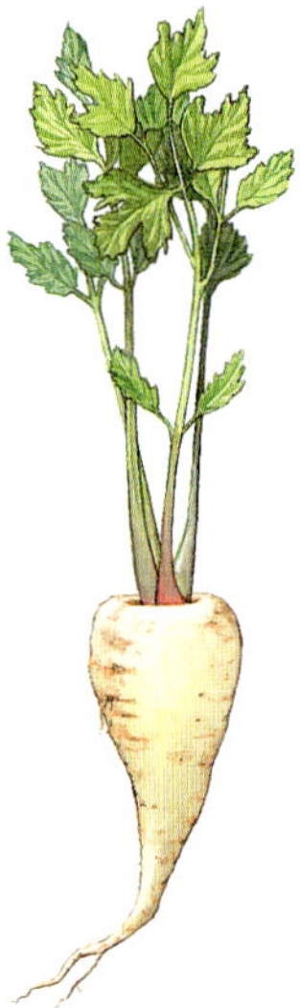

Geschichte: Die Pastinake war in der Antike im gesamten Mittelmeerraum bis nach Afrika als Gemüsepflanze bekannt. Für die Küche nutzte man die Rübe und die jungen Stängel. Der ›Macer floridus‹, das meistverbreitete Kräuterbuch der Klosterheilkunde, berichtet, dass die Rübe in Milch gekocht gegen Durchfall und Asthma helfe. Als Wurzelgemüse wurde die Pastinake bis ins 18. Jahrhundert in den Gärten angebaut, bis sie von der Kartoffel und der Möhre verdrängt wurde.

Herkunft: Die Wildformen der Pastinake sind in Europa, dem Kaukasusgebiet und in Südsibirien verbreitet. Sie wachsen auf trockenen bis mäßig feuchten Wiesen, an Wegrändern und an steinigen Orten. In Eurasien gehören 15 Arten zur Gattung dieses Doldenblütlers.

Inhaltsstoffe und Wirkung: Die frischen Wurzeln enthalten ätherisches Öl mit den Bestandteilen Myristicin und Terpinolen, die auch für den charakteristischen Geschmack verantwortlich sind. Das ätherische Öl fördert die Verdauung und ist hilfreich bei Magen-Darm-Beschwerden. Darüber hinaus besitzt die Pastinake wertvolle Kohlenhydrate (bis zu 18 Prozent), die zusammen mit den ebenfalls reichlich enthaltenen Ballaststoffen für eine lang anhaltende Sättigung sorgen und die Darmflora aufbauen. In der Wurzel sind darüber hinaus die Mineralstoffe Kalium, Calcium und Magnesium gespeichert.

die wie eine Mischung aus Kartoffel und Möhre schmeckt. Auch die Möhre selbst wirkt dem melancholischen Temperament entgegen und ist zudem sehr gut verdaulich. Der Sellerie soll »gute Säfte« bereiten, außerdem haben seine Wirkstoffe nierenanregende und krampflösende Eigenschaften, die für eine Fastenkur hilfreich sind.

Sellerie

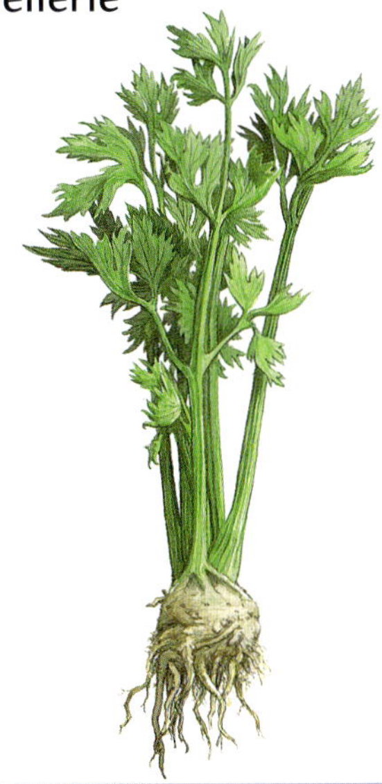

Geschichte: Der Sellerie genoss im Altertum ein erstaunliches Ansehen: Die Ägypter gaben ihn ihren Toten mit ins Grab, und die Griechen ehrten die Sieger im sportlichen Wettkampf mit Kränzen aus Sellerielaub. Erst im Mittelalter brachte man den Sellerie über die Alpen, wo er alsbald Eingang in den klösterlichen Arzneischatz fand und gegen Blähungen sowie Nieren- und Blasenleiden eingesetzt wurde. Hildegard von Bingen schätzte ebenfalls das Gemüse, das »gekocht gesunde Säfte im Menschen bereite«.

Herkunft: Wild wachsender Sellerie ist nur noch selten anzutreffen und steht in Deutschland unter Naturschutz. Die in ganz Europa verbreitete Pflanze wurde schon in der Antike in Kultur angebaut. Heute wird sie – außer in Europa – auch in Westasien und dem amerikanischen Kontinent kultiviert.

Inhaltsstoffe und Wirkung: Alle Teile des Selleries enthalten als wichtigste Wirkstoffgruppe ätherisches Öl, auf das die nierendurchspülenden, krampflösenden und beruhigenden Wirkungen der Pflanze zurückzuführen sein sollen. Dem Falcarinol, einem wichtigen Bestandteil des ätherischen Öls, werden außerdem antibakterielle, antivirale, leberschützende und entzündungshemmende Eigenschaften nachgesagt. Weiterhin vorhanden sind Bitterstoffe und insulinähnliche Hormone, die das Verdauungssystem und das Nervensystem anregen sollen.

Weizen

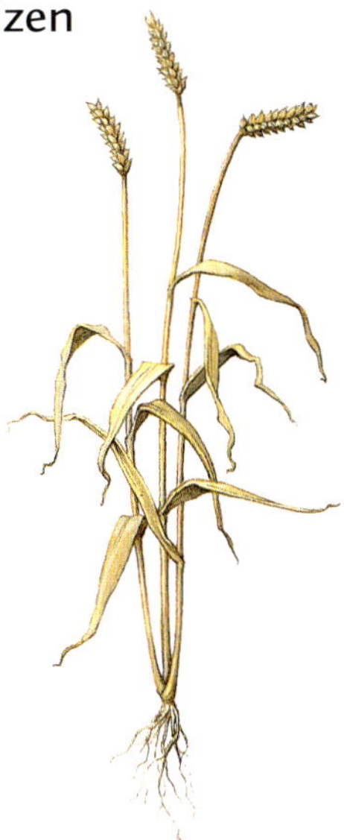

Geschichte: Weizen ist wahrscheinlich das älteste kultivierte Getreide der Welt. Für die antike Mittelmeerbevölkerung war er der wichtigste Mehllieferant. Die griechischen Ärzte empfahlen vor allem das aus dem Sommerweizen gebackene Brot. Weizen wurde sogar als Heilmittel genutzt, hauptsächlich für Umschläge. Hildegard von Bingen bezeichnete den Weizen als »vollkommene Frucht«. Ein anderer mittelalterlicher Heilkundiger schrieb: »Weizen gibt große Nahrung und ist zu vielen Gebrechen innerlich und äußerlich zu gebrauchen.«

Herkunft: Der Weizen stammt aus dem Zweistromland an Euphrat und Tigris. Die Hauptanbaugebiete sind heute Europa (außer Skandinavien), Nordwestindien und Nordamerika sowie Ostchina und Südaustralien. Es ist – knapp vor Reis – das meistangebaute Getreide der Welt.

Inhaltsstoffe und Wirkung: Das Korn des Weizens enthält B-Vitamine, Vitamin E, Betacarotin und Folsäure. Es finden sich auch Eisen, Magnesium, Calcium, Kieselsäure, Kalium, etwas Kupfer, Schwefel, Jod – und je nach Boden – auch Selen. Weizen besitzt außerdem Lignane, die als Radikalfänger fungieren, und Phenolsäuren, die vor Krebserkrankungen und Arteriosklerose sowie vor Infektionen schützen. Im hellen Weizenmehl bleiben von diesen Stoffen jedoch nur noch winzige Spuren erhalten, gesünder ist auf jeden Fall das volle Korn.

Heilkräutertees zubereiten

Heilkräutertees spielten in der Fastenzeit bei den Mönchen seit alters eine besondere Rolle. Doch obwohl die Kräutertees längst Einzug in unseren modernen Alltag gehalten haben, gilt es doch, für die optimale Wirkung der Fastentees einige wichtige Regeln zu beachten (siehe Abbildungen unten). Da die oft flüchtigen Inhaltsstoffe der Heilkräuter mit der Zeit entweichen, lässt man sich vom Apotheker am besten nur so viel abwiegen, wie man für die Fastenkur benötigt. Die Kräuter sollten dann in gut verschließbaren Gefäßen (nicht in Plastikbehältern) vor Feuchtigkeit, Licht und zu hoher Temperatur geschützt aufbewahrt werden.

Teezubereitung

Die Dosierung, die Wassertemperatur und die Ziehdauer bestimmen Art und Menge der Substanzen, die sich aus den Pflanzen lösen und mit dem Tee aufgenommen werden. Für eine optimale Wirkung sollte man sich genau an die hier angegebenen Zusammensetzungen der Tees halten. Vor allem bei den Entblähungstees ist es wichtig, den Tee exakt nach den Vorgaben zuzubereiten. Da die Geschmacksnerven im Laufe des Fastens jedoch zunehmend sensibler werden, kann man die anderen Tees nach Belieben verdünnen.

Als Grundregel gilt: Je dünner und weicher die Pflanzenteile sind, desto kürzer ist die Extraktionszeit. Um die wasserdampfflüchtigen Inhaltsstoffe nicht entweichen zu lassen, sollte man den Tee beim Ziehen abdecken. Man rührt ihn um, damit möglichst viele Inhaltsstoffe herausgelöst werden. Nach dem Abseihen drückt man die Kräuter noch leicht aus. Am besten trinkt man den frisch zubereiteten, noch heißen oder warmen Tee schluckweise. So kommt man eher zur Ruhe, und die Wirkstoffe können besser aufgenommen werden.

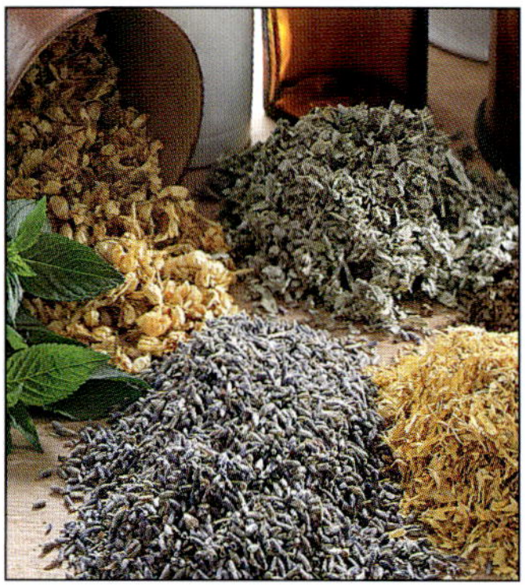

1. Je nach Rezept verwendet man Blüten, Blätter, Kraut oder die Wurzel der Heilpflanze bzw. auch eine entsprechende Teemischung.

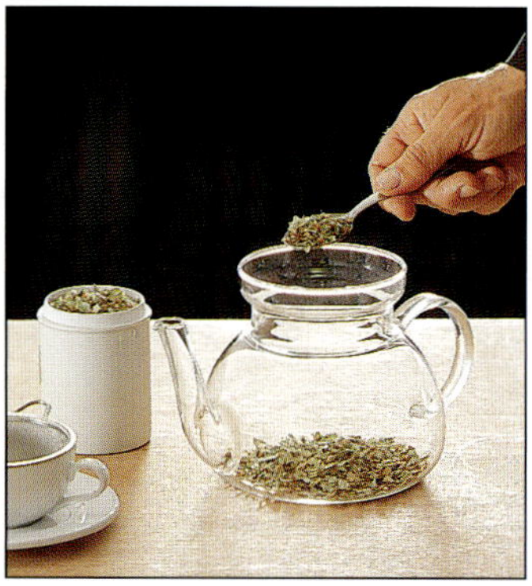

2. Falls nicht anders angegeben, lautet die Dosierungsempfehlung für einen Erwachsenen im Durchschnitt 1 bis 2 Teelöffel pro Tasse.

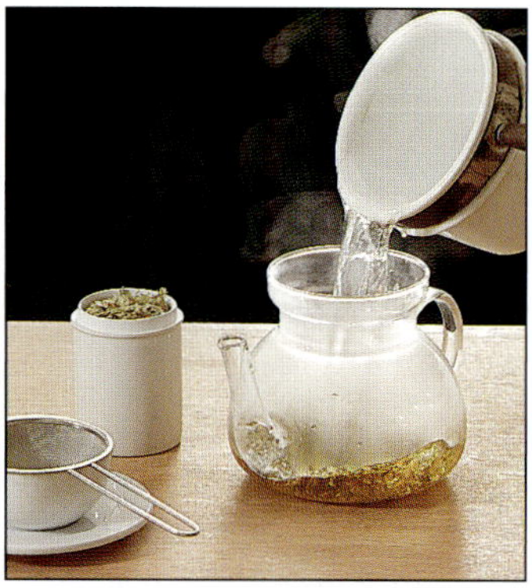

3. Den Tee mit kochendem Wasser übergießen. Je nach Rezept zugedeckt ziehen lassen und im Anschluss daran abseihen.

Die Teerezepte

Für das Fastenprogramm dieses Buches werden eine Reihe von Teemischungen aus Heilpflanzen empfohlen, die nicht nur das Hungergefühl dämpfen (wie etwa der Morgentee), sondern vor allem den Körper bei seiner Stoffwechselumstellung und Entlastungsleistung unterstützen sollen (wie etwa der Fasten-, der Nieren- und der Lebertee).

Morgentees

Ⓢ Morgentee Hagebutte

Zusammensetzung:
29 g Hagebuttenschalen, 28 g Apfelstücke, 18 g Eibischblätter, 18 g Rosmarinblätter, 7 g Rosenblätter
Zubereitung:
1–2 geh. TL Teemischung mit 1 Tasse kochendem Wasser übergießen, zugedeckt 5 bis 10 Minuten ziehen lassen und abseihen.

Ⓒ Morgentee Ringelblume

Zusammensetzung:
28 g Erdbeerblätter, 24 g Ringelblumenblüten, 12 g Malvenblüten, 36 g Zitronenschalen
Zubereitung:
1–2 TL Teemischung mit 1 Tasse kaltem Wasser über Nacht ansetzen. Am nächsten Tag abseihen und auf Trinktemperatur erwärmen.

Ⓟ Morgentee Pfefferminze

Zusammensetzung:
40 g Pfefferminzblätter, 35 g Rosmarinblätter, 25 g Anisfrüchte
Zubereitung:
1 TL Teemischung im Mörser zerdrücken, mit 1 Tasse kochendem Wasser übergießen, zugedeckt 5 Minuten ziehen lassen und abseihen.

Ⓜ Morgentee Schlüsselblume

Zusammensetzung:
35 g Schlüsselblumenblüten, 25 g Melissenblätter, 20 g Johanniskraut, 20 g zerkleinerte Ingwerwurzel
Zubereitung:
1 TL Teemischung mit 1 Tasse kochendem Wasser übergießen, zugedeckt 5 Minuten ziehen lassen und abseihen.

Fastentees

Ⓢ Fastentee Rose

Zusammensetzung:
42 g Apfelstücke, 28 g Schachtelhalmkraut, 11 g Erdrauchkraut, 10 g Brombeerblätter, 9 g Rosenblätter
Zubereitung:
2 TL Teemischung mit 1 Tasse kochendem Wasser übergießen, zugedeckt 5 Minuten ziehen lassen und abseihen.

Ⓒ Fastentee Löwenzahn

Zusammensetzung:
48 g Löwenzahnkraut mit -wurzel, 24 g Zitronenschale, 16 g Stiefmütterchenkraut, 12 g Ringelblumenblüten (ohne Kelch)
Zubereitung:
2 TL Teemischung mit 1 Tasse kochendem Wasser übergießen, zugedeckt 5 Minuten ziehen lassen und abseihen.

Ⓟ Fastentee Brennnessel

Zusammensetzung:
48 g Brennesselblätter, 32 g Thymiankraut, 20 g Pfefferminzblätter
Zubereitung:
2 TL Teemischung mit 1 Tasse kochendem Wasser übergießen und je nach geschmacklicher Vorliebe 1 Msp. Zimtpulver hinzufügen. Zugedeckt 5 Minuten ziehen lassen und abseihen.

Ⓜ Fastentee Fenchel

Zusammensetzung:
50 g Löwenzahnkraut mit -wurzel, 20 g Fenchelfrüchte, 12 g Johanniskraut, 8 g Melissenblätter

Zubereitung:
2 TL Teemischung im Mörser zerdrücken, mit 1 Tasse kochendem Wasser übergießen und je nach geschmacklicher Vorliebe 1 Gewürznelke hinzufügen. Zugedeckt 5 Minuten ziehen lassen und abseihen.

Schlaftee

Ⓢ Ⓒ Ⓟ Ⓜ Schlaftee

Zusammensetzung:
30 g zerkleinerte Baldrianwurzel, 25 g Melissenblätter, 15 g Hopfenzapfen, 15 g Lavendelblüten, 5 g Hagebuttenschalen, 5 g Rosmarinblätter, 5 g Kamillenblüten

Zubereitung:
2 TL Teemischung mit 1 Tasse aufgekochtem, aber wieder etwas abgekühltem Wasser (besser für die hitzelabilen Inhaltsstoffe der Baldrianwurzel) übergießen, zugedeckt 10 bis 15 Minuten ziehen lassen und abseihen. 1 bis 1 ½ Stunden vor dem Schlafengehen den frisch bereiteten Tee trinken.

Tipp:
Um die Inhaltsstoffe optimal aus der Baldrianwurzel herauszulösen, kann man den Baldriantee separat zubereiten, was allerdings etwas Zeit erfordert. 2 TL zerkleinerte Baldrianwurzel mit 1 Tasse kaltem Wasser übergießen, mindestens 12 Stunden ziehen lassen, abseihen und leicht erwärmen. Baldriantee in die wie oben angegeben zubereitete Teemischung geben.

Entblähungstees

Ⓢ Entblähungstee Erdrauch

Zusammensetzung:
33 g Apfelstücke, 30 g Fenchelfrüchte, 20 g Spitzwegerichkraut, 10 g Erdrauchkraut, 7 g zerkleinerte Süßholzwurzel

Zubereitung:
1 geh. TL Teemischung im Mörser zerdrücken, mit 1 Tasse kochendem Wasser übergießen, zugedeckt 5 bis 10 Minuten ziehen lassen und abseihen.

Ⓒ Entblähungstee Koriander

Zusammensetzung:
26 g Fenchelfrüchte, 26 g Zitronenschalen, 20 g Erdbeerblätter, 14 g Korianderfrüchte, 14 g zerkleinerte Baldrianwurzel

Zubereitung:
1–2 TL Teemischung im Mörser zerdrücken, mit 1 Tasse kochendem Wasser übergießen, zugedeckt 7 Minuten ziehen lassen und abseihen.

Ⓟ Entblähungstee Kamille

Zusammensetzung:
25 g Pfefferminzblätter, 25 g zerkleinerte Angelikawurzel, 23 g Kamillenblüten, 15 g Anisfrüchte, 12 g Kümmel

Zubereitung:
1 TL Teemischung im Mörser zerdrücken, mit 1 Tasse kochendem Wasser übergießen, zugedeckt 5 Minuten ziehen lassen und abseihen.

Ⓜ Entblähungstee Kardamom

Zusammensetzung:
1 TL Fenchelfrüchte, 4–6 Kardamomkapseln

Zubereitung:
Die Kardamomkapseln aufbrechen, mit 1 TL Fenchelfrüchten vermengen und im Mörser zerdrücken. 2 TL Teemischung mit 1 Tasse kochendem Wasser übergießen, zugedeckt 5 Minuten ziehen lassen und abseihen.

Lebertees

S P Lebertee Mariendistel

Zusammensetzung:
46 g Mariendistelfrüchte, 19 g grob zerkleinerte Galgantwurzel, 19 g Königskerzenblüten, 10 g Pfefferminzblätter, 6 g Erdrauchkraut

Zubereitung:
1–2 geh. TL Teemischung im Mörser zerdrücken, mit 1 Tasse kochendem Wasser übergießen, zugedeckt 5 Minuten ziehen lassen und abseihen.

C M Lebertee Löwenzahn

Zusammensetzung:
40 g Löwenzahnkraut mit -wurzel, 28 g Mariendistelfrüchte, 20 g zerkleinerte Ingwerwurzel, 6 g Erdbeerblätter, 6 g zerdrückte Kardamomkapseln

Zubereitung:
1–2 TL Teemischung mit 1 Tasse kochendem Wasser übergießen, zugedeckt 5 bis 10 Minuten ziehen lassen und abseihen.

Schwitztee

S C P M Schwitztee

Zusammensetzung:
35 g Lindenblüten, 25 g Holunderblüten, 23 g Hagebuttenschalen, 10 g Brombeerblätter, 7 g Fenchelfrüchte

Zubereitung:
2 TL Teemischung im Mörser zerdrücken, mit 1 Tasse kochendem Wasser übergießen, zugedeckt 5 Minuten ziehen lassen und abseihen.

Sekretlösende Tees

S P Lösender Tee Thymian-Süßholz

Zusammensetzung:
35 g Spitzwegerichblätter, 30 g Königskerzenblüten, 20 g Anisfrüchte, 10 g Thymiankraut, 5 g zerkleinerte Süßholzwurzel

Zubereitung:
1 TL Teemischung im Mörser zerdrücken, mit 1 Tasse kochendem Wasser übergießen, zugedeckt 5 Minuten ziehen lassen und abseihen.

C M Lösender Tee Fenchel-Malve

Zusammensetzung:
35 g Schlüsselblumenblüten, 30 g Huflattichblätter, 25 g Fenchelfrüchte, 10 g Malvenblüten

Zubereitung:
2 geh. TL Teemischung im Mörser zerdrücken, mit 1 Tasse kochendem Wasser übergießen, zugedeckt 5 Minuten ziehen lassen und abseihen.

Spülungstees

S P Spülungstee Schachtelhalm

Zusammensetzung:
20 g Schachtelhalmkraut, 30 g Eibischblätter, 40 g Brennnesselblätter, 10 g Kamillenblüten

Zubereitung:
2 geh. TL Teemischung mit 1 Tasse kochendem Wasser übergießen, zugedeckt 5 bis 10 Minuten ziehen lassen und abseihen.

C M Spülungstee Birke

Zusammensetzung:
40 g Birkenblätter, 35 g Schlüsselblumenblüten, 20 g Löwenzahnkraut mit -wurzel, 5 g Malvenblüten

Zubereitung:
1–2 TL Teemischung mit 1 Tasse kochendem Wasser übergießen, zugedeckt 5 bis 10 Minuten ziehen lassen und abseihen.

Die Rezepte

Die Zutaten sind für eine Portion (oder vier Portionen) angegeben. Dem Fastenprogramm (siehe Seite 68–103) entnehmen Sie bitte, wie viele Portionen Sie jeweils zu sich nehmen müssen. Wenn im Fastenprogramm nicht anders ausgewiesen, bezieht sich die Angabe dort auf eine Portion.

Der Vorfastentag/ Entlastungstag

Morgens

Müsli-Grundrezept

Zutaten für 1 Portion:

2 EL grober Getreideschrot, 100 g fettarme Dickmilch, 1 TL Honig, Obst

Zubereitung:

1. Den Getreideschrot in einer kleinen Schüssel mit 2 EL Wasser vermischen und zugedeckt über Nacht quellen lassen.
2. Die Dickmilch und den Honig unter den eingeweichten Getreideschrot mischen.
3. Das Obst je nach Sorte putzen und waschen oder schälen, klein schneiden und auf dem Müsli anrichten.

(S) 2 EL Roggenschrot zubereiten und das Müsli mit 1 kleinen, in Spalten geschnittenen Apfel anrichten.

(C) 2 EL Dinkelschrot zubereiten und das Müsli mit 2 entsteinten und in Spalten geschnittenen Pflaumen anrichten.

(P) 2 EL Haferschrot zubereiten und das Müsli mit 2 in Spalten geschnittenen, frischen Feigen anrichten.

(M) 2 EL Weizenschrot zubereiten und das Müsli mit 100 g Weintrauben anrichten.

(S) (C) (P) (M) Brotsuppe (Alternativ)

Zutaten für 1 Portion:

½ Möhre, ½ Zwiebel, 50 g Roggenbrot (vom Vortag), 1 TL Butterschmalz, 300 ml Gemüsebrühe, 1 TL gehackte Petersilie

Zubereitung:

1. Die Möhre und die Zwiebel schälen. Beides ebenso wie das Roggenbrot in sehr feine Würfel schneiden.
2. Das Butterschmalz in einem Topf erhitzen, das Gemüse und das Brot unter Rühren darin anrösten. Mit der Brühe ablöschen und die Suppe bei schwacher Hitze 20 Minuten köcheln lassen.
3. Die Brotsuppe durch ein feines Sieb streichen oder mit dem Stabmixer pürieren und die gehackte Petersilie untermischen.

Mittags

(S) Safran-Hirse mit Endiviensalat

Zutaten für 1 Portion:

50–70 g ganze Hirse, 1 kleine Möhre, 1 TL Olivenöl, 300–420 ml Gemüsebrühe, 1 Msp. Safranfäden, 150 g Endiviensalat, 2 EL fettarmer Joghurt, 1 TL Zitronensaft, Vollsalz, Pfeffer aus der Mühle, 1 TL gehackter Dill

Zubereitung:

1. Die Hirse in einem feinen Sieb heiß waschen und abtropfen lassen.
2. Die Möhre putzen, schälen und auf der Gemüsereibe raspeln.
3. Die Hirse in einem Topf im heißen Olivenöl unter Rühren bei schwacher Hitze kurz anbraten und mit der Gemüsebrühe ablöschen. Die Möhrenraspel und die Safranfäden in den Topf geben, aber nicht unterrühren.
4. Die Hirse zugedeckt bei schwacher Hitze 20 Minuten ausquellen lassen.
5. Die Brühe, die sich oben abgesetzt hat, abgießen und für die Abendmahlzeit aufbewahren.

6. Den Endiviensalat putzen, waschen, gut abtropfen lassen und in feine Streifen schneiden. Für das Dressing den Joghurt mit Zitronensaft, Salz, Pfeffer und Dill glatt rühren. Das Dressing mit dem Salat vermischen und mit der Safran-Hirse anrichten.

Ⓒ Koriander-Dinkel mit Gurkensalat

Zutaten für 1 Portion:
100 g polierter Dinkel, 600 ml Gemüsebrühe, 2–3 Msp. Korianderpulver, 1 TL gehackter Majoran, ½ Salatgurke, 2 EL fettarmer Joghurt, 1 TL Zitronensaft, Vollsalz, Pfeffer aus der Mühle

Zubereitung:

1. Den Dinkel in einem feinen Sieb heiß waschen und abtropfen lassen.
2. Den Dinkel mit der Brühe in einen Topf geben, aufkochen und zugedeckt bei schwacher Hitze 20 Minuten köcheln lassen.
3. Kurz vor Ende der Garzeit das Korianderpulver und den Majoran untermischen.
4. Die Brühe, die sich oben abgesetzt hat, abgießen und für die Abendmahlzeit aufbewahren.
5. Die Gurke putzen, schälen und in feine Scheiben schneiden oder hobeln.
6. Für das Dressing den Joghurt mit Zitronensaft, Salz und Pfeffer glatt rühren. Die Gurkenscheiben mit dem Dressing vermischen und mit dem Koriander-Dinkel anrichten.

Ⓟ Petersilien-Amaranth mit Fenchelsalat

Zutaten für 1 Portion:
100 g Amaranth, 700–800 ml Gemüsebrühe, 1 Knoblauchzehe, 2–3 Msp. Galgantpulver, 1 EL gehackte Petersilie, 2 kleine Fenchelknollen, 1 EL Zitronensaft, Vollsalz, Pfeffer aus der Mühle

Zubereitung:

1. Den Amaranth in einem sehr feinen Sieb waschen und abtropfen lassen.
2. Den Amaranth mit der Brühe in einen Topf geben, aufkochen und zugedeckt bei schwacher Hitze 20 Minuten köcheln lassen. Vom Herd nehmen und 10 Minuten zugedeckt nachquellen lassen.
3. Den Knoblauch schälen, fein hacken, mit dem Galgant bestreuen und mit einem Messer fein zerdrücken.
4. Die Knoblauch-Galgant-Paste mit der Petersilie unter den Amaranth mischen.
5. Die Brühe, die sich oben abgesetzt hat, abgießen und für die Abendmahlzeit aufbewahren.
6. Die Fenchelknollen putzen und waschen, das zarte Grün beiseite legen. Die Knollen längs halbieren und in sehr feine Streifen schneiden. Zitronensaft, Salz und Pfeffer unter den Fenchel mischen. Den Fenchelsalat mit dem Petersilien-Amaranth anrichten.

Ⓜ Bockshornklee-Weizen mit Rote-Bete-Salat

Zutaten für 1 Portion:
100 g Weizen, 300–400 ml Gemüsebrühe, 1–2 Msp. Bockshornkleepulver, 1 TL gehackte Petersilie, 1 Rote Bete, ½ Apfel, 1 TL Zitronensaft, 1 Msp. Anispulver, Vollsalz, Pfeffer aus der Mühle, ½ TL Olivenöl

Zubereitung:

1. Den Weizen in einem feinen Sieb waschen und abtropfen lassen. Über Nacht zugedeckt in 200 bis 300 ml Wasser einweichen.
2. Das Einweichwasser abgießen, mit der Brühe auf etwa 600 ml auffüllen und den Weizen darin bei schwacher Hitze 1 Stunde köcheln lassen.
3. Nach 30 Minuten den Bockshornklee dazugeben.
4. Kurz vor Ende der Garzeit die gehackte Petersilie untermischen.

5. Die Brühe, die sich oben abgesetzt hat, abgießen und für die Abendmahlzeit aufbewahren.
6. Die Rote Bete schälen (am besten mit Haushaltshandschuhen), den Apfel waschen und entkernen. Beides auf der Gemüsereibe raspeln. Für das Dressing den Zitronensaft mit Anis, Salz, Pfeffer und Olivenöl verrühren, unter den Salat mischen. Mit dem Bockshornklee-Weizen anrichten.

Abends

Getreidebrühe mit Gemüse (Grundrezept)

Zutaten für 1 Portion:

100 g Gemüse, 1 TL Olivenöl, etwa 300 ml Getreidebrühe (vom Mittag), Pfeffer aus der Mühle, Gewürze und/oder gehackte Kräuter

Zubereitung:

1. Das Gemüse je nach Sorte putzen und waschen oder schälen, bei Bedarf zerkleinern und im heißen Olivenöl kurz andünsten. Die Brühe angießen und zum Kochen bringen. Das Gemüse darin je nach Sorte 5 bis 8 Minuten garen.
2. Die Brühe mit Gewürzen und/oder Kräutern abschmecken.

Ⓢ 100 g Mangold in feine Streifen schneiden, andünsten, 5 Minuten in der Hirsebrühe garen und mit Pfeffer, Muskatnuss und Dill würzen.

Ⓒ 100 g tiefgefrorene Erbsen andünsten, 8 Minuten in der Dinkelbrühe garen und mit Pfeffer und Muskatnuss würzen.

Ⓟ 100 g Fenchel in feine Würfel schneiden, andünsten, 8 Minuten in der Amaranthbrühe garen und die Brühe mit Pfeffer und Zitronensaft würzen.

Ⓜ 100 g Möhren in feine Würfel schneiden, andünsten, 8 Minuten in der Weizenbrühe garen und mit Pfeffer, Muskatnuss, Zitronensaft und Petersilie würzen.

Der 1. Fastentag

Mittags/abends

Ⓢ Ⓒ Ⓟ Gemüsebrühe

Zutaten für 4 Portionen:

2 kleine mehlig kochende Kartoffeln, 1 Möhre, 80 g Knollensellerie, 40 g Petersilienwurzel, 40 g Lauch, 2 kleine Tomaten, 80 g Blumenkohl, 40–60 g rote Linsen, 5–6 Pfefferkörner, 1 EL gekörnte Gemüse- oder Hefebrühe, 2 Msp. Bockshornkleepulver, 2 Msp. Galgantpulver, frisch geriebene Muskatnuss, 1 TL gehackter Majoran, 1 TL gehackte Petersilie

Zubereitung:

1. Kartoffeln, Möhre, Knollensellerie und Petersilienwurzel putzen und schälen. Lauch, Tomaten und Blumenkohl putzen und waschen. Gemüse in kleine Würfel schneiden, Blumenkohl in Röschen teilen.
2. 1 l Wasser zum Kochen bringen, das Gemüse, die Linsen, die Pfefferkörner und die Brühe dazugeben und 30 Minuten bei schwacher Hitze köcheln lassen. Die Brühe nach 15 Minuten mit Bockshornklee, Galgant und Muskatnuss würzen.
3. Kurz vor Ende der Garzeit den Majoran und die Petersilie zur Brühe geben. Die Brühe durch ein feines Sieb gießen. Die Hälfte der Brühe für die Abendmahlzeiten am 2. und 3. Fastentag im Kühlschrank aufbewahren.

Ⓜ Pürierte Möhren-Sellerie-Suppe

Zutaten für 4 Portionen:

2 mittelgroße Möhren, 50 g Knollensellerie, 2 kleine mehlig kochende Kartoffeln, 50 g Lauch, 60 g rote Linsen, 3 Pfefferkörner, 1 EL gekörnte Gemüse- oder Hefebrühe, 2 Msp. Bockshornkleepulver, 2 Msp. Galgantpulver, frisch geriebene Muskatnuss, 1 TL gehackter Majoran, 1 TL gehackte Petersilie

Zubereitung:

1. Möhren, Sellerie und Kartoffeln putzen und schälen, den Lauch putzen und waschen. Das Gemüse in kleine Würfel schneiden.
2. 1 l Wasser zum Kochen bringen, das Gemüse, die Linsen, die Pfefferkörner und die Brühe dazugeben und 30 Minuten bei schwacher Hitze köcheln lassen. Die Brühe nach 15 Minuten mit Bockshornklee, Galgant und Muskatnuss würzen.
3. Kurz vor Ende der Garzeit den Majoran und die Petersilie zur Brühe geben. Die Brühe durch ein feines Sieb gießen, die Hälfte des Gemüses zurück in die Brühe geben und die Suppe mit dem Stabmixer fein pürieren. Die Hälfte der Brühe für die Abendmahlzeiten am 2. und 3. Fastentag im Kühlschrank aufbewahren.

Der 2. und 3. Fastentag

Mittags

Getreidecreme (Grundrezept)

Zutaten für 1 Portion:

80 g Getreideflocken, 400 ml Gemüsebrühe (oder Wasser), Gewürze und/oder gehackte Kräuter, gekörnte Gemüse- oder Hefebrühe

Zubereitung:

1. Die Getreideflocken in einem Topf ohne Fett unter Rühren leicht anrösten, bis sie leicht nussig riechen. Die Brühe angießen, zum Kochen bringen und zugedeckt bei schwacher Hitze 15 Minuten köcheln lassen.
2. Die Gewürze und/oder Kräuter dazugeben und die Suppe bei Bedarf mit Gemüse- oder Hefebrühe nachwürzen. Die Suppe vom Herd nehmen und etwa 5 Minuten nachquellen lassen, dann durch ein feines Sieb gießen.

(S) 80 g Roggenflocken in der Brühe garen und die Suppe mit Majoran würzen.

(C) 80 g Dinkelflocken in der Brühe garen und die Suppe mit frisch geriebener Muskatnuss und Basilikum würzen.

(P) 80 g feine Haferflocken in der Brühe garen und die Suppe mit Pfeffer und Kerbel würzen.

(M) 80 g Weizenflocken in der Brühe garen und die Suppe mit Ingwerpulver und Petersilie würzen. 1 Möhre und 80 g Knollensellerie in Stifte schneiden, in wenig Wasser weich dünsten und zur Suppe geben.

Der 4. Fastentag

Mittags

(S) (C) Kürbisbrühe

Zutaten für 1 Portion:

1 kleine mehlig kochende Kartoffel, 1 kleine Möhre, 300 g Kürbisfruchtfleisch, 300 ml Gemüsebrühe (oder Wasser), 1 TL Zitronensaft, Pfeffer aus der Mühle, frisch geriebene Muskatnuss, 1 TL gehackte Petersilie, gekörnte Gemüse- oder Hefebrühe

Zubereitung:

1. Die Kartoffel und die Möhre schälen und ebenso wie das Kürbisfruchtfleisch in kleine Würfel schneiden.
2. Die Brühe zum Kochen bringen, das Gemüse dazugeben und 15 Minuten bei schwacher Hitze köcheln lassen.
3. Zitronensaft, Pfeffer, Muskatnuss und Petersilie dazugeben und bei Bedarf mit Gemüse- oder Hefebrühe nachwürzen.
4. Die Kürbissuppe vom Herd nehmen, etwa 5 Minuten ziehen lassen und durch ein feines Sieb gießen.

P M Brennnesselbrühe

Zutaten für 1 Portion:

300 g Brennnesselblätter, 100 g Lauch, 50 g Knollensellerie, 300 ml Gemüsebrühe, Paprikapulver, Pfeffer aus der Mühle, frisch geriebene Muskatnuss

Zubereitung:

1. Die Brennnesselblätter verlesen, waschen und in einem Sieb abtropfen lassen.
2. Den Lauch putzen und waschen, den Sellerie putzen und schälen. Die Brennnesselblätter und das Gemüse klein schneiden.
3. Die Brühe zum Kochen bringen, Brennnessel und Gemüse dazugeben und zugedeckt bei schwacher Hitze 15 Minuten köcheln lassen.
4. Die Brühe mit Paprika, Pfeffer und Muskatnuss würzen und durch ein feines Sieb gießen.

M Pürierte Brennnesselsuppe

Zutaten für 1 Portion:

400 g Brennnesselblätter, 100 g Lauch, 50 g Knollensellerie, 300 ml Gemüsebrühe, Paprikapulver, Pfeffer aus der Mühle, frisch geriebene Muskatnuss

Zubereitung:

1. Die Brennnesselblätter verlesen, waschen und in einem Sieb abtropfen lassen.
2. Den Lauch putzen und waschen, den Sellerie putzen und schälen. Die Brennnesselblätter und das Gemüse klein schneiden.
3. Die Brühe zum Kochen bringen, die Brennnessel und das Gemüse dazugeben und zugedeckt bei schwacher Hitze 15 Minuten köcheln lassen.
4. Die Brennnesselsuppe mit Paprika, Pfeffer und Muskatnuss würzen und mit dem Stabmixer pürieren. Bei Bedarf noch etwas Wasser oder Brühe hinzufügen.

Der 5. Fastentag

Mittags

Brühe mit Kartoffeln und Gemüse (Grundrezept)

Zutaten für 1 Portion:

1 kleine mehlig kochende Kartoffel, 100 g Gemüse, 300 ml Gemüsebrühe, Gewürze und/oder gehackte Kräuter

Zubereitung:

1. Die Kartoffel schälen, das Gemüse je nach Sorte putzen und waschen oder schälen. Beides klein schneiden.
2. Die Brühe zum Kochen bringen, das Gemüse und die Gewürze und/oder die Kräuter dazugeben und bei schwacher Hitze 15 Minuten köcheln lassen, dann durch ein feines Sieb gießen.

S 100 g Mangold mit den Kartoffeln garen und die Brühe mit Thymian würzen.

C 100 g Blumenkohl mit den Kartoffeln garen und die Brühe mit Zitronensaft würzen.

P 100 g Fenchel mit den Kartoffeln garen und die Brühe mit Rosmarin würzen.

M 100 g Pastinaken mit den Kartoffeln garen und die Brühe mit Kardamompulver würzen.

Der 1. Aufbautag

Abends

Gemüsesuppe (Grundrezept)

Zutaten für 1 Portion:

100 g Gemüse, 1 TL Olivenöl, 300 ml Gemüsebrühe, Pfeffer aus der Mühle, Gewürze und/oder gehackte Kräuter

Zubereitung:

1. Das Gemüse je nach Sorte putzen und waschen oder schälen und klein schneiden. Im heißen Olivenöl unter Rühren andünsten, Brühe angießen und zum Kochen bringen.

2. Die Suppe zugedeckt bei schwacher Hitze 10 Minuten köcheln lassen, mit Pfeffer würzen und nach Belieben mit dem Stabmixer pürieren. Mit Gewürzen und/oder Kräutern abschmecken.

Ⓢ 100 g Mangold in Streifen schneiden, in der Brühe garen und mit Majoran würzen.

Ⓒ 100 g Salatgurke in Scheiben schneiden. In der Brühe garen und die Suppe mit Zitronensaft würzen.

Ⓟ 100 g Lauch in dünne Streifen schneiden, in der Brühe garen und die Suppe mit Ingwerpulver würzen.

Ⓜ 100 g weißen Spargel in kurze Stücke schneiden, in der Brühe garen und die Suppe mit Kerbel würzen.

Der 2. Aufbautag

Morgens

Getreideflocken mit Joghurt und Obst (Grundrezept)

Zutaten für 1 Portion:

150 g fettarmer Joghurt, 1 TL Honig, 2 EL Getreideflocken, Obst bzw. Rosinen

Zubereitung:

1. Den Joghurt mit dem Honig und den Flocken in einer kleinen Schüssel vermischen.
2. Das Obst je nach Sorte putzen und waschen oder schälen, bei Bedarf zerkleinern und über die Flocken streuen.

Ⓢ Joghurt mit 2 EL Roggenflocken mischen und mit 100 g Roten Johannisbeeren bestreuen.

Ⓒ Joghurt mit 2 EL Dinkelflocken mischen und mit den klein geschnittenen Filets von 1 Orange bestreuen.

Ⓟ Joghurt mit 2 EL Haferflocken mischen und mit 1 EL Rosinen bestreuen.

Ⓜ Joghurt mit 2 EL Weizenflocken mischen und mit 3 entsteinten und in Streifen geschnittenen, frischen Datteln bestreuen.

Mittags

Ⓢ Ⓒ Ⓟ Ⓜ Kalte Radieschensuppe

Zutaten für 1 Portion:

1 Bund Radieschen, 200 g Buttermilch, 100 ml kohlensäurehaltiges Mineralwasser, Vollsalz, Pfeffer aus der Mühle, 1 TL Schnittlauchröllchen, 2 Scheiben Vollkornbrot

Zubereitung:

1. Die Radieschen putzen und waschen. Die Hälfte der Radieschen auf der Küchenreibe raspeln. Die restlichen Radieschen grob zerkleinern und mit der Buttermilch und dem Mineralwasser im Mixer fein pürieren.
2. Die Suppe mit Salz und Pfeffer würzen und die geraspelten Radieschen unterrühren. Mit Schnittlauchröllchen bestreuen und das Brot dazu reichen.

Gedünstetes Gemüse mit Pellkartoffeln (Grundrezept)

Zutaten für 1 Portion:

2 mittelgroße Kartoffeln, 200 g Gemüse, 1 TL Öl, 50 ml Gemüsebrühe, Gewürze und/oder gehackte Kräuter, Vollsalz, Pfeffer aus der Mühle

Zubereitung:

1. Die Kartoffeln waschen und in der Schale in wenig Wasser ca. 20 Minuten weich kochen.
2. Das Gemüse je nach Sorte putzen und waschen oder schälen und klein schneiden.
3. Das Gemüse im heißen Öl andünsten, die Brühe angießen und die Gewürze oder Kräuter dazugeben. Zugedeckt bei schwacher Hitze 15 Minuten dünsten und mit Salz und Pfeffer abschmecken.
4. Die Kartoffeln abgießen, kurz abdampfen lassen, pellen und mit dem Gemüse anrichten.

Ⓢ 200 g Chicorée der Länge nach halbieren und den bitteren Strunk entfernen. Unter Zugabe von 1 Msp. Safranfäden weich dünsten.

Ⓒ 200 g Blattspinat weich dünsten.

P 200 g Petersilienwurzeln weich dünsten und mit 1 TL gehacktem Liebstöckel würzen.

M 200 g Möhren dünsten, dabei mit 1 Prise Zucker und 1 Msp. Anispulver würzen.

Abends

S C P M Knäckebrot mit Kräuterquark

Zutaten für 1 Portion:
1 Tomate, 2 Scheiben Knäckebrot, 2 EL Kräuterquark, Vollsalz, Pfeffer aus der Mühle

Zubereitung:
1. Die Tomate waschen und in Scheiben schneiden, dabei den Stielansatz entfernen.
2. Das Knäckebrot mit dem Quark bestreichen und mit den Tomatenscheiben belegen, mit Salz und Pfeffer würzen.

Der 3. Aufbautag

Morgens

Müsli-Grundrezept

Zutaten für 1 Portion:
2 EL grober Getreideschrot, 100 ml fettarme Milch oder 100 g fettarmer Joghurt, 1 TL Honig

Zubereitung:
1. Den Getreideschrot in einer kleinen Schüssel mit 2 EL Wasser vermischen und zugedeckt über Nacht quellen lassen.
2. Den Joghurt und den Honig unter den eingeweichten Getreideschrot mischen.
3. Das Obst je nach Sorte putzen und waschen oder schälen, klein schneiden und auf dem Müsli anrichten.

S 2 EL Roggenschrot zubereiten und das Müsli mit 1 kleinen, in Spalten geschnittenen Apfel anrichten.

C 2 EL Dinkelschrot zubereiten und das Müsli mit 2 entsteinten und in Spalten geschnittenen Pflaumen anrichten.

P 2 EL Haferschrot zubereiten und das Müsli mit 2 in Spalten geschnittenen, frischen Feigen anrichten.

M 2 EL Weizenschrot zubereiten und das Müsli mit 100 g Weintrauben anrichten.

Mittags

S C P M Apfel-Möhren-Salat

Zutaten für 1 Portion:
1 Apfel, 2 Möhren, 4 EL fettarmer Joghurt, 2 TL Zitronensaft, Vollsalz, Pfeffer aus der Mühle

Zubereitung:
1. Die Möhren putzen und schälen, den Apfel schälen, vierteln und entkernen. Beides auf der Gemüsereibe fein raspeln.
2. Für das Dressing den Joghurt mit Zitronensaft, Salz und Pfeffer glatt rühren. Das Dressing mit den Apfel- und Möhrenraspel vermischen.

S Linsensuppe mit Vollkornspätzle

Zutaten für 1 Portion:
70 g getrocknete Linsen, 350 ml Gemüsebrühe, 1 EL milder Essig, Vollsalz, Pfeffer aus der Mühle, 50 g Vollkornspätzle

Zubereitung:
1. Die Linsen waschen und über Nacht in reichlich kaltem Wasser zugedeckt einweichen.
2. Die Linsen in ein Sieb abgießen. Die Brühe zum Kochen bringen und die Linsen je nach Sorte und Packungsanweisung ca. 20 Minuten garen. Die Suppe mit Essig, Salz und Pfeffer abschmecken.
3. Die Vollkornspätzle nach Packungsanweisung garen, in ein Sieb abgießen, abtropfen lassen und unter die Linsensuppe mischen.

Ⓒ Kichererbsensuppe mit Vollkornnudeln

Zutaten für 1 Portion:

175 g Kichererbsen (aus der Dose), 350 ml Gemüsebrühe, 1 EL Zitronensaft, Vollsalz, Pfeffer aus der Mühle, 50 g kurze Vollkornnudeln, 1 TL gehackter Koriander

Zubereitung:

1. Die Kichererbsen in ein Sieb abgießen und abtropfen lassen.
2. Die Brühe zum Kochen bringen und die Kichererbsen darin ca. 15 Minuten garen. Die Suppe mit Zitronensaft, Salz und Pfeffer abschmecken.
3. Die Vollkornnudeln nach Packungsanweisung garen, in ein Sieb abgießen, abtropfen lassen und unter die Kichererbsensuppe mischen. Die Suppe mit dem Koriander bestreuen.

Ⓟ Kartoffel-Lauchsuppe mit Vollkorncroûtons

Zutaten für 1 Portion:

2 mehlig kochende Kartoffeln, 1/2 dünne Stange Lauch, 300 ml Gemüsebrühe, Vollsalz, Pfeffer aus der Mühle, 1 TL geriebener Meerrettich (aus dem Glas), 1 Scheibe Vollkornbrot, 1 TL Butter

Zubereitung:

1. Die Kartoffeln schälen und in feine Würfel schneiden. Den Lauch putzen, waschen und in Streifen schneiden.
2. Die Brühe zum Kochen bringen, das Gemüse darin ca. 15 Minuten garen. Die Suppe mit Salz, Pfeffer und Meerrettich abschmecken. Die Suppe nach Belieben mit dem Stabmixer pürieren.
3. Das Vollkornbrot in kleine Würfel schneiden. Die Butter in einer beschichteten Pfanne zerlassen und die Brotwürfel unter Rühren darin anrösten. Die Brotwürfel über die Suppe streuen.

Ⓜ Rote-Bete-Suppe mit Naturreis

Zutaten für 1 Portion:

200 g Rote Bete, 350 ml Gemüsebrühe, 60 g Naturreis, Vollsalz, Pfeffer aus der Mühle, 1 TL saure Sahne

Zubereitung:

1. Die Rote Bete schälen (am besten mit Haushaltshandschuhen) und in feine Würfel schneiden.
2. Die Brühe zum Kochen bringen, die klein geschnittene Rote Bete und den Reis dazugeben und ca. 25 Minuten garen. Die Suppe mit Salz und Pfeffer abschmecken und mit der sauren Sahne verfeinern.

Abends

Ⓢ Ⓒ Ⓟ Ⓜ Gurkenbrot mit Käse

Zutaten für 1 Portion:

50 g Salatgurke, 1 Scheibe Vollkornbrot, 2 EL Magerquark, 1 Scheibe Schnittkäse (30 g), Vollsalz, Pfeffer aus der Mühle

Zubereitung:

1. Die Gurke schälen und in dünne Scheiben schneiden.
2. Das Brot mit dem Quark bestreichen und mit dem Schnittkäse belegen. Die Gurkenscheiben darauf anrichten und mit Salz und Pfeffer würzen.

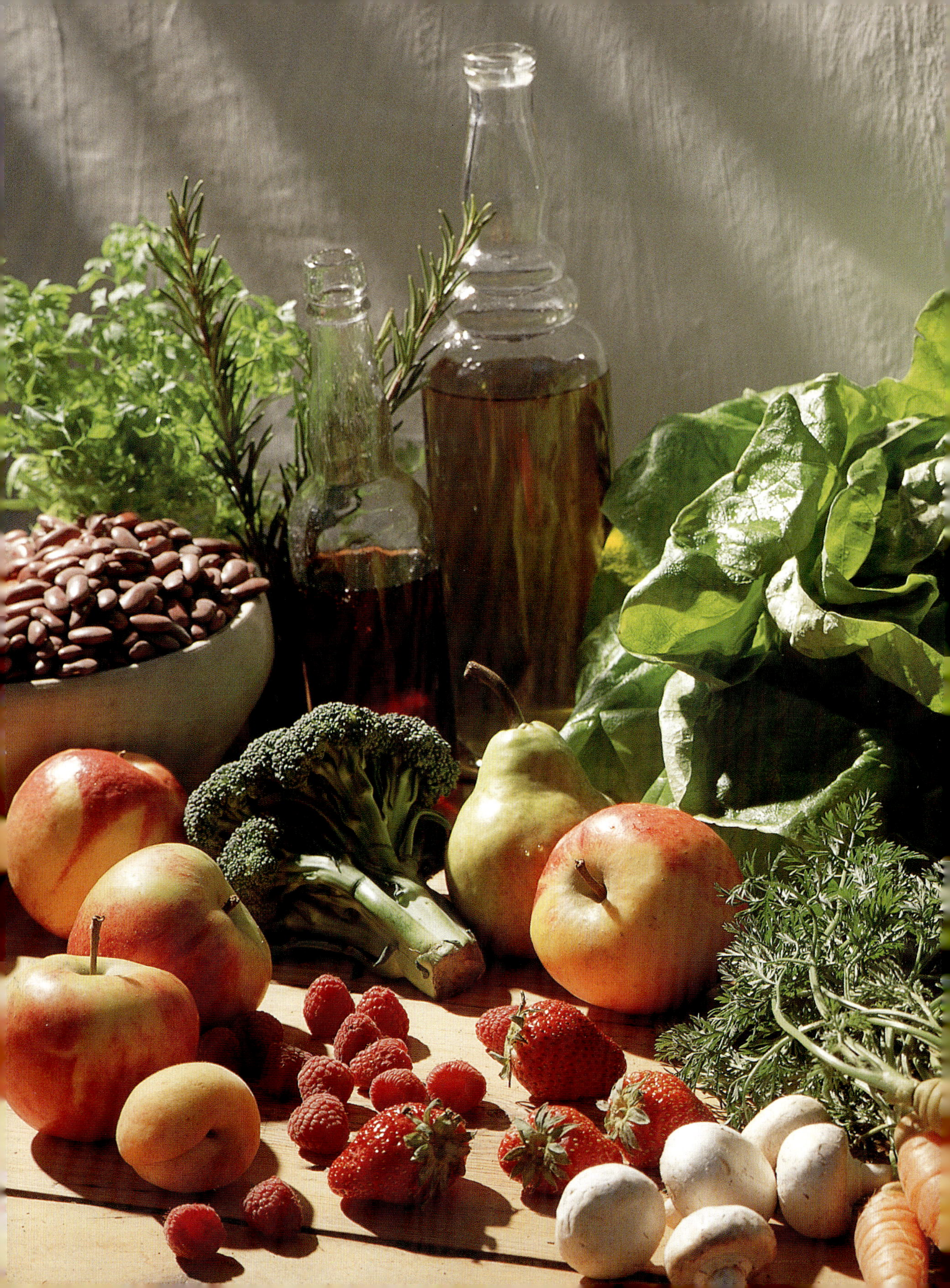

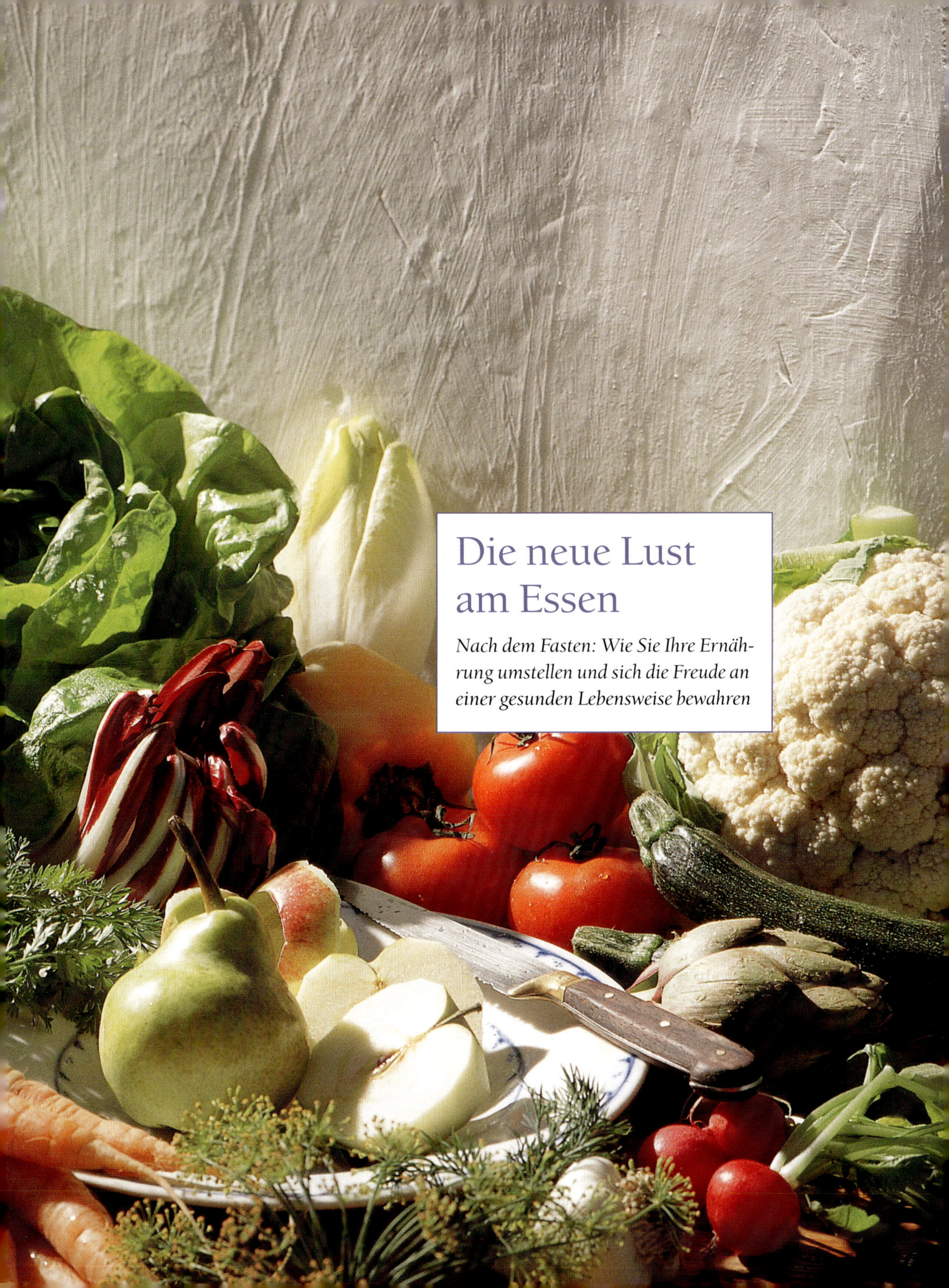

Die neue Lust am Essen

Nach dem Fasten: Wie Sie Ihre Ernährung umstellen und sich die Freude an einer gesunden Lebensweise bewahren

Gesunde Lebensweise nach dem Fasten

Mit den neu gewonnenen Erfahrungen Körper, Geist und Seele gesund erhalten

Eine Fastenkur, bei der man nicht nur das Fasten durchgehalten hat, sondern auch beim Fastenbrechen und beim anschließenden Aufbau der Kost behutsam vorgegangen ist, bietet den idealen Ausgangspunkt, um auch in Zukunft gesünder und bewusster zu leben. Wer beim Fasten die Erfahrung gemacht hat, dass man tagelang ohne feste Nahrung auskommen kann und dass man sich ohne regelmäßigen Kaffee-, Alkohol- und Nikotingenuss meist besser fühlt, wird diese neuen, guten Gewohnheiten so schnell nicht wieder aufgeben wollen. Gedankenlosen Fastfood-Verzehr wird man nun vermutlich ebenso hinterfragen wie die kleinen Knabbereien vor dem Fernseher, die auf Dauer die Gesundheit schädigen. Die Erfahrung, verzichten zu können, ohne es unbedingt zu müssen, gehört sicherlich zu den wichtigsten Aspekten des Fastens heute. Nach dem Fasten ist der Körper »grundgereinigt«, alle wichtigen Organe konnten eine Erholungspause einlegen, man fühlt sich leicht und frisch.

Den neuen Zustand bewahren

Ein angenehmer Nebeneffekt des Fastens ist die Gewichtsabnahme, die individuell unterschiedlich ausfällt. Während der Aufbautage nimmt man auf jeden Fall wieder ein bis zwei Kilogramm zu, weil der Darm erneut gefüllt und Wasser eingelagert wird. Zu einer großen Enttäuschung kann allerdings der so genannte Jo-Jo-Effekt führen. Der auf »Sparmodus« umgeschaltete Organismus braucht auch nach dem Fasten weniger Kalorien. Bekommt er jedoch wieder Kost in normalem Umfang, kann das zu einer Gewichtszunahme führen – in manchen Fällen sogar weit über das Ausgangsgewicht hinaus. Deshalb sollte man sich nach einer Fastenkur zur Kontrolle regelmäßig in gewissen Abständen wiegen: im ersten Monat etwa alle zwei Tage, danach mindestens einmal im Monat. Auf diese Weise kann einer erneuten Gewichtszunahme frühzeitig gegengesteuert werden.
Den leidigen Jo-Jo-Effekt kann man im Grunde genommen nur durch zwei Maßnahmen vermeiden: durch eine bewusste und gesunde Ernährung sowie durch ausreichend Bewegung.

Zeit für Ruhe

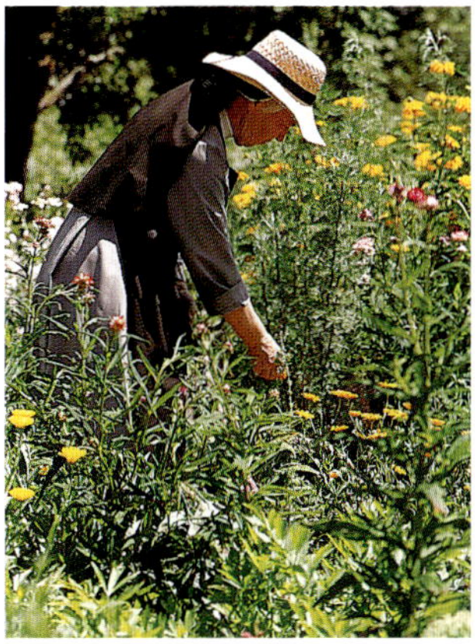

Die ruhige Fastenzeit lässt einen in einer »Oase« ankommen. Man nimmt sich Zeit für sich selbst, sammelt wieder neue Kräfte und kommt auf andere Gedanken.

Benedikt von Nursia weitet in seiner Regel das Fasten auch auf andere Gebiete aus: Nicht nur auf Speise und Trank soll verzichtet werden, sondern auch auf »Geschwätz und Albernheit«; wir sollen »uns vor allen Fehlern hüten und uns um das Gebet unter Tränen, um die Lesung, die Reue des Herzens und um Verzicht mühen«. Der Mensch, empfiehlt Benedikt damit, soll in der Zeit des Fastens zur Ruhe kommen. Und die meisten Menschen machen während des Fastens genau diese Erfahrung: Sie nehmen sich einmal Zeit für andere Dinge (als für das Essen) – für Ruhe, ausgiebige Körperpflege, Gymnastik, Spaziergänge oder kleine Wanderungen, für Besinnung, für das Lesen. Dieses Zeithaben für den Körper und sich selbst ist wichtig, und man kann daraus viel in die Nachfastenzeit übernehmen.
Zunächst einmal lehrt das Fasten, Grundbedürfnisse wieder bewusster wahrzunehmen. Oft wird durch das Fasten auch deutlich, wie leicht es eigentlich ist, Dinge, die gut tun, in den Alltag zu integrieren, wie gering der Zeitaufwand und die Anstrengung dabei wirklich sind. Man muss sich hin und wieder nur eine kleine Ruhepause gönnen, statt fernzusehen ein Buch lesen, statt mit der Bahn zur Arbeit zu fahren einen Spaziergang machen. Das heißt nicht, dass man auf all jene Dinge verzichten muss, die das Leben amüsant und lebenswert machen. Nur ab und zu – und nach einer Weile sind dann auch die neuen Gewohnheiten ganz selbstverständlich.

Zeit für Bewegung

Besonders wichtig für die Umstellung der Lebensgewohnheiten ist regelmäßige und ausreichende Bewegung. Während des Fastens machen viele die Erfahrung, dass Sport den Hunger nicht anregt, sondern – im Gegenteil – das Hungergefühl dämpft. Bewegung hilft also dabei, eine längere Nahrungspause leichter durchzuhalten. Deshalb ist Sport gerade dann empfehlenswert, wenn man regelmäßig einen Fastentag pro Woche durchführt.
Die Gymnastikübungen des Fastenprogramms, die man beispielsweise als Aufstehritual in den Alltag übernehmen kann, dienen dem Aufbau und der Erhaltung der Beweglichkeit und der Anregung der Organe. Darüber hinaus bieten sich Ausdauersportarten an, wie etwa Laufen, Radfahren und Schwimmen, die man dreimal pro Woche jeweils etwa eine halbe Stunde ausüben sollte. Ziel dabei ist es, die Herzfrequenz zu erhöhen und einmal richtig zu schwitzen, ohne dabei völlig außer Atem zu geraten. Als Faustregel gilt, dass man sich während des Sports noch unterhalten können sollte.

Der heilige Benedikt über das Essen

In seiner Ordensregel, die als Gründungsmanifest des mönchischen Lebens im Abendland gilt, gibt der heilige Benedikt von Nursia sehr detailliert Auskunft über seine Vorstellungen, wie ein Mönch essen und fasten sollte. Dabei sieht der weise Abt jedoch ein, dass man nicht alle Mönche über einen Kamm scheren, also nicht allen das Gleiche abverlangen kann. So entbehren seine Vorgaben nicht der Strenge, zeigen aber Verständnis für die Schwächen der menschlichen Natur. Auch Kranken, Kindern und Alten gestattet er Dinge, die er Gesunden nicht erlaubt. Die Regel ist so flexibel, dass sie auch das Klima und die jeweiligen Lebensverhältnisse der Mönche und Nonnen berücksichtigt, wo sie leben und wie sie zu welcher Jahreszeit arbeiten.

Da der Mensch nicht zu jeder Jahreszeit denselben Bedarf an Nahrung hat, teilt Benedikt die Essenszeiten und damit die Fastenzeiten in vier große Abschnitte ein:

- Von Ostern bis Pfingsten wurde grundsätzlich zweimal täglich gegessen, und zwar mittags und abends.
- Im Sommer gab es mittwochs und freitags (d. h. an den Fastentagen der frühen Kirche) nur eine Mahlzeit täglich.
- Vom 14. September bis kurz vor Weihnachten und von Januar bis zum Beginn der Quadragesima (vierzigtägige Fastenzeit vor Ostern) wurde nur einmal am Tag gegessen, jeweils »zur neunten Stunde«, also nachmittags um 15 Uhr.
- In der Fastenzeit selbst gab es eine einzige Mahlzeit, und zwar am frühen Abend. Eine weise Einteilung, denn spätes Essen ist ungesund, wie man heute weiß.

Aus heutiger Sicht

Die Konzentration der Nahrungsaufnahme auf ein bis zwei Mahlzeiten am Tag ist aus der heutigen Sicht der Wissenschaft keineswegs unvernünftig. Zwar wurde bis vor wenigen Jahren behauptet, dass mehrere kleine Mahlzeiten am Tag besser seien als zwei bis drei größere. Das ist mittlerweile jedoch widerlegt worden: Heute weiß man, dass der Körper bei Nahrungsaufnahme immer ein komplettes Verdauungsprogramm anwirft. Wenn dem Magen ständig neue Nahrung zugeführt wird, hat der Darm immer zu tun und bekommt keine Ruhepausen. Aber auch die beiden Mahlzeiten am Tag sollten nicht allzu üppig ausfallen – die Politik der kleinen Portionen ist nie verkehrt.

Vom rechten Maß

Wichtiger als ein konkreter Speiseplan, der sich aufgrund der regionalen und jahreszeitlichen Unterschiede schwierig gestaltete, ist für Benedikt »das rechte Maß – die Mutter aller Tugenden«. Benedikt empfahl das Maßhalten beim Reden, Arbeiten und Schlafen, beim Urteil anderen gegenüber sowie auch beim Essen, Trinken und Fasten. Seine zentrale Botschaft lautete: »In allem halte Maß«. Im Kapitel »Zum Maß der Speise« heißt es: »Doch muss vor allem Unmäßigkeit vermieden werden; und nie darf sich beim Mönch Übersättigung einschleichen. Denn nichts steht so sehr im Gegensatz zu einem Christen wie Unmäßigkeit.« Der gemütliche, rundliche Mönch ist demnach ein Bild des sittlichen Verfalls. Wer sich wirklich an die vernünftigen Ernährungsempfehlungen in der Regel des heiligen Benedikt hielt, konnte eigentlich kein Übergewicht bekommen.

Brot und Fisch

Was die Speisen selbst betrifft, so geht Benedikt zwar nicht zu sehr ins Detail. Ganz deutlich wird aber, dass vierfüßige Tiere nicht gegessen werden dürfen: »Auf das Fleisch vierfüßiger Tiere sollen alle verzichten.« Kranke, alte und schwache Menschen nimmt Benedikt allerdings auch von diesem Verbot aus. Das bedeutete, dass Schweine-, Rind-, Lamm- und Ziegenfleisch sowie das Fleisch anderer Säugetiere allenfalls in der Krankenabteilung der Klöster, dem Infirmarium, auf dem Speiseplan standen. Deshalb wurde Fisch zu einem wichtigen Nahrungsmittel der Mönche. Noch heute zeugen Fischteiche in der unmittelbaren Umgebung von Klöstern von dieser Kultur. Und aus dem gleichen Grund gilt Fisch seit dem hohen Mittelalter bis heute auch als Fastenspeise. Dass Fisch darüber hinaus gesünder und bekömmlicher ist als das Fleisch von Säugetieren, war den Mönchen damals ebenfalls schon bekannt.

Die Grundlage der Ernährung zu Benedikts Zeiten stellte das Brot dar. Jedem Mönch wurde ein gut bemessenes Pfund Brot (ein römisches Pfund entsprach 327 g) zugeteilt, und zwar an allen Tagen. Bei anstrengender körperlicher Arbeit konnte der Abt die Ration erhöhen. Die meisten Brote bestanden aus Mischungen verschiedener Mehlsorten: entweder aus Gersten-, Hirse- und Dinkelmehl oder aus Roggen-, Gersten- und Weizenmehl.

Die Mahlzeiten der Mönche

- Die Hauptmahlzeit des Tages bestand aus zwei gekochten Speisen, zwischen denen die Mönche wählen konnten. Benedikt war klug genug zu wissen, dass nicht jeder alles mag: »Wer etwa von der einen Speise nicht essen kann, dem bleibt zur Stärkung die andere.« Die eine der Speisen war meist ein Brei aus Hülsenfrüchten oder Getreide, in der anderen Schüssel befand sich gekochtes Gemüse. Als dritte Speise durfte es darüber hinaus Rohkost geben, entweder Obst oder Gemüse.
- Die Abendmahlzeit, die den Mönchen zu bestimmten Zeiten gestattet war, sollte so eingenommen werden, »dass man bei Tisch kein Lampenlicht braucht«. Das bedeutete, dass vor Einbruch der Dunkelheit gegessen werden sollte. Heute wissen wir, dass diese Regelung auch aus medizinischer Sicht Sinn macht. Denn Mahlzeiten, die nach 19 Uhr eingenommen werden, belasten den Körper und wirken sich negativ auf den Schlaf aus. Die Darmmuskulatur möchte ihre Tätigkeit nachts weitgehend einstellen.

  Abends gab es, je nach Jahreszeit, in benediktinischen Klöstern die Hauptmahlzeit oder einen kleinen Imbiss. Dieser bestand aus Käse, Brot, Eiern und Wein. Mit Eiern und Käse deckten die Mönche ihren Eiweißbedarf. Daher gehen sowohl viele Käsespezialitäten als auch zahlreiche Variationen von Eierkuchen auf die Mönche zurück.

Sehr sinnvoll aus heutiger Sicht sind auch Benedikts Aussagen zum Weintrinken. Eine Hemina (0,27 l), also ein gutes Viertel, sollte für jeden ausreichen, so der Ordensgründer. Dies scheint genau die Menge zu sein, die – wie wir heute wissen – selbst bei täglichem Genuss nicht schadet. Der Abt darf die Menge je nach Arbeit und Klima erhöhen, wobei natürlich eine »volle Sättigung oder gar Trunkenheit« auf jeden Fall zu vermeiden war.

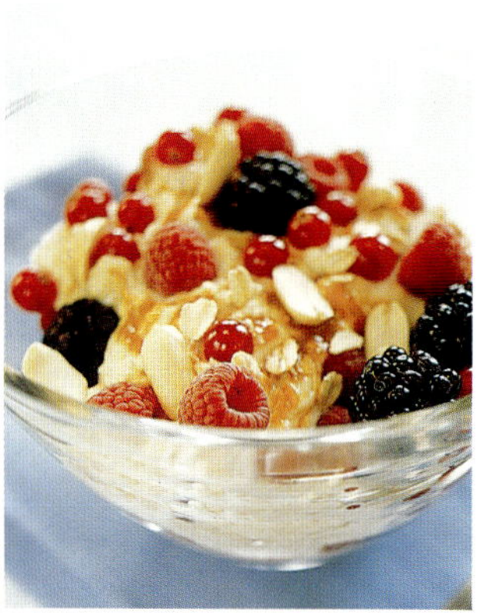

Fast unglaublich ist, welche »Schätze« Müslikörner in sich bergen: Getreide besteht zu 85 Prozent aus Nährstoffen, gefolgt von wertvollen Ballast- und Mineralstoffen.

Die besten Nahrungsmittel im Überblick

Sich gesund zu ernähren ist kein Hexenwerk. In den Aufbautagen der Fastenkur hat sich gezeigt, dass der Körper im Alltag mit wesentlich weniger zurechtkommen kann als ihm normalerweise zugemutet wird – vor allem mit weniger Zucker und Fett. Doch mit den richtigen Nahrungsmitteln kann man auch direkt einen positiven Einfluss auf den Organimus nehmen. Nach den neuesten Erkenntnissen (siehe neue Ernährungspyramide Seite 167) dürfen die folgenden Lebensmittel auf einem gesunden Speiseplan auf keinen Fall fehlen:

- Vollkornprodukte: Vollkornbrot, ungeschälter Reis, Müsli und ähnliche Getreideprodukte enthalten eine Vielzahl an Mineral- und Ballaststoffen sowie viele Vitamine des B-Komplexes, die für das Zellwachstum und den gesamten menschlichen Stoffwechsel wichtig sind. Zusammen mit pflanzlichen Ölen sollten sie die Basis der Ernährung bilden.
- Pflanzenöle: Kaltgepresstes Olivenöl und andere pflanzliche Öle (z. B. aus Sonnenblumen oder Maiskeimen) enthalten neben dem zellschützenden Vitamin E wertvolle mehrfach ungesättigte Fettsäuren, die der Körper benötigt, um Hormone zu produzieren, und die den Cholesterinspiegel senken.
- Obst und Gemüse: Frische Früchte, Rohkost, Salate und schonend gedämpftes Gemüse enthalten die meisten Vitamine und Mineralstoffe. Im Allgemeinen gilt: Fünf Portionen Obst und Gemüse am Tag sind optimal. Allerdings wird Rohkost nicht von jedem vertragen. Alternativ kann man auf gedünstetes Gemüse zurückgreifen.
- Nüsse und Hülsenfrüchte: Ähnlich wie pflanzliche Öle enthalten Nüsse wertvolle Fette, Vitamin E, Eisen und B-Vitamine. Hülsenfrüchte regen mit ihrem hohen Gehalt an Vitaminen, Ballast- und Mineralstoffen den Darm und das Immunsystem an. Nüsse sollten zwar regelmäßig, aber nur in kleinen Mengen gegessen werden, da sie sehr kalorienreich sind.
- Fisch, Eier und Geflügel: In Kaltwasserfischen, wie z. B. in Lachs, Hering und Makrele, sind Omega-3-Fettsäuren enthalten, die entzündungshemmend, blutverdünnend und blutdrucksenkend wirken und somit Herz und Kreislauf schützen. Das fettarme Fleisch von Huhn und Pute ist reich an B-Vitaminen und Zink.
- Milch und Milchprodukte: Die wichtigen Proteinlieferanten sollten – ebenso wie Fisch, Eier und Geflügel – nur in Maßen verzehrt werden. Sie enthalten neben knochenstärkendem Calcium auch Vitamin A, Vitamin B2 und Phosphor. Wer keine frische Milch verträgt, kann auf Joghurt als Calciumspender zurückgreifen.

Die Spitze der Ernährungspyramide

Während man früher der Ansicht war, dass Fette und Süßigkeiten die ungesündesten Lebensmittel seien, gehen Wissenschaftler heute davon aus, dass auch die folgenden Lebensmittel nur in geringem Umfang verzehrt werden sollten:

- Butter und (rotes) Fleisch: Diese Lebensmittel enthalten im Gegensatz zu pflanzlichen Ölen relativ große Mengen an gesättigten Fettsäuren, die den Cholesterinspiegel erhöhen.
- Kartoffeln, Nudeln, geschälter Reis und Weißmehlprodukte: Lebensmittel, die viel Stärke oder helles Mehl enthalten oder industriell »veredelt« wurden, sind relativ ballaststoff- und vitaminarm. Zudem spaltet der Körper die Stärke rasch in Einfachzucker auf, was den Blutzuckerspiegel erhöht.

Die Ernährungspyramide: Gesund ernährt sich nach neuesten wissenschaftlichen Erkenntnissen, wer viel Vollkornprodukte und Pflanzenöle zu sich nimmt. Fisch, Geflügel und Eier sollten hin und wieder auf dem Speiseplan stehen, Butter und rotes Fleisch nur selten.

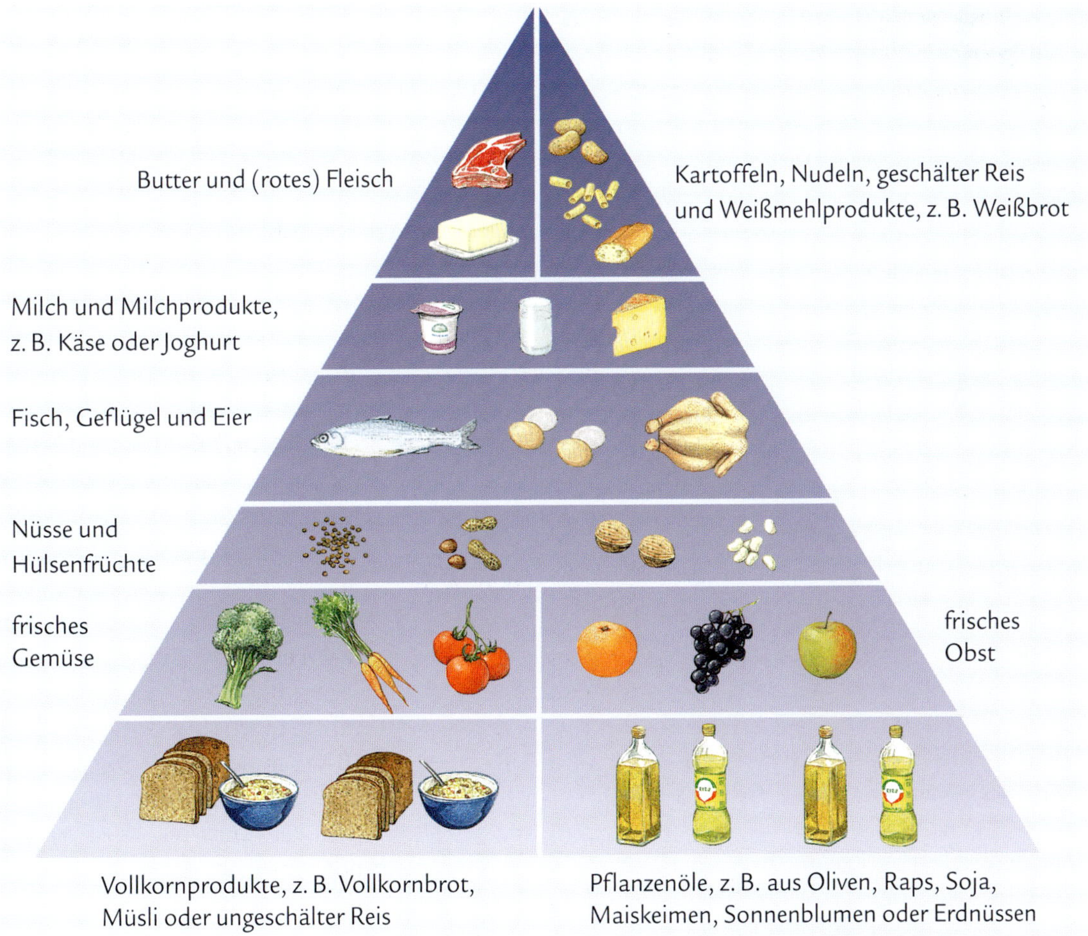

Fasten im Alltag

Die meisten Menschen, die eine Fastenkur erfolgreich durchgeführt haben, kommen immer wieder auf diese Möglichkeit der Erneuerung und Umstimmung zurück. Das Fasten hat gewissermaßen seinen Schrecken verloren. Es wäre jedoch nicht gut, sehr schnell wieder zu fasten – empfehlenswert sind ein bis zwei Fastenkuren im Jahr. Beim Fasten wie beim Essen gilt es, das richtige Maß zu halten. Denn Fasten kann süchtig machen – süchtig nach der Macht über den Körper und süchtig danach, nicht essen zu müssen. Bei jungen Menschen, besonders bei Mädchen, kann dies sogar zu Krankheiten wie Magersucht oder Bulimie führen.

Man kann jedoch auch im Alltag fasten, so wie es in den Klöstern die Regel ist. Dort wird seit Jahrhunderten auf einfaches Essen geachtet, außer an großen Feiertagen. Abends isst man wenig oder gar nichts, und mindestens zweimal in der Woche verzichten die Mönche und Nonnen auf Fleisch und Zucker. Bereits im Judentum und im frühen Christentum wurde an zwei Tagen in der Woche gefastet: bei den Juden am Montag und Donnerstag, bei den frühen Christen am Mittwoch und Freitag. Auch der heilige Benedikt hielt in seiner ›Regula‹ Mittwoch und Freitag als Fastentage fest (siehe Seite 14). Übrigens warnte auch der Vater des abendländischen Mönchstums vor allzu leidenschaftlichem Fasten.

Für Katholiken ist der Freitag eigentlich immer noch ein Fastentag, auch wenn die Tradition außerhalb der Klostermauern nicht mehr so streng eingehalten wird. Doch gerade für Menschen, die unter starkem Stress stehen oder mit Übergewicht zu kämpfen haben, können ein bis zwei Fastentage in der Woche sehr hilfreich sein.

Ernährung nach klösterlichem Vorbild

In den meisten Klöstern ernährte man sich früher überwiegend von Gemüse, Obst und Getreidebrei. Die Zutaten lieferte häufig der eigene Garten. Diese Nahrungsmittel stellen auch heute noch eine sinnvolle Ernährungsgrundlage dar. Sie garantieren – bei mäßiger Kalorienzufuhr – eine optimale Versorgung des Körpers mit Nährstoffen, ohne diesen unnötig zu belasten. Das Getreide sollte man möglichst frisch gemahlen über Nacht in Wasser quellen lassen und mit frischem Obst, Nüssen und Zitronensaft zubereiten. Den gekochten Brei würzt und salzt man nur wenig.

So könnte ein Fastentag aussehen

Praktisch kann das bedeuten, ein normales Mittagessen durch sättigende leichte Kost zu ersetzen: ein bis drei Äpfel beispielsweise, ein Rohkostsalat oder ein Frischkornbrei. Ballaststoffreiche Kost wie Obst, Salat und Getreide muss am Abend sehr sorgfältig gekaut werden. Sehr Magenempfindliche sollten auf gekochtes bzw. eingelegtes Obst zurückgreifen, mit dem man auch den abendliche Hunger besiegen kann.

Besonders wer zu Übergewicht neigt, sollte auf ein größeres Abendessen verzichten und allenfalls einen kleinen Imbiss zu sich nehmen. Denn am Abend werden die aufgenommenen Fette, Eiweiße und Kohlenhydrate im Körper gespeichert und nicht verbraucht bzw. weiterverarbeitet. Das Frühstück sollte man hingegen nicht auslassen – diese Energie benötigt der menschliche Organismus am dringendsten. Er zehrt den ganzen Tag davon, die Kalorien sind bis zum Abend verbraucht.

Ausgesprochen empfehlenswert ist es, an einem Tag in der Woche (oder auch einmal eine ganze Woche lang) auf Genussmittel wie Kaffee, Alkohol, gezuckerte Getränke und Süßigkeiten zu verzichten. Auch ein Tag in der Woche, an dem man kein Fleisch und anderes tierisches Eiweiß zu sich nimmt, eignet sich als Entlastungstag für den gesamten Organismus. Als Muster für einen Entlastungstag, den man einmal pro Woche fest einplant, kann auch das Tagesprogramm des Vorfastentages oder der Aufbautage dienen. Eine leichtere Umstimmung des Körpers erreicht man wiederum besser durch einen Tag, an dem man nur ein Nahrungsmittel zu sich nimmt: etwa durch einen Rohkost-, Obst-, Reis- oder Kartoffeltag.

- Ein **Rohkosttag** ist besonders geeignet für die wärmere Jahreszeit. Rohkost enthält besonders viele Vitamine, führt aber leicht zu Blähungen, wenn man sie zu spät am Abend isst. Zum Frühstück gibt es etwa 400 g Obst, mittags eine Rohkostplatte, abends Kräutertee mit etwas Honig und eventuell noch einen geraspelten Apfel oder frisches Birnenmus.
- Ein **Obsttag** bietet Vitamine pur und ist einfach zu handhaben, was ihn besonders praktisch für Berufstätige macht. Die abendliche Portion sollte ebenfalls nicht zu spät gegessen werden. 1 kg Obst wird auf zwei bis drei Portionen über den Tag verteilt. Geeignet sind Äpfel, Melonen, Bananen und Mischungen aus Äpfeln, Bananen, Aprikosen, Nektarinen und Pflaumen. Stark säurehaltiges Obst kann die Schleimhäute zu sehr reizen.
- Ein **Reistag** mit ballaststoff- und vitaminreichem Naturreis wirkt entwässernd und kann somit Wasseransammlungen im Körper (Ödemen) entgegenwirken. 150 bis 180 g Naturreis ohne Salz werden auf drei Mahlzeiten verteilt; dazu gibt es ein Mus aus 1 kg gedünsteten Äpfeln oder Tomaten oder alternativ 150 Gramm anderes gedünstetes Gemüse.
- Ein **Kartoffeltag** wirkt ebenfalls entwässernd und entlastet dadurch die Nieren und schließlich den gesamten Organismus. Zudem enthalten Kartoffeln viel Vitamin B6, das den Eiweißstoffwechsel im Körper reguliert. 800 g Pellkartoffeln werden auf drei Mahlzeiten verteilt und morgens und mittags mit sparsam mariniertem Salat, abends mit etwas Butter gegessen.

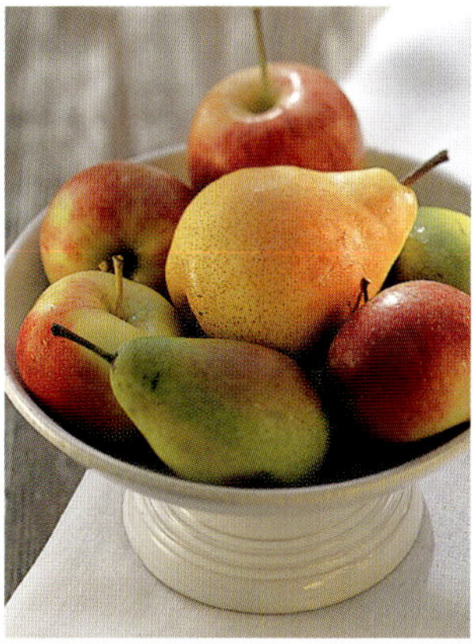

Obst liefert neben Vitaminen wertvolle Mineral- und Ballaststoffe in größeren Mengen. Für Berufstätige, die einen Fastentag in ihre Arbeitswoche integrieren möchten, sind Obsttage ideal.

Die besten Ernährungstipps

Wie viel man pro Tag essen sollte, hängt in erster Linie vom persönlichen Kalorienbedarf ab. Dieser ergibt sich aus dem Grundumsatz (körpereigener Energiebedarf) und dem Arbeitsumsatz, der von der körperlichen Tätigkeit abhängt. Ein leicht arbeitender Mann verbraucht z. B. nicht mehr als 1800 kcal am Tag, eine Frau mit leichter Tätigkeit höchstens 1440 kcal. In Deutschland liegt die durchschnittliche Kalorienaufnahme jedoch bei 3400 kcal. Dieser hohe Wert wird zum einen durch die Essensmenge und zum anderen durch die Wahl der Lebensmittel und Getränke bestimmt. Die folgenden Tipps helfen dabei, die tägliche Kalorienzufuhr genau im Auge zu behalten. Denn wissenschaftliche Studien an Menschen, die 100 Jahre alt geworden sind, zeigen, dass sie ihr hohes Alter nicht irgendeiner einseitigen Diät verdankten, sondern einer einfachen, kalorienarmen Kost.

✦ Die Menge des Essens vorher festlegen
Am Ende der vorhergehenden Mahlzeit sollte die nächste schon genau geplant und festgelegt werden. Auf diese Weise wird vermieden, dass der Appetit und nicht der Hunger die Menge des Essens bestimmt.

✦ Auf das Sättigungsgefühl achten
Wenn sich ein erstes Sättigungsgefühl einstellt, sollte man sofort mit dem Essen aufhören. Man kann die Sättigung auch gedanklich schneller herbeiführen, indem man sich sagt: »Ich bin satt. Ich brauche nichts mehr.« Eine frühe Sättigung kann man auch durch bestimmte ätherische Duftöle erreichen: Pfefferminze und Zitrone, Kakao, Vanille, Bergamotte oder Mandarine sind eine Art »Psychonahrung«. Manche Düfte werden im Mittelhirn gespeichert und mit Nahrung und Sättigung verbunden. Diese Wirkung kann man sich durch wiederholtes Einatmen der Düfte antrainieren.

✦ Viel trinken und sich bewegen
An den Fastentagen haben die meisten die Erfahrung gemacht, dass regelmäßiges Trinken Hungerattacken vorbeugen und den Hunger für einige Zeit stillen kann. Auch Bewegung sättigt erst einmal, indem sie Reservespeicher an Zucker und Fetten freisetzt. Diese Erfahrung sollte man sich auch in der Nachfastenzeit zunutze machen.

✦ Süßigkeiten reduzieren
Süßes bringt nur ein kurzes Sättigungsgefühl. Bald darauf verspürt man trotz der hohen Kalorienzufuhr wieder Hunger, weil der Blutzuckerspiegel nach dem starken Anstieg auch schnell wieder abfällt.

✦ Hunger hinterfragen
Bei Hungergefühlen sollte man sich fragen, ob die letzte Mahlzeit mindestens vier Stunden zurückliegt. Falls nicht, ist die Kraftlosigkeit möglicherweise eher durch Stress bedingt. Ein kleiner Spaziergang oder eine kurze Ruhepause lassen den Hunger oft wieder vergehen.

✦ Zwei Gänge bevorzugen
Eine kleine Vorspeise – eine Orange, ein Apfel, ein kleiner Rohkostsalat oder eine Suppe – führt zu einem ersten Sättigungsgefühl, und es fällt viel leichter, sich beim anschließenden Hauptgericht zurückzuhalten.

✦ **Die richtigen Essenszeiten einhalten**

Es gilt immer noch die alte Volksweisheit: Iss morgens wie ein Kaiser, mittags wie ein König und abends wie ein Bettelmann. Denn am Morgen und am Mittag verbraucht der Körper durch seinen inneren Tagesrhythmus und die Aktivitäten weitaus mehr Energie, sodass nicht so viel in die Fettdepots eingelagert wird. Am Abend sollte man möglichst leicht verdauliche und kleinere Gerichte verzehren. Damit die Darmmuskulatur nachts ruhen kann, sollte man die letzte Mahlzeit des Tages gegen 18 Uhr zu sich nehmen.

✦ **Das richtige Essverhalten üben**

Grundsätzlich ist es wichtig, jeder Mahlzeit am Tag die ungeteilte Aufmerksamkeit zu schenken. Man sollte das Essen also nicht als »Nebentätigkeit« betrachten und dabei gleichzeitig fernsehen oder lesen. Dies führt oftmals nur dazu, dass man unkontrolliert viel in sich hineinstopft. Auch zu schnelles Essen oder gar der Imbiss im Stehen beeinflussen die Verdauung negativ: Ruhe und Gelassenheit wirken sich positiv auf den Darm aus, zu viel Hektik macht ihn sogar krank. Aus diesem Grund sollte das Essen sehr sorgfältig gekaut werden (etwa 25- bis 30-mal pro Bissen) – damit kann man dem Darm einen Teil seiner Verdauungsarbeit abnehmen und ihn unterstützen. Die Verdauung wird interessanterweise auch dann beeinträchtigt, wenn man beim Essen müde ist – der Blutkreislauf ist bei Müdigkeit nämlich mit der Durchblutung der Muskeln, des Herzens und anderer Organe beschäftigt. Besser ist es demnach, zunächst fünf Minuten zu ruhen und erst anschließend zu Tisch zu gehen.

Tipps für jeden Fastentyp

✦ **Sanguiniker** können ihre Freude an abwechslungsreichen Speisen für verschiedene Diäten nutzen und Obst-, Saft- sowie Getreidetage in den Wochenablauf einbauen. So wirken sie ihrer Neigung zu Übergewicht entgegen. Sie sollten bei jeder Mahlzeit besonders auf das Sättigungsgefühl achten.

✦ **Choleriker** haben in der Regel einen gesegneten Appetit und zugleich einen stabilen Verdauungstrakt. Deshalb ist eine ballaststoffreiche, rohkostbetonte und vegetarische Kost für sie ideal. Sie sollten besonders auf Ruhe vor und beim Essen achten. Auf den Imbiss zwischendurch sollten Choleriker ganz verzichten.

✦ **Phlegmatiker** sollten ihre Lust an der Übersättigung zügeln, auf Zwischenmahlzeiten verzichten und möglichst nur zwei- bis dreimal am Tag essen. Rohkost wird von diesen kalten Typen nicht so gut vertragen, deshalb sollten sie sie nur in kleinen Mengen und gut vorbereitet genießen. Phlegmatikern fällt es am leichtesten, ein oder zwei Fastentage pro Woche einzuplanen.

✦ **Melancholiker** vertragen vegetarische Kost aufgrund ihres anfälligen Verdauungstrakts oft nicht so gut. Sie sollten deshalb auf leicht bekömmliche Nahrung (etwa gedünstetes Gemüse) achten. Tees und Artischockensaft unterstützen die Verdauung.

Register

Bildnachweis

akg-images: 23 oben, 23 unten, 24; **akg-images/British Library:** 59; **akg-images/Erich Lessing:** 10, 11; **akg-images/Rabatti–Domingie:** 15; **Christian von Alvensleben:** Umschlagrückseite (rechts unten), 160/161; **Alexander Haselhoff:** Umschlagrückseite (oben und unten links), Vor- und Nachsatz, 6, 8/9, 13 oben, 13 unten, 16, 19, 20, 21, 122/123, 163; **Dr. Kai-Uwe Nielsen:** Umschlagvorderseite (Porträt), Umschlagrückseite (links Mitte und rechts oben), 28/29, 104/105, 106 links, 106 rechts, 108 links, 108 Mitte, 108 rechts, 110, 111 oben, 111 unten, 112 links, 112 Mitte, 112 rechts, 113, 114 links, 114 rechts, 115 links, 115 Mitte, 115 rechts, 116 links, 116 Mitte, 116 rechts, 117 oben, 117 unten, 118, 119 oben links, 119 oben rechts, 119 unten links, 119 unten rechts, 120, 121, 148 links, 148 Mitte, 148 rechts; **StockFood/Eising:** 169; **StockFood/FoodPhotography Eising:** Umschlagrückseite (rechts Mitte), 56/57; **StockFood/Janne Peters:** 166; **StockFood/Maximilian Stock:** Umschlagvorderseite (Pflanzen)

Alle Illustrationen stammen von Susanne Bräunig und Harald Vorbrugg, mit Ausnahme von Seite 33 (Barbara S. Michael).

Danksagung
Wir danken für die freundliche Unterstützung durch die Klösterl-Apotheke, München, die beratend bei der Ausarbeitung der Rezepturen zur Seite stand.

Die Autoren

Dr. Johannes Gottfried Mayer lehrt in Würzburg am Institut für Geschichte der Medizin und ist seit 1999 Mitglied der »Forschergruppe Klostermedizin«. Er hat Zugang zur weltweit umfangreichsten Sammlung historisch-medizinischer Schriften des Mittelalters. Als Autor und Herausgeber hat Dr. Mayer mehrere Sammelbände zur Literatur und Medizin des Mittelalters publiziert.

Dr. med. Dr. rer. nat. Bernhard Uehleke hat sich als Mediziner auf Naturheilverfahren spezialisiert. Er arbeitet am Lehrstuhl für Naturheilkunde an der Freien Universität Berlin und gilt als einer der führenden Kenner der Phytotherapie in Deutschland.

Pater Kilian Saum aus dem Orden des heiligen Benedikt (OSB) übernahm 1993 die Leitung der Kranken- und Pflegeabteilung im Kloster St. Ottilien. Außerdem ist Pater Kilian langjähriger Leiter von Fastenkursen.

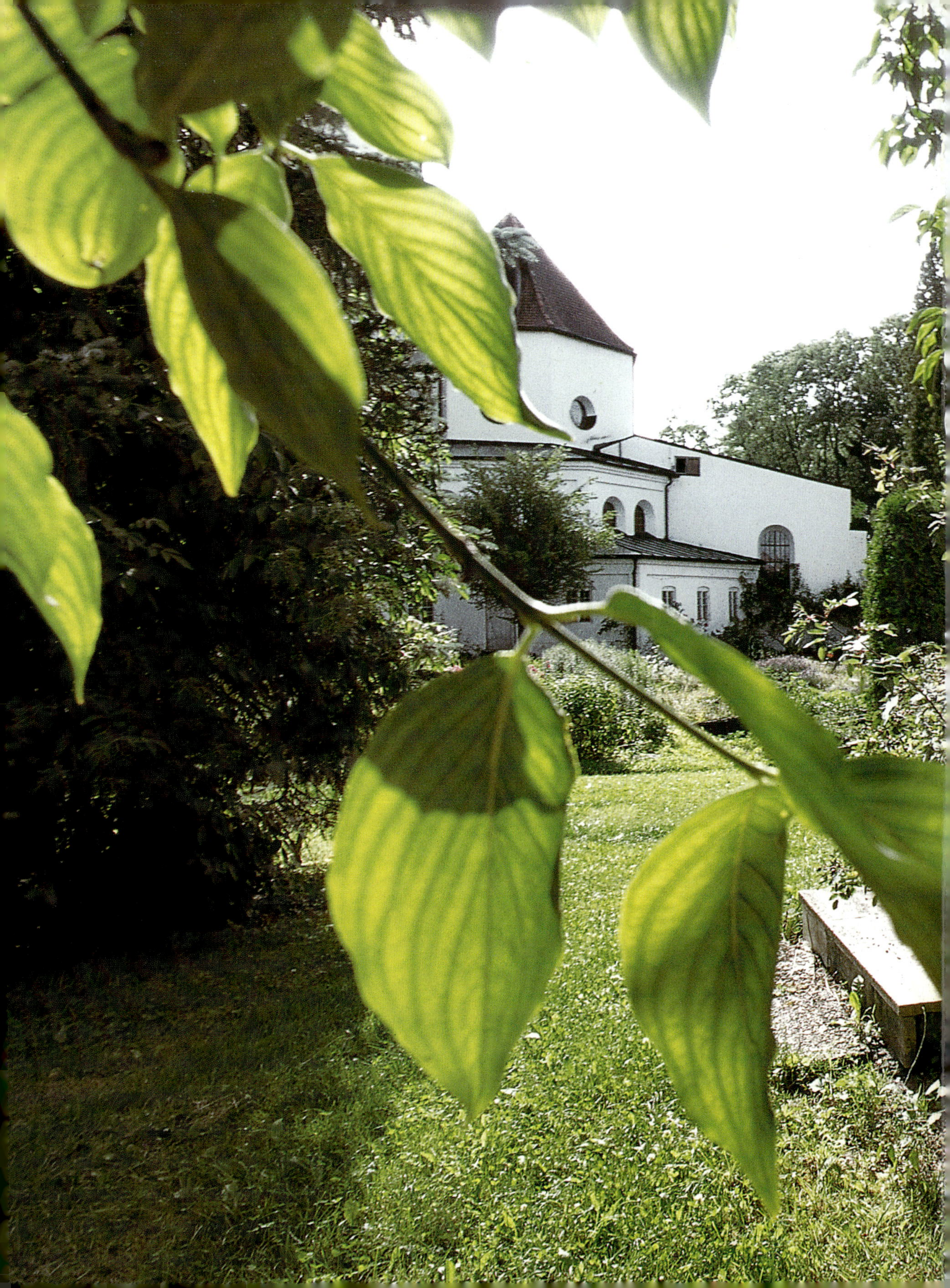